国家卫生健康委员会"十三五"规划教材

全国高等中医药教育教材

供针灸推拿学、中医学、中西医临床医学等专业用

# 针 刀 医 学

**主　编**　张天民

**副主编**　董宝强　李石良　姜劲挺　佟　颖　张　义　修忠标

**编　委**（按姓氏笔画为序）

丁德光（湖北省中医院）　　　　　　　张天民（湖北中医药大学）

方　芳（广州中医药大学）　　　　　　陈南萍（南昌大学第四附属医院）

叶肖琳（浙江中医药大学）　　　　　　邵水金（上海中医药大学）

吕亚南（广西壮族自治区人民医院）　　苟成钢（郑州市中医院）

刘方铭（山东省千佛山医院）　　　　　郁金岗（内蒙古自治区中医院）

刘建民（湖北中医药大学）　　　　　　周　钰（新疆医科大学第一附属医院）

刘西纺（西安交通大学医学院附属　　　周建斌（南京市中西医结合医院）
　　　　红会医院）　　　　　　　　　赵　强（天津市中医药研究院附属
江　洪（重庆医科大学第五临床学院）　　　　　医院）

李石良（中日友好医院）　　　　　　　修忠标（福建中医药大学附属人民
杨永晖（安徽省中西医结合医院）　　　　　　　医院）

何育凤（广西中医药大学第一附属　　　姜劲挺（甘肃中医药大学）
　　　　医院）　　　　　　　　　　　董　博（陕西中医药大学）

佟　颖（黑龙江中医药大学）　　　　　董宝强（辽宁中医药大学）

张　义（北京中医药大学）　　　　　　温伯平（成都中医药大学）

人民卫生出版社

**图书在版编目（CIP）数据**

针刀医学/张天民主编. —北京：人民卫生出版
社,2019

ISBN 978-7-117-28920-7

Ⅰ.①针… Ⅱ.①张… Ⅲ.①针刀疗法 Ⅳ.
①R245.31

中国版本图书馆 CIP 数据核字（2019）第 205282 号

| 人卫智网 | www.ipmph.com | 医学教育、学术、考试、健康，购书智慧智能综合服务平台 |
| --- | --- | --- |
| 人卫官网 | www.pmph.com | 人卫官方资讯发布平台 |

**针 刀 医 学**

主　　编：张天民
出版发行：人民卫生出版社（中继线 010-59780011）
地　　址：北京市朝阳区潘家园南里 19 号
邮　　编：100021
E － mail：pmph @ pmph. com
购书热线：010-59787592　010-59787584　010-65264830
印　　刷：三河市潮河印业有限公司
经　　销：新华书店
开　　本：787×1092　1/16　　印张：17
字　　数：392 千字
版　　次：2019 年 10 月第 1 版　2020 年 6 月第 1 版第 2 次印刷
标准书号：ISBN 978-7-117-28920-7
定　　价：52.00 元

**打击盗版举报电话：010-59787491　E-mail：WQ @ pmph. com**
（凡属印装质量问题请与本社市场营销中心联系退换）

# 《针刀医学》网络增值服务编委会

# 修订说明

为了更好地贯彻落实《国家中长期教育改革和发展规划纲要(2010—2020年)》《医药卫生中长期人才发展规划(2011—2020年)》《中医药发展战略规划纲要(2016—2030年)》和《国务院办公厅关于深化高等学校创新创业教育改革的实施意见》精神,做好新一轮全国高等中医药教育教材建设工作,人民卫生出版社在教育部、国家卫生健康委员会、国家中医药管理局的领导下,在上一轮教材建设的基础上,组织和规划了全国高等中医药教育本科国家卫生健康委员会"十三五"规划教材的编写和修订工作。

为做好新一轮教材的出版工作,人民卫生出版社在教育部高等学校中医学类专业教学指导委员会和第二届全国高等中医药教育教材建设指导委员会的大力支持下,先后成立了第三届全国高等中医药教育教材建设指导委员会、首届全国高等中医药教育数字教材建设指导委员会和相应的教材评审委员会,以指导和组织教材的遴选、评审和修订工作,确保教材编写质量。

根据"十三五"期间高等中医药教育教学改革和高等中医药人才培养目标,在上述工作的基础上,人民卫生出版社规划、确定了中医学、针灸推拿学、中药学、中西医临床医学、护理学、康复治疗学6个专业139种国家卫生健康委员会"十三五"规划教材。教材主编、副主编和编委的遴选按照公开、公平、公正的原则,在全国近50所高等院校4 000余位专家和学者申报的基础上,近3 000位申报者经教材建设指导委员会、教材评审委员会审定批准,聘任为主审、主编、副主编、编委。

本套教材的主要特色如下:

1. **定位准确,面向实际** 教材的深度和广度符合各专业教学大纲的要求和特定学制、特定对象、特定层次的培养目标,紧扣教学活动和知识结构,以解决目前各院校教材使用中的突出问题为出发点和落脚点,对人才培养体系、课程体系、教材体系进行充分调研和论证,使之更加符合教改实际、适应中医药人才培养要求和市场需求。

2. **夯实基础,整体优化** 以培养高素质、复合型、创新型中医药人才为宗旨,以体现中医药基本理论、基本知识、基本思维、基本技能为指导,对课程体系进行充分调研和认真分析,以科学严谨的治学态度,对教材体系进行科学设计、整体优化,教材编写综合考虑学科的分化、交叉,既要充分体现不同学科自身特点,又注意各学科之间有机衔接;确保理论体系完善,知识点结合完备,内容精练、完整,概念准确,切合教学实际。

3. **注重衔接,详略得当** 严格界定本科教材与职业教育教材、研究生教材、毕业后教育教材的知识范畴,认真总结、详细讨论现阶段中医药本科各课程的知识和理论框架,使其在教材中得以凸显,既要相互联系,又要在编写思路、框架设计、内容取舍等方面有一定的区分度。

4. **注重传承,突出特色** 本套教材是培养复合型、创新型中医药人才的重要工具,是中医药文明传承的重要载体,而传统的中医药文化是国家软实力的重要体现。因此,教材既要反映原汁原味的中医药知识,培养学生的中医思维,又要使学生中西医学融会贯通,既要传承经典,又要创新发挥,体现本版教材"重传承、厚基础、强人文、宽应用"的特点。

**5. 纸质数字,融合发展** 教材编写充分体现与时代融合、与现代科技融合、与现代医学融合的特色和理念,适度增加新进展、新技术、新方法,充分培养学生的探索精神、创新精神;同时,将移动互联、网络增值、慕课、翻转课堂等新的教学理念和教学技术、学习方式融入教材建设之中,开发多媒体教材、数字教材等新媒体形式教材。

**6. 创新形式,提高效用** 教材仍将传承上版模块化编写的设计思路,同时图文并茂、版式精美;内容方面注重提高效用,将大量应用问题导入、案例教学、探究教学等教材编写理念,以提高学生的学习兴趣和学习效果。

**7. 突出实用,注重技能** 增设技能教材、实验实训内容及相关栏目,适当增加实践教学学时数,增强学生综合运用所学知识的能力和动手能力,体现医学生早临床、多临床、反复临床的特点,使教师好教、学生好学、临床好用。

**8. 立足精品,树立标准** 始终坚持中国特色的教材建设的机制和模式;编委会精心编写,出版社精心审校,全程全员坚持质量控制体系,把打造精品教材作为崇高的历史使命,严把各个环节质量关,力保教材的精品属性,通过教材建设推动和深化高等中医药教育教学改革,力争打造国内外高等中医药教育标准化教材。

**9. 三点兼顾,有机结合** 以基本知识点作为主体内容,适度增加新进展、新技术、新方法,并与劳动部门颁发的职业资格证书或技能鉴定标准和国家医师资格考试有效衔接,使知识点、创新点、执业点三点结合;紧密联系临床和科研实际情况,避免理论与实践脱节、教学与临床脱节。

本轮教材的修订编写,教育部、国家卫生健康委员会、国家中医药管理局有关领导和教育部高等学校中医学类专业教学指导委员会、中药学类专业教学指导委员会等相关专家给予了大力支持和指导,得到了全国各医药卫生院校和部分医院、科研机构领导、专家和教师的积极支持和参与,在此,对有关单位和个人表示衷心的感谢!希望各院校在教学使用中以及在探索课程体系、课程标准和教材建设与改革的进程中,及时提出宝贵意见或建议,以便不断修订和完善,为下一轮教材的修订工作奠定坚实的基础。

人民卫生出版社有限公司

2019 年 1 月

# 全国高等中医药教育本科
## 国家卫生健康委员会“十三五”规划教材
## 教材目录

中医学等专业

| 序号 | 教材名称 | 主编 | |
|---|---|---|---|
| 1 | 中国传统文化(第2版) | 臧守虎 | |
| 2 | 大学语文(第3版) | 李亚军 | 赵鸿君 |
| 3 | 中国医学史(第2版) | 梁永宣 | |
| 4 | 中国古代哲学(第2版) | 崔瑞兰 | |
| 5 | 中医文化学 | 张其成 | |
| 6 | 医古文(第3版) | 王兴伊 | 傅海燕 |
| 7 | 中医学导论(第2版) | 石作荣 | |
| 8 | 中医各家学说(第2版) | 刘桂荣 | |
| 9 | *中医基础理论(第3版) | 高思华 | 王 键 |
| 10 | 中医诊断学(第3版) | 陈家旭 | 邹小娟 |
| 11 | 中药学(第3版) | 唐德才 | 吴庆光 |
| 12 | 方剂学(第3版) | 谢 鸣 | |
| 13 | *内经讲义(第3版) | 贺 娟 | 苏 颖 |
| 14 | *伤寒论讲义(第3版) | 李赛美 | 李宇航 |
| 15 | 金匮要略讲义(第3版) | 张 琦 | 林昌松 |
| 16 | 温病学(第3版) | 谷晓红 | 冯全生 |
| 17 | *针灸学(第3版) | 赵吉平 | 李 瑛 |
| 18 | *推拿学(第3版) | 刘明军 | 孙武权 |
| 19 | 中医临床经典概要(第2版) | 周春祥 | 蒋 健 |
| 20 | *中医内科学(第3版) | 薛博瑜 | 吴 伟 |
| 21 | *中医外科学(第3版) | 何清湖 | 秦国政 |
| 22 | *中医妇科学(第3版) | 罗颂平 | 刘燕峰 |
| 23 | *中医儿科学(第3版) | 韩新民 | 熊 磊 |
| 24 | *中医眼科学(第2版) | 段俊国 | |
| 25 | 中医骨伤科学(第2版) | 詹红生 | 何 伟 |
| 26 | 中医耳鼻咽喉科学(第2版) | 阮 岩 | |
| 27 | 中医急重症学(第2版) | 刘清泉 | |
| 28 | 中医养生康复学(第2版) | 章文春 | 郭海英 |
| 29 | 中医英语 | 吴 青 | |
| 30 | 医学统计学(第2版) | 史周华 | |
| 31 | 医学生物学(第2版) | 高碧珍 | |
| 32 | 生物化学(第3版) | 郑晓珂 | |
| 33 | 医用化学(第2版) | 杨怀霞 | |

| 34 | 正常人体解剖学（第2版） | 申国明 |
|---|---|---|
| 35 | 生理学（第3版） | 郭健　杜联 |
| 36 | 神经生理学（第2版） | 赵铁建　郭健 |
| 37 | 病理学（第2版） | 马跃荣　苏宁 |
| 38 | 组织学与胚胎学（第3版） | 刘黎青 |
| 39 | 免疫学基础与病原生物学（第2版） | 罗晶　郝钰 |
| 40 | 药理学（第3版） | 廖端芳　周玖瑶 |
| 41 | 医学伦理学（第2版） | 刘东梅 |
| 42 | 医学心理学（第2版） | 孔军辉 |
| 43 | 诊断学基础（第2版） | 成战鹰　王肖龙 |
| 44 | 影像学（第2版） | 王芳军 |
| 45 | 循证医学（第2版） | 刘建平 |
| 46 | 西医内科学（第2版） | 钟森　倪伟 |
| 47 | 西医外科学（第2版） | 王广 |
| 48 | 医患沟通学（第2版） | 余小萍 |
| 49 | 历代名医医案选读 | 胡方林　李成文 |
| 50 | 医学文献检索（第2版） | 高巧林　章新友 |
| 51 | 科技论文写作（第2版） | 李成文 |
| 52 | 中医药科研思路与方法（第2版） | 胡鸿毅 |

中药学、中药资源与开发、中药制药等专业

| 序号 | 教材名称 | 主编姓名 |
|---|---|---|
| 53 | 高等数学（第2版） | 杨洁 |
| 54 | 解剖生理学（第2版） | 邵水金　朱大诚 |
| 55 | 中医学基础（第2版） | 何建成 |
| 56 | 无机化学（第2版） | 刘幸平　吴巧凤 |
| 57 | 分析化学（第2版） | 张梅 |
| 58 | 仪器分析（第2版） | 尹华　王新宏 |
| 59 | 物理化学（第2版） | 张小华　张师愚 |
| 60 | 有机化学（第2版） | 赵骏　康威 |
| 61 | 医药数理统计（第2版） | 李秀昌 |
| 62 | 中药文献检索（第2版） | 章新友 |
| 63 | 医药拉丁语（第2版） | 李峰　巢建国 |
| 64 | 药用植物学（第2版） | 熊耀康　严铸云 |
| 65 | 中药药理学（第2版） | 陆茵　马越鸣 |
| 66 | 中药化学（第2版） | 石任兵　邱峰 |
| 67 | 中药药剂学（第2版） | 李范珠　李永吉 |
| 68 | 中药炮制学（第2版） | 吴皓　李飞 |
| 69 | 中药鉴定学（第2版） | 王喜军 |
| 70 | 中药分析学（第2版） | 贡济宇　张丽 |
| 71 | 制药工程（第2版） | 王沛 |
| 72 | 医药国际贸易实务 | 徐爱军 |
| 73 | 药事管理与法规（第2版） | 谢明　田侃 |
| 74 | 中成药学（第2版） | 杜守颖　崔瑛 |
| 75 | 中药商品学（第3版） | 张贵君 |
| 76 | 临床中药学（第2版） | 王建　张冰 |
| 77 | 临床中药学理论与实践 | 张冰 |

| 78 | 药品市场营销学(第2版) | 汤少梁 | |
| 79 | 中西药物配伍与合理应用 | 王 伟 | 朱全刚 |
| 80 | 中药资源学 | 裴 瑾 | |
| 81 | 保健食品研究与开发 | 张 艺 | 贡济宇 |
| 82 | 波谱解析(第2版) | 冯卫生 | |

### 针灸推拿学等专业

| 序号 | 教材名称 | 主编姓名 | |
| --- | --- | --- | --- |
| 83 | *针灸医籍选读(第2版) | 高希言 | |
| 84 | 经络腧穴学(第2版) | 许能贵 | 胡 玲 |
| 85 | 神经病学(第2版) | 孙忠人 | 杨文明 |
| 86 | 实验针灸学(第2版) | 余曙光 | 徐 斌 |
| 87 | 推拿手法学(第3版) | 王之虹 | |
| 88 | *刺法灸法学(第2版) | 方剑乔 | 吴焕淦 |
| 89 | 推拿功法学(第2版) | 吕 明 | 顾一煌 |
| 90 | 针灸治疗学(第2版) | 杜元灏 | 董 勤 |
| 91 | *推拿治疗学(第3版) | 宋柏林 | 于天源 |
| 92 | 小儿推拿学(第2版) | 廖品东 | |
| 93 | 针刀刀法手法学 | 郭长青 | |
| 94 | 针刀医学 | 张天民 | |

### 中西医临床医学等专业

| 序号 | 教材名称 | 主编姓名 | |
| --- | --- | --- | --- |
| 95 | 预防医学(第2版) | 王泓午 | 魏高文 |
| 96 | 急救医学(第2版) | 方邦江 | |
| 97 | 中西医结合临床医学导论(第2版) | 战丽彬 | 洪铭范 |
| 98 | 中西医全科医学导论(第2版) | 郝微微 | 郭 栋 |
| 99 | 中西医结合内科学(第2版) | 郭 姣 | |
| 100 | 中西医结合外科学(第2版) | 谭志健 | |
| 101 | 中西医结合妇产科学(第2版) | 连 方 | 吴效科 |
| 102 | 中西医结合儿科学(第2版) | 肖 臻 | 常 克 |
| 103 | 中西医结合传染病学(第2版) | 黄象安 | 高月求 |
| 104 | 健康管理(第2版) | 张晓天 | |
| 105 | 社区康复(第2版) | 朱天民 | |

### 护理学等专业

| 序号 | 教材名称 | 主编姓名 | |
| --- | --- | --- | --- |
| 106 | 正常人体学(第2版) | 孙红梅 | 包怡敏 |
| 107 | 医用化学与生物化学(第2版) | 柯尊记 | |
| 108 | 疾病学基础(第2版) | 王 易 | |
| 109 | 护理学导论(第2版) | 杨巧菊 | |
| 110 | 护理学基础(第2版) | 马小琴 | |
| 111 | 健康评估(第2版) | 张雅丽 | |
| 112 | 护理人文修养与沟通技术(第2版) | 张翠娣 | |
| 113 | 护理心理学(第2版) | 李丽萍 | |
| 114 | 中医护理学基础 | 孙秋华 | 陈莉军 |

| 115 | 中医临床护理学 | 胡 慧 | |
|---|---|---|---|
| 116 | 内科护理学(第2版) | 沈翠珍 | 高 静 |
| 117 | 外科护理学(第2版) | 彭晓玲 | |
| 118 | 妇产科护理学(第2版) | 单伟颖 | |
| 119 | 儿科护理学(第2版) | 段红梅 | |
| 120 | *急救护理学(第2版) | 许 虹 | |
| 121 | 传染病护理学(第2版) | 陈 璇 | |
| 122 | 精神科护理学(第2版) | 余雨枫 | |
| 123 | 护理管理学(第2版) | 胡艳宁 | |
| 124 | 社区护理学(第2版) | 张先庚 | |
| 125 | 康复护理学(第2版) | 陈锦秀 | |
| 126 | 老年护理学 | 徐桂华 | |
| 127 | 护理综合技能 | 陈 燕 | |

### 康复治疗学等专业

| 序号 | 教材名称 | 主编姓名 | |
|---|---|---|---|
| 128 | 局部解剖学(第2版) | 张跃明 | 武煜明 |
| 129 | 运动医学(第2版) | 王拥军 | 潘华山 |
| 130 | 神经定位诊断学(第2版) | 张云云 | |
| 131 | 中国传统康复技能(第2版) | 李 丽 | 章文春 |
| 132 | 康复医学概论(第2版) | 陈立典 | |
| 133 | 康复评定学(第2版) | 王 艳 | |
| 134 | 物理治疗学(第2版) | 张 宏 | 姜贵云 |
| 135 | 作业治疗学(第2版) | 胡 军 | |
| 136 | 言语治疗学(第2版) | 万 萍 | |
| 137 | 临床康复学(第2版) | 张安仁 | 冯晓东 |
| 138 | 康复疗法学(第2版) | 陈红霞 | |
| 139 | 康复工程学(第2版) | 刘夕东 | |

注:①本套教材均配网络增值服务;②教材名称左上角标有＊号者为"十二五"普通高等教育本科国家级规划教材。

# 第三届全国高等中医药教育教材建设指导委员会名单

# 前　言

　　针刀医学是以中医整体观为指导,结合西医学、物理力学、数学等多学科知识,发展形成的一门具有自主知识产权的中医学新学科。2006 年湖北中医药大学率先招收针刀医学特色本科生,开启了针刀医学高等教育之先河。近年来,越来越多的医学院校陆续开设了针刀医学课程。在针刀医学相关课程教学过程中发现,由于高校学生学习专业的背景不同,中、西医学的基础理论各具体系,导致学生对针刀医学理论和针刀治疗原理理解不足,甚至产生误解,如将针刀与针灸治疗混为一谈、将针刀治疗等同西医微创手术等,直接影响了学习者对针刀技术的深入掌握,使针刀临床疗效难以发挥、科学研究不能深入开展。为此,我们组织全国高校及附属医院针刀教学与临床一线的专家,共同商讨编写了本教材。其目的是全面系统介绍针刀医学基础理论,以及针刀诊疗疾病的原理、基本操作技术等,让学习者充分认识中医整体观在针刀医学理论体系中的重要作用,同时体会解剖结构在针刀治疗中的重要地位,准确掌握针刀医学的核心知识体系,以便合理利用针刀技术服务临床,并深入探索人体潜在的疾病防治奥秘。

　　《针刀医学》全书分为上、下两篇。上篇为总论,第一章概论主要介绍针刀医学的定义、针刀医学发展简史,以及针刀医学的学科特点;第二章为基础理论部分,重点阐述针刀医学四大经典理论,以及近年来针刀医学在生物力学领域的新进展;第三章为针刀医学诊断学基础,从临床症状入手,结合体格检查、影像学以及实验室检查等知识展开介绍;第四章是针刀医学治疗学基础,详细介绍了针刀治疗的原则与目的,针刀治疗的适应证与禁忌证,重点介绍针刀治疗工具、针刀基本刀法手法,以及针刀治疗过程中常见异常情况的处理。下篇为各论,分十一章,详细介绍了躯干慢性软组织损伤疾病、四肢慢性软组织损伤疾病、骨关节疾病、关节强直疾病、神经卡压综合征、常见内科疾病、常见妇科疾病、常见儿科疾病、常见五官科疾病、常见美容整形外科疾病和常见皮肤科疾病的针刀诊疗原理及针刀治疗操作全过程,并强调了临床常见多发病的针刀治疗特色和注意事项。

　　本教材的编写以针刀医学基础理论为指导,突出针刀临床诊疗操作技术。在下篇疾病治疗中,按照概述、针刀应用解剖、病因病理、临床表现、诊断要点、针刀治疗以及针刀术后手法治疗的体例进行编写,详细描述涉及每种疾病治疗中的每一支针刀的手术入路、针刀刀法以及操作注意事项,并精心制作全书插图,力求达到内容准确、图文结合、标识清晰、易学易懂的效果,以便于学习者在实践中能举一反三、活学活用,合理解决遇到的新问题。

教材编写的具体分工为:第一章张天民、张义;第二章张天民、董宝强、杨永晖、邵水金、丁德光、佟颖;第三章杨永晖、赵强、温伯平、刘方铭、叶肖琳;第四章张义、刘建民;第五章吕亚南、姜劲挺;第六章周钰、郁金岗;第七章修忠标、刘西纺;第八章董博、刘建民;第九章董宝强、李石良;第十章苟成钢;第十一章方芳;第十二章周建斌;第十三章江洪;第十四章陈南萍;第十五章何育风。

本教材供全国高等中医药院校本科针灸推拿学、骨伤、中医学、中西医结合等专业教学使用,也可作为广大针刀临床医师的参考书。

湖北中医药大学 2017 级研究生杨菊、郑楠、曾林、王金及南昌大学江西医学院 2014 级本科朱正言为本书插图绘制付出了辛勤的劳动,在此致以诚挚的谢意。

由于编者水平有限,难免有错误和疏漏之处,恳请各院校师生和广大读者提出宝贵意见,以便再版时修订、改进。

《针刀医学》编委会

2018 年 10 月 22 日

# 目　录

## 上篇　总　论

下篇 各 论

# 第一章

# 概　论

学习目的

通过本章学习,掌握针刀医学概念、研究内容,了解针刀医学的发展简史,熟悉针刀医学的学科特点,了解针刀医学目前存在的问题及解决方法。

学习要点

重点熟悉针刀医学概念、研究内容,熟悉针刀医学的学科特点。

## 第一节　针刀医学概念及研究内容

### 一、针刀医学概念

"针刀"一词古代即有之,主要见于中医外科文献,如宋代《圣济总录·眼目门》:"凡风毒热肿,结于两睑内,妨痛日久渐大,往往隐损瞳仁,宜用针刀去之,乃瘥。"南宋《严氏济生方·痈疽疔肿门》:"治诸疮黑陷者,先用狗宝丸治,次以乌龙膏收肿,散毒,去赤晕,乃用针刀开疮,毒丹,使之溃,然后去败肉排脓,随证治之。痈疽、丁疮、附骨疽,并皆治之。"元代《丹溪心法·疔》:"疔,用针刀镟破头上,以蟾酥敷之。后用绿豆、野菊、莎末,酒调饮,醉睡,觉即定痛热除,不必去疔自愈也。"清代《疡医大全·论刀针砭石法》:"又曰古人用砭石、针、刀镰,乃决疮毒之器械也。"以上所载"针刀"实为古汉语的"针"和"刀"之意,而现代意义上的针刀是朱汉章教授于 1976 年受医用注射器的启发,融合针灸针和手术刀而发明的一种新型医疗器械,即以针的理念刺入人体,在人体内又能发挥刀的切割、分离作用。

针刀疗法,即以现代"针刀"为独特器具应用于临床各科疾病治疗的一项新技术。随着广大医务工作者对针刀疗法的广泛应用和不懈探索,不但使针刀疗法的适应证从骨伤科疾病扩展到内、外、妇、儿、五官、皮肤、整形等科,而且还对许多常见病、疑难病的发病原因、发病机制和针刀治疗机制等提出了一系列符合临床实际的理论和见解,最终使其发展成为具有独特理论体系的新学科——针刀医学,即以传统中医基本理论为指导,以针刀微创治疗为手段,研究疾病防治应用规律和科学原

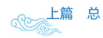

理的一门学科。当代针灸名家王雪苔先生曾高度评价："针刀医学是中医现代化的成功范例。"

## 二、针刀医学研究内容

针刀医学是在中医基本理论指导下,在针灸临床技术基础上,融合现代科技和西医学的新成果,再创新而成的医学理论体系。根据针刀医学学科体系完整性和应用需求,早期将研究内容分为六大组成部分,包括针刀医学病理生理学、针刀医学影像学、针刀医学手法学、针刀医学诊断学、针刀医学治疗学及针刀医学护理学。随着针刀医学的理论和实践发展,当前认为,针刀医学的主要研究内容,当重点围绕以下几个方面深入开展。

1. 针刀基础理论研究 针刀医学早期有四大基础理论的明确论述,包括闭合性手术理论、慢性软组织损伤的病因病理学理论、骨质增生新的病因学理论、脊柱区带病因学及人体内存在一个庞大的电生理线路的理论。随着人们对人体病变规律,以及针刀治疗的效应机制和作用规律的不断探索和研究,近年来,将生物力学与人体解剖结构有机结合起来,提出了指导针刀临床应用的新理论,不仅为针刀治疗临床疑难疾病和慢性内脏疾病提供了新思路、新方法,也对临床针刀规范术式操作和防范安全性问题等方面提供了有益借鉴。作为一门新兴的医学体系,针刀医学引起了医学领域和科技界的广泛关注,随着今后针刀应用和研究的不断深入,针刀医学基础理论的发展将会逐渐完善。

2. 针刀医学解剖学研究 针刀医学所需的解剖学内容包含指导针刀准确治疗、安全操作以及阐释作用机制等方面。当前一般高校开设的正常人体解剖学和局部解剖学课程,已不能完全满足针刀临床应用的需求。尽管国内外学者在解剖方面已经积累了大量的研究成果,形成的诸如表面解剖学、触诊解剖学、断层解剖学、手术入路解剖学、功能解剖学、生长解剖学和艺术解剖学等,但上述研究成果距离针刀合理应用和疾病治疗机制探讨的需求,还有相当大的研究空间。因此,针对针刀医学临床实际需求进行解剖学研究是非常有必要的,而且是针刀医学的重要内容。

3. 针刀器械研究 针刀器械是针刀治疗疾病所依赖的主要工具,对于针刀治疗来说具有至关重要的作用。最初的针刀器械是由注射针头发展而来,经过朱汉章教授以及广大医学工作者的共同努力,形成了多种不同类型、不同材质、不同用途,甚至不同流派的针刀器械。为了不断满足临床需要,方便治疗操作,提高治疗效果,减少不良反应,针刀器械不断得到改良。如有学者研制将针刀体做成空心状、针刀柄可连接注射器的注射针刀,可在病变点注入相关药物,以配合针刀松解术的治疗;同时空心针体还有助于将羊肠线植入深层组织,行使中医传统的埋线疗法,此种方法也被称之为"药线刀"。也有在针刀柄与针刀体连接处外置连接激光光纤的耦合器,刀柄、刀体和刀刃有直通外界的激光通路,将 He-Ne 激光的外照射变为内照射,将激光借光纤针直接输入到病变部位,也可供注射药物进入体内,等等。

与此同时,人们也在不断探索针刀治疗辅助设备,比如围绕针刀可视化的需要,借助超声设备引导下针刀治疗软组织损伤以及脊柱关节病,相比单纯的针刀以及其他方式引导下的针刀治疗优势更加明显,借助超声对机体内组织定位更加准确,而且能发现物理检查和 X 线检查不能查及的软组织损伤。但是,目前超声引导针刀治疗还有诸如超声探头可能干扰到针刀的操作,以及针刀显像的清晰度等问题,需要进一步研究探索。

4. 针刀应用技术研究 针刀应用技术是针刀治病的具体手段,包括针刀治疗方案的优化,以及标准化方案的制订和修订。针刀诊疗技术是针刀治病的重要手段,包括术前准备、定点方式、进针刀方式、操作手法、术后手法和康复等方面。针对不同的适应证和优势病种,不断优化针刀治疗的流程和方案,是针刀医学的重要任务。经过长期的临床应用,针刀治疗的术前准备、定点方式、进针刀方法、针刀操作技术、术后手法和康复等技术都在不断优化,更加符合实际。随着针刀器械的逐步改良和治疗经验的逐渐积累,会形成针对特定疾病的标准化方案,甚至对既有的标准化方案进行修订。

5. 针刀适应证的研究 针刀疗法有特定的适应证范围,对于适应证的把握是针刀治疗的前提。根据已经发表的针刀文献来看,针刀疗法的适应证非常广泛,但优势病种相对集中。据统计,截至 2016 年发表的针刀文献,涉及的病种达 284 种,分布在17 个系统之中;文献最多的前 12 种疾病依次是颈椎病、膝关节骨性关节炎、腰椎间盘突出症、腱鞘炎、肩周炎、第三腰椎横突综合征、跟痛症、肱骨外上髁炎、颈源性疾病、背腰腿痛、神经卡压、筋膜炎,这些疾病的文献量均超过 100 篇,约占总数的 68.7%。由此可见,针刀疗法的适应证广泛,但分布不均,优势病种相对集中,肌肉骨骼系统和结缔组织病症是其主要适应证。针刀医学是一门新兴学科,人们对其适应证和治疗的优势病种认识尚不统一,对其适应证的夸大和缩小同时存在,从长远来看,针刀疗法的适应证和优势病种还有很大拓展潜力,是动态的,随着研究的深入将会产生不断变化。

## 第二节 针刀医学发展简史

### 一、针刀的诞生

1976 年,江苏沭阳乡村赤脚医生朱汉章大夫接诊了一位患者,该患者不慎被木头挤压了手,出现手掌、手背广泛肿胀,手指不能自由屈伸等症状,四处求医无果。朱汉章考虑肿胀部位可能有积液,便用注射针(图 1-1)在其手掌、手背不同部位穿刺,试图抽出积液,结果并未抽出,拔针后让患者回家修养。一周后患者告诉他手指可以伸直活动了,但仍有肿胀,让其再次给他抽液,朱大夫又用注射针从不同部位穿刺,还是没有抽出积液来。又过了一周,患者来感谢他,说经过朱教授的抽液治疗,现在他的手已经完全好了。这个病例给朱汉章很大的触动,让他萌生了要发明一种新型治疗器械的想法。经过朱汉章的细心研究与反复测试,终于发明了"小针刀",并创造性地提出了"小针刀疗法"。

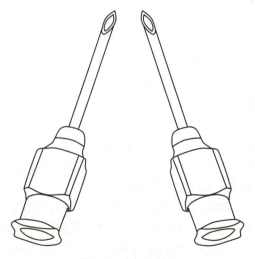

图 1-1 注射器针头

## 二、针刀疗法的形成与发展

伴随着朱汉章的艰辛探索和临床经验的积累,1978 年,小针刀这一全新的治疗方法被江苏省卫生厅列入了重点科研课题。1984 年,江苏省卫生厅组织数家省级大型医院对小针刀疗法进行了严格的临床论证并通过了专家鉴定,之后通过培训方式在全国推广,这标志着针刀疗法正式步入全面推广和实施阶段。

1990 年 5 月,"中国小针刀疗法研究会"在深圳成立,并召开了首届全国小针刀疗法学术交流会,该学术团体的成立,标志着针刀学术思想体系基本形成。1991 年 4 月,第二届全国小针刀疗法学术交流大会在沈阳召开,并且成立了"中华中医药学会小针刀疗法专业委员会",正式成为中华中医药学会的一员,一些省、市相继成立了分会,从而有力地推动了这一新兴治疗技术的发展。1992 年 6 月,在全面推广应用和大量临床实践的基础上,朱汉章教授三易其稿,著成《小针刀疗法》一书,由中国中医药出版社以中、英文两种版本正式出版发行。1993 年 10 月,第三届全国小针刀疗法学术交流大会在北京隆重召开,在这次大会上,正式提出了创立针刀医学新学科的理论构想和初步框架,并得到有关权威专家热情的支持和鼓励。会后,正式成立了"中华中医药学会针刀医学分会"。1996 年 4 月在西安召开了第四届全国针刀医学学术交流大会。通过本次大会交流,与会专家认为针刀疗法发展成为针刀医学体系的思想基本成熟。

## 三、针刀医学的创立

针刀疗法从 1976 年诞生以来,数万名医务工作者通过临床运用取得多项研究成果,理论和临床操作技术日趋完善。2001 年,朱汉章教授编著的《针刀医学原理》由人民卫生出版社正式出版,确立了针刀医学的四大基础理论。2003 年 9 月 16 日,由国家中医药管理局组织的《针刀疗法的临床研究》成果鉴定会,将"针刀疗法"正式命名为"针刀医学",与会专家一致认为针刀医学作为一门新兴学科已经基本成熟。2004年,由教育部组织,4 位院士参加的关于"针刀医学的原创性及其推广应用的研究"鉴定会,进一步肯定了"针刀医学在理论、操作技术、器械方面都是原创性的成果,特别是在诊疗技术方面达到了世界领先水平"。2004 年 11 月,在北京中医药大学召开了世界中医药联合会针刀专业委员会成立暨第一届学术经验交流会,创建了针刀医学走向国际的学术平台。

2005 年,国家重点基础研究发展计划("973"计划)项目——"针刀松解法的基础研究"立项,此后,多项关于针刀医学的科研课题获得了国家自然基金、教育部和中医药管理局的资助。2006 年 2 月,香山科学会议以"针刀医学发展与中医现代化"为论题召开了第 272 次会议,与会专家认为"针刀医学是近年来中医界出现的有中国特色的并有自主知识主权的成果;针刀医学已经产生了很大的经济效益和社会效益,是中医现代化的成功范例之一"。

2006 年 9 月,湖北中医药大学率先招收了 53 名针灸推拿学专业针刀医学方向的五年制大学本科生,开启了针刀医学本科学历教育之先河。

经过 40 年的蓬勃发展,针刀医学的理论体系逐渐成熟,已经具备了一门医学学科体系的基本特征。

## 第三节　针刀医学的学科特点

1. 针刀医学是一门新兴的前沿交叉学科,生命力旺盛　针刀医学是在中医学理论指导下,利用现代医学等多学科方法为手段,研究针刀防治疾病规律和原理的新学科体系,是一门新兴的生命力旺盛的前沿交叉学科。尽管其发展历程仅仅40年,但其发展蓬勃之势不容忽视。仅从2014年统计的全国针刀医疗现状来看,全国临床应用针刀疗法的各科医师约达10万人;针刀专科医院达360余所;针刀门诊部约为2 200家;每天接受针刀治疗的住院患者达1.4万人,门诊患者达3.6万人。据不完全统计,目前全球从事针刀行业的人数竟达20万人以上,针刀疗法已经被部分国家纳入到医疗准入范畴。当前,针刀医学无论从实践,还是理论方面,都显示出强劲的蓬勃发展之势,由此可见,针刀医学作为新兴的医学学科体系,其发展前景广阔,生命力旺盛,将为人类健康事业作出巨大贡献。

2. 针刀医学发展需要辩证唯物主义哲学指导　自然科学的发展离不开哲学思想的指导,哲学理念规定了自然科学的发展方向、发展途径和使用方法。针刀医学就是在辩证唯物主义的理论指导下形成的平衡医学模式。

3. 针刀医学具有独特的研究思路和方法　针刀医学立足于中医外治法,融合西医学的相关知识,涉及哲学、物理、数学等多学科,形成了独特的医学学科体系,其研究思路和方法具有以下特点。

(1) 具有独特的针刀医学解剖学体系:针刀医学在吸收西医解剖学精华的基础上,重新认识人体解剖结构和疾病,将人体作为以生物力联系在一起的有机整体,创造性地提出人体力学解剖系统概念,其基本结构是单关节力学解剖系统,由人体骨骼与连接骨骼的软组织组成,完成人体力学传导,当人体解剖结构力平衡失调,就会形成以力学解剖病变点为中心、以点成线、以线成面、以面成体的立体网络状病理构架,进而促使机体发生疾病。

(2) 具有独特的针刀医学治疗观:传统中医学理论对指导针刀医学发展具有重要意义。第一,从理论上分析,经络学说强调人体组织结构、生理功能、病理变化及其与脏腑、形体、官窍、气血津液等相互之间的联系和影响,人体力学解剖系统与经络循行分布有高度相似性和密切联系性。二者都从人体整体性出发,强调人体的点、线、面、体的有机结合,避免了只注重局部,忽略局部与整体或局部之间的联系。第二,从治疗器具方面分析,针刀是将针灸的“针”和西医外科学的“刀”融为一体的“如针之刀”,在形状上与古代“九针”部分针具暗合,但针刀不仅能发挥对腧穴的刺激作用,而且还可以切开、分离疾病所产生的粘连、瘢痕、挛缩,甚至矫正畸形。第三,从治疗部位选择分析,二者也显示出相似性,针刀治疗疾病时,根据病症部位选取左右、上下相关的异常生物应力集中部位实施治疗,与经络学说指导下的针灸配穴方法左右配穴、上下配穴、远近配穴具有异曲同工之妙。

即便针刀疗法与中医经络学说密切相关,但不是针刺疗法的翻版。针刀医学借助生物力学的理论,分析人体解剖结构和疾病产生机制,通过针刀治疗纠正力学失衡,调整恢复机体健康状态应有的生物力学关系,从而消除疾病。例如面对颈腰综合征,当患者出现颈段及腰段血管、神经根均受卡压的临床表现时,通常西医治疗是分别对颈椎、腰椎实施手术去解除神经、血管的压迫,效果一般。而针刀治疗上述疾病的思路明显不同,针刀医学重新认识脊柱生理曲度的形成与变化机制,明确指出脊柱生理曲度变化与颈腰综合征的内在联系。当颈椎受到异常应力(慢性劳损、扭伤等)时,颈部软组织产生粘连、瘢痕和挛缩,这些粘连挛缩的软组织综合作用于颈椎骨,牵拉颈椎,使之产生位移,在 X 线片上就表现出颈椎生理曲度的变直,甚至反弓。行经在各颈椎骨周围的神经因此被挤压,从而引起颈部的神经血管受压症状。根据生物体曲率规律,当颈段生理曲度变化发展到一定程度,必然引起胸腰段生理曲度的改变,这是人体自身为了维持力学平衡,通过胸椎后凸增加和腰椎前凸增加进行代偿的结果,从而导致胸部、腰部血管、神经受压,引起腰背部症状。由此可见,引起脊柱生理曲度变化的根本原因不是骨骼的问题,而是附着在骨骼的软组织的粘连瘢痕所致,所以应用针刀治疗时,从调整颈腰部软组织生物力学失衡出发,可以实现刀到病除、创伤小、对人体正常结构几乎没有损伤的效果。正如研究表明,针刀治疗对人体组织不但不会形成新的瘢痕,还会诱导已形成的瘢痕向正常组织转化。

综上所述,针刀医学在辩证唯物主义哲学思想指导下,利用多学科交叉研究思路和方法去揭示人体与疾病的内在联系,应用针刀为主要手段防治疾病,增进人类健康。

## 第四节 针刀医学目前存在的问题及解决办法

针刀医学与多个学科密切相关,具有扎实的研究基础和独特的研究内容,能够形成独特的理论体系以及相适应的诊疗技术。但目前存在学科成熟度不高、缺乏规范化建设、科研基础薄弱等问题,今后应注重以下方面建设。

1. 加强针刀人才培养 高素质的专业人才是针刀医学发展的关键,针刀医学是一门新的医学学科,近 20 年来进入了快速成长期,但能认识到针刀医学优势和巨大潜力的高素质专业人才严重缺乏,已明显影响了针刀学科的深入发展,因此,必须加强针刀医学专有人才的培养建设。

2. 加强针刀技术的规范化和标准化建设 针刀疗法是一门新技术,随着临床应用的不断发展,存在着学术范畴模糊、技术不规范和标准不完善等问题。许多从事针刀临床的医务人员缺乏系统的针刀理论和规范的操作指导,直接影响了针刀临床应用和发展,因此在加强学科内涵建设的同时,更应注重针刀标准化、规范化的研究和推广。

3. 加强基础理论及临床研究 在针刀医学发展进程中,学者们提出了一系列新理论、新认识,但是这些理论认识还缺乏基础研究的支持。在今后的发展中,应当加强基础研究以揭示其科学性,并不断完善新理论。临床方面,需开展规范的循证医学研究,这样不仅能提高针刀治疗效果,还可以发掘和扩大其临床适应证。

4. 加强学术交流 加强针刀医学学术交流,不仅要开展与其他学科之间的借鉴学习,还应加强各级针刀医学学会之间的联系和沟通,共同推进针刀医学行业标准,以及诊疗规范的制订进程,促进针刀医学的基础和临床研究,加快针刀事业健康发展。

## 学习小结

### 1. 学习内容

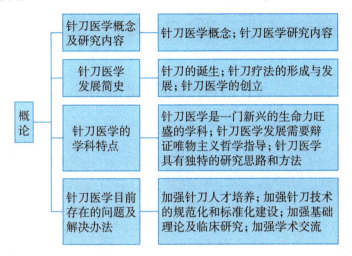

### 2. 学习方法

在了解针刀医学概念、针刀医学发展简史、学科特点、存在问题和解决方法的基础上,坚持理论课程学习与临床实习并重;重视相关专科知识的不断学习和积累。

（张天民 张义）

## 复习思考题

1. 简述针刀、针刀疗法及针刀医学的概念。
2. 针刀医学是怎样诞生的?
3. 简述针刀医学的学科特点。

# 第二章

# 针刀医学基础理论

**学习目的**

通过本章学习,了解针刀医学四大经典理论和针刀医学新理论,熟悉闭合性手术理论、慢性软组织损伤理论、骨质增生理论、经络理论与针刀的关系;掌握针刀新理论的基本内容。

**学习要点**

针刀医学四大经典理论和针刀医学新理论。

## 第一节　针刀医学四大经典理论

### 一、闭合性手术理论

手术是现代医学治疗疾病的重要手段之一,是指为医治或诊断疾病,以刀、剪、针等器械在人体局部进行的操作,是外科的主要治疗方式。常用于创伤、感染、肿瘤、畸形和功能障碍等情况的治疗。传统的外科开放性手术要求手术视野足够清晰,通常要求足够大的手术切口。较大的手术切口会带来一定程度上的副作用,切口越大,患者痛苦越大,出血越多,感染风险越大。因此,人们一直在寻找一种能够尽可能减小切口的手术方式,如现在采用腹腔镜技术切除阑尾和胆囊,可以用椎间孔镜技术治疗椎间盘病变,等等。在这类技术的基础上,经过不断优化和改良,逐步形成了具有中医特色的小切口闭合性手术技术,也就是针刀技术。

闭合性手术技术以人体运动系统病变规律和解剖结构为依据,在非直视条件下通过小切口进行某些类似手术的操作,具有痛苦小、切口小、感染风险小、术后无需缝合等优点。针刀闭合性手术的特点有三:一是切口小;二是非直视手术;三是技术操作有限。切口小是指针刀刃宽度是毫米级别,通常在1～3mm,所以针刀刺入皮肤及各层组织后,留下的创口也是毫米级别,大多数时候只有1mm左右。因为针刀闭合性手术切口小,不可能像一般外科手术那样肉眼直视手术视野,至少在现阶段也不可能普及像内镜手术一样通过监视器直视手术视野,所以只能在非直视条件完成操作。非直视条件下针刀对受术部位的操作肯定不如直视条件下准确、直观、安全。这个特点既是优势,也是不足,优势是伤口小,对人体打击小,不足是指非直视条件下操作位置准确性受到一定局限。因此针刀闭合性手术的施术部位不包括体腔的内脏等人体深层组织器官,而是以体腔外相对层次较浅的运动系统的肌、腱、韧带、筋膜病灶为主。因此,针刀技术操作的前提是对运动系统解剖结构熟练掌握。

## 二、慢性软组织损伤理论

一般认为,人体的肌、腱、筋膜、韧带、关节囊组织等统称为软组织。软组织分布范围广泛,遍布人体全身上下,重量占体重的一半左右。软组织是人体运动系统的重要组成部分,担负一部分运动功能,所以受到各种伤害的机会较多。软组织损伤后,在多数情况下是纤维性修复,形成与原组织不同的纤维性结构。同时人体软组织会发生适应性改变,比如筋膜和韧带的钙化等。软组织的纤维性和适应性改变可能影响人体的正常生理功能,成为致病因素。

人体运动系统软组织主要承担运动功能,因此探讨软组织的生理和病理规律离不开人体力学。人体力学是利用相似的机械操作和物理定理来研究人体各种活动的科学。它基于人体生理解剖学、理论物理学的知识,研究人体运动器官的结构、功能与运动规律,从而指导人体防护与保健。力学原理在人体活动中,有些是自然形成的,有些则需要经过后天的训练。人体的生理结构恰到好处地包含着许多力学原理。如人体机械运动的基本规律,骨骼肌的杠杆作用、人体的平衡和稳定、合力与分力、重量和质量、流体力学、热力学,以及解剖学和生理学的静态学与动力学,等等。

当人体软组织发生纤维性或适应性改变时,组织的力学性能会发生改变,这将直接影响运动系统,甚至运动系统以外的力学平衡。截至目前,针刀治疗疾病的着眼点绝大部分情况下是通过对软组织病灶的干预来调整人体的力学平衡,所以说,针刀医学的基本思想之一就是重视人体软组织和人体力学平衡的重要性。

## 三、骨质增生理论

骨骼能承受骨组织的机械应变,并具有适应这些功能需要的能力。骨骼结构受应力影响,负荷增加骨增粗,负荷减少骨变细,这一现象称之为 Wolff 定律。骨折再塑过程也遵循这一定律。骨折后如有移位,在凹侧将有明显骨痂形成,其内部骨小梁将沿着压应力的传递方向排列,而在凸侧将有骨的吸收。骨力求达到一种最佳结构,即骨骼的形态与物质受个体活动水平的调控,使之足够承担力学负载,但并不增加代谢转运的负担。软组织张力增高可刺激其在骨上的附着点形成骨赘。

## 四、经络理论

1. 经络理论　中医认为经络内属腑脏,外络肢节,沟通人体表里,行气血、通阴阳,内溉脏腑、外濡腠理,保卫机体、抗御病邪。现代生理学认为只有神经体液综合调节才能维持机体内外环境的稳定,以达到经络的这种调节功能,因此有人提出"经络与神经体液调节学说",推论经络系统与神经体液系统的功能密切相关。其中,神经是指从神经末梢直到大脑皮质的完整系统,体液则是来自体内所有的内、外分泌腺,可以借助血液循环而营养神经。经络对全身的调节功能和针刺穴位引起的各种效应,实际上是通过神经反射或神经体液的综合性调节而实现的,这些可能就是经络的功能和物质基础。针刀刺入人体组织与普通毫针刺入穴位有类似之处,都是通过该途径进行全身调节的。

2. 经筋理论　源于《灵枢·经筋》篇,经筋外可"束骨利机关""联缀百骸""维络周身",内可护脏固腑,固元行营,通络髓海,调节情志。保证躯体正常"趋翔"活动等功能作用。分布一般都在浅部,从四肢末端走向头身,多结聚于关节和骨骼附近,有的进入胸腹腔,但不属络脏腑。

(1) 经筋理论的现代认识:经筋的主要作用是约束骨骼,活动关节,保持人体正常的运动功能,维持人体正常的体位姿势。现代研究发现,经筋与人体的浅表肌肉群、肌腱的分布与循行路线十分相似;同时十二经筋的结、聚、行与肌肉及其关节处的固定点密切相关;再次,经筋与一些神经的走行及功能基本上是一致的,如手太阳筋之结与现代刺激尺神经干的反应一致,足阳明筋之主治症候与现代面神经瘫痪临床表现很相似。因此认为,经筋是指四肢、躯干部与十二经脉密切相关的皮下浅筋膜、肌肉、肌腱、韧带、关节囊、滑膜、椎间盘、神经等组织的总称。

近年来,国外学者根据经验先后提出了"肌肉链""肌筋膜链""解剖链"和"肌筋膜经线"等概念。肌筋膜链学说提高了人们对经筋的认识水平。传统解剖学从直观上认识肌肉,发现人体共有600多块肌肉,但是没有强调肌肉与肌肉之间的筋膜连接和力学关系。在日常活动中,几乎人体的任何运动都不是由单一的一块肌肉完成的,而是由一组肌群共同协调完成。人体结构是特定的,人体运动规律也是特定的,因此运动中肌群的组合方式也是相对特定的,也就是说特定的动作是由相对特定的一群肌肉协调完成的。全身筋膜系统是一个网络组织,网络意味着相互连接和相互影响,尽管每块肌肉都可以独立发挥作用,但分布于筋膜网络中的肌肉可以通过网络组织影响功能上整合的全身结构,特定的肌群在筋膜的相互贯穿和连接下整合,从而形成了有迹可循的"肌筋膜链",这些肌筋膜链在神经系统的协调下控制着人体的姿势和运动。

(2) 阿是穴的现代认识:"阿是穴"具有临时性,有随病消长的特点,其在生理状态下不存在,不具有濡养筋骨、运行气血的生理作用,这是其与经穴的不同之处。"阿是穴"的经脉循行看似无规律,但从经筋循行分析,其完全符合经筋规律,按之舒适、疼痛或伴有结节者就是阿是穴。阿是穴在临床上治疗病种广泛,已得到临床实践证实,可以治疗骨科疾病、软组织病变、内科疾病、五官科疾病、妇科疾病等,亦可用于外科手术止痛及戒毒脱瘾等。如治疗肩周炎可在肩背部寻找压痛点,或选肩关节周围阿是穴,或是在上臂活动时寻找最痛点。

触发点(trigger points)又称激痛点、扳机点等,分布于人体中任何一块肌肉,是美国学者 Janet G. Travell 于 1942 年首先提出的。从临床表现来看,触发点与中医所说的阿是穴或痛性结节条索基本一致,其特征性表现有:①触发点及其周围肌肉呈紧绷感,体表可触及硬结、条索,称之为紧张带;②针刺或触及紧张带上的触发点可引出疼痛、牵涉痛等反应,这种疼痛与患者主诉的疼痛感受相似,按压可加重已存在的疼痛;③触发点累的肌肉活动长度缩短,关节活动受限;④受累肌肉可见假性肌无力(非肌萎缩)。也就是说,触发点表现为肌肉中可触及的结节、条索上的敏感压痛点。

基于触发点与阿是穴在临床表现上的高度相似性,有学者认为触发点是阿是穴的一种重要而且普遍的表现形式,针灸推拿临床上所提到的阿是穴大部分都属于肌肉触发点。有学者总结了阿是穴与扳机点的高度相似性,提出阿是穴很多时候可能是中央触发点或附着触发点,此时的阿是穴是可以立体定位挛缩的肌小节。彭增福通过比较,认为西方针刺疗法之触发点与传统针灸腧穴之间,在解剖部位、临床主治及针刺引发的线性感传诸方面,都十分相似。

（3）针刀医学理论与"经筋""阿是穴"理论的联系:"以痛为输"是古代定点取穴的方法,其所说的痛,包括自发痛和按压痛,从形式上既没有规定的部位,也没有穴位名称。后来在临床应用中,古人发现这些痛点不仅能治疗局部病痛,还能治疗远隔部位的疾患,例如头病可以治足,腰痛可以取腘窝等,进而联想到其中可能有相互联系的通路存在,提示人们以"线"为基础的系统分类,即为经络;以点为线,以线成面,即为经筋。阿是穴是一点,经筋则为一面,当一点或几点出现慢性病变,久而久之,其所在面的整体力学平衡即被打破,进而发展为经筋病变。可以这样理解:人体各个经筋的"肌肉滑利"是正常的生理解剖状态,而周围软组织肌肉、腱膜、滑囊、筋膜出现纤维化、增生、硬化、钙化、骨化和局部结缔组织肥厚等病理变化时,即"筋结瘰疬",出现"筋痹"时,机体运动关节的力平衡和经络、经筋出现异常,表现为筋结牵掣、痹痛、关节活动受限等运动障碍特征。

综上所述,"以痛为输"是治疗经筋病的基本取穴方法,亦是针刀治疗的基本定点方法之一。在经筋理论指导下,开展针刀临床工作的优势主要是循经筋确定的病灶点较方便快捷地解决了针刀治疗的关键难点——定点问题,即以解剖学为基础,以中医经筋理论为指导,通过望、问、触、按寻找筋结点（阳性病灶点）,应用针刀进行解筋结以达到治疗目的,使针刀的定点技术和疗效水平得以明显提高,也使许多临床难题得以解决。

## 第二节　针刀医学新理论——人体弓弦力学解剖系统和网眼理论

### 一、针刀医学新理论来源

人作为完整的机体,各组织结构之间存在着的生物力是人体内部特有的联系。人体维持直立状态,首先是骨骼在体内的支撑作用,但骨与骨之间的直接连接和间接连接是保持机体稳态的关键环节。直接连接是骨与骨之间借助纤维组织、软骨或骨直接相连,如前臂骨之间的骨间膜连接,脊柱椎骨之间的椎间盘连接,颅骨之间的缝隙连接都属于直接连接;间接连接是骨与骨之间借由结缔组织相连接,这种骨连接又称滑膜关节或者关节,这种骨连接中间存在一定空间,因而关节可以进行不同范围的运动。一副完整的弓箭由弓、弦和箭三部分组成,弓与弦的连接处称之为弓弦结合部,弓箭各部分之间存在着力学关系,弓相当于物理学的刚体物质,主要承受压力的影响;弦相当于物理学的柔体物质,主要承受拉力的影响（图2-1）。人体结构之间的生物力关系和弓箭各部分之间的应力关系有怎样的联系呢? 湖北中医药大学张天民教授将人体关节运动的力学模式与弓箭的力学传导模式联系起来,将生物力学与人体解剖结构有机结合起来,提出了"人体弓弦力学解剖系统"概念,通过这个系统中各单元间的紧密合作,人体能够保持正常的姿势,完成各种运动生理功能。

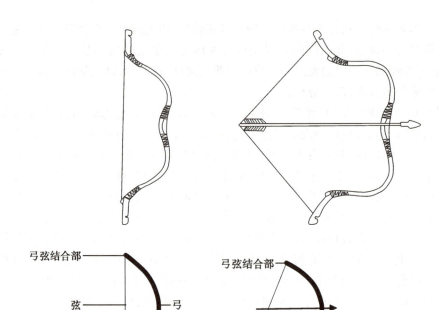

图 2-1 弓弦结构示意图

## 二、人体弓弦力学解剖系统

人体弓弦力学解剖系统是运用弓箭的组成结构、受力模式和力学传导方式,去认识人体解剖结构,人体骨骼与连接骨骼的软组织,在副骨、籽骨、滑囊、脂肪、皮下、皮肤、神经、血管等组织结构辅助下,完成人体力学传导,将人体联系为一个有机生命整体的解剖系统。

人体弓弦力学解剖系统的组成部分可分为单关节和多关节力学解剖系统,多关节力学解剖系统又分为头面、四肢、脊柱、头-脊-肢及内脏力学解剖系统。它们都是由单关节力学解剖系统组成的。这五个系统既是独立的力学解剖结构,完成各自系统内的力学传导,维

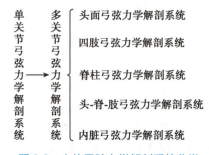

图 2-2 人体弓弦力学解剖系统分类

持各自系统内的力学平衡。同时,各系统之间又相互渗透、相互作用,使人体成为一个完整的力学解剖系统(图 2-2)。

## 三、针刀医学新理论的应用

1. 对慢性软组织损伤病因学的认识 针刀医学研究发现,各种原因引起人体相关解剖结构的形态变化,导致人体解剖结构的力平衡失调是发生慢性软组织损伤性疾病的根本原因。

人体力学解剖系统受力异常,在软组织行径路线和骨的附着处产生粘连、瘢痕和挛缩,若这种自我代偿可以分解异常的应力,就不会表现出临床症状。若仍然无法分

解,人体就会启动代偿机制——硬化、钙化和骨化,即以软组织变短、骨骼变长的方式进一步代偿。随着病情的继续发展,逐渐在软组织行径路线和骨的附着处形成了立体网络状的病理构架。

针刀医学新理论通过分析人体力学解剖结构的受力原理及骨关节力学传导方式,论证了骨与软组织的内在力学联系,以及二者与内脏之间的关系,明确了慢性软组织损伤的发病机制,粘连、瘢痕和挛缩形成的机制及部位,压痛点与疾病的关系,针刀治疗部位与人体解剖结构的内在联系,补充和完善了针刀医学基础理论,实现针刀医学诊疗的可重复性(图 2-3)。

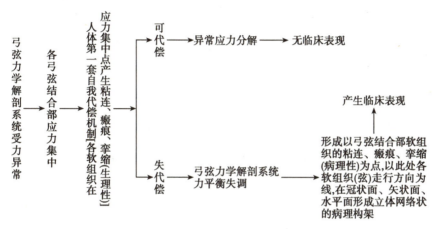

图 2-3　针刀医学对慢性软组织损伤病因学的认识

2. 网眼理论　慢性软组织损伤不是一个点的病变,而是以人体力学解剖系统为基础,在软组织行径路线上应力集中的部位和骨的附着处,形成的以点成线、以线成面、以面成体的立体网络状的病理构架。我们可以将其形象地比喻为一张渔网,渔网的各个结点就是软组织在骨骼的附着部或应力集中部位,是粘连、瘢痕和挛缩最集中、病变最重的部位,连接各个结点的网线就是软组织的行径路线。

3. 其他　除此之外,针刀医学新理论还对骨质增生、慢性内脏疾病和中医的经络有新的认识。

## 学习小结

### 1. 学习内容

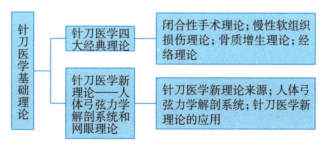

### 2. 学习方法

学习本章节内容,应密切联系临床实践,重点掌握针刀闭合性手术理论、慢性软组织损伤理论、骨质增生理论和经络理论,了解针刀医学新理论。坚持理论课程学习与临床实习并重;重视动态解剖知识的不断学习和积累。

（张天民　董宝强　杨永晖　邵水金　丁德光　佟颖）

**复习思考题**

1. 简述针刀医学四大经典理论。
2. 针刀医学新理论的内容是什么?

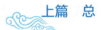

# 第三章

## 针刀医学诊断学基础

针刀医学诊断学是运用针刀医学基础理论和基础知识对疾病进行诊断的一门学科,是连接针刀医学基础和临床医学的桥梁。主要内容包括症状、体格检查、综合定位诊断和辅助诊断。

## 第一节 症　　状

症状(symptom)是指患者主观感受到不适或痛苦的异常感觉或某些客观病态改变。症状表现有多种形式,有些只有主观才能感觉到,如疼痛、眩晕等;有些是通过客观检查才发现的,如压痛点等。广义上的症状也包括了一些体征,体征(sign)是指医师或其他人客观检查到的改变。

症状和体征是疾病造成机体功能障碍或器质性变化的临床表现,是诊断疾病或鉴别诊断的重要线索和依据,也是反映病情的重要指标之一。

### 一、疼痛

疼痛(pain)是一种感受和感情上的不愉快经历,并且可能伴有组织实际上的损害。疼痛是临床常见症状,也是促使患者就医的主要原因。

#### (一)头痛

1. 定义　头痛是指额、顶、颞及枕部的疼痛。可见于多种疾病,大多无特异性,精神紧张、过度疲劳也可有头痛。

2. 病因病理　依据针刀医学基础理论,头痛主要是由于头-脊段解剖结构力平衡失调,局部软组织损伤后形成粘连、瘢痕、挛缩,卡压神经、血管而引发的临床表现。

3. 常见疾病

（1）偏头痛：是一类发作性且常为单侧的伴血管搏动性头痛，呈跳痛或钻凿样疼痛，多始于一侧眶上、眶后或额颞区，逐渐加重可扩展至半侧头部、整个头部及颈项部。

（2）帽状腱膜挛缩症：头部不适、紧箍感伴有顶枕部胀痛发麻甚至放射至颞部，病损部位受寒或挤压时痛感加剧，可为针刺状；挛缩严重者可压迫枕大神经，引起相应症状。

（3）枕大神经卡压综合征：以枕大神经痛为突出症状，多呈自发性疼痛，常因头部运动而诱发，其疼痛为针刺样、刀割样，头部疼痛或咳嗽用力均可诱发。疼痛发作时常伴有局部肌肉痉挛，偶见枕大神经支配区感觉障碍。

（4）颈椎病：头痛呈间歇性，每次持续数分钟或数小时；疼痛多位于枕部，呈跳痛，可向枕顶部放射。早期可有头颈、肩背部疼痛，疼痛剧烈时颈项部肌肉可有肿胀、痉挛；可伴有眩晕、感觉障碍、单双侧下肢麻木、步态不稳等症状。

### （二）颈痛

1. 定义　颈痛是一类由于不良学习、生活姿势导致颈部肌肉、韧带等软组织紧张、痉挛、疲劳甚至损伤，以间歇性或持续性的颈肩部疼痛、活动受限为主要症状，以颈椎生理曲度改变为主要影像学表现的疾病。

2. 病因病理　依据针刀医学基础理论，颈痛主要是由于颈（肩）部解剖结构力平衡失调引起的。不良生活习惯及长期伏案等导致颈肩部肌群慢性劳损，局部软组织应力集中，导致颈部软组织力平衡失调，刺激或压迫邻近神经根、脊髓、椎动脉及颈部交感神经等组织，引起一系列症状和体征。

3. 常见疾病　颈痛具有相对独立的临床特征，根据疼痛部位可分为颈项痛和颈肩痛，其症状以颈肩部疼痛不适为主，颈痛程度较显著。

（1）颈椎病：早期可有头颈、肩背部疼痛，疼痛剧烈时可见颈部肌肉肿胀和痉挛；枕外隆凸、枕骨上项线、颈椎棘突及椎旁有压痛。

（2）斜方肌损伤：颈肩背部酸胀不适，活动时颈部明显牵拉感；颈项上部酸痛，喜向患侧做后仰活动；轻者按压、捶打患处有舒适感并可缓解症状；重者低头、旋颈活动障碍。

（3）胸锁乳突肌肌腱炎：无明显外伤史，一般于睡眠后起身突然出现颈部旋转活动受限、僵硬，勉强转动颈部会引起患侧痉挛性疼痛。

（4）头夹肌损伤：患侧枕骨上项线或第7颈椎棘突处疼痛，第7颈椎处可见局部组织圆形隆起，转头或仰头受限且有僵硬感；用手掌压住颈后部，将颈部下压，使其低头再努力抬头伸颈可使疼痛加剧；问诊常有颈部劳损或外伤史。

### （三）背痛

1. 定义　背痛是以背部肌肉痉挛、强直、酸胀、疼痛为主要症状的病证。主要表现为：背部酸胀不适，时轻时重，迁延难愈。休息、适当活动或经常改变体位可使症状减轻；阴雨天、劳累、着凉受风则症状加重。一般无明显活动障碍，活动基本正常。

2. 病因病理　依据针刀医学基础理论，背痛主要是由于胸段脊柱及其周围解剖结构力平衡失调引起的。不良生活习惯及长期伏案等导致背部肌群慢性劳损，局部软组织应力集中，背部软组织力学平衡失调，刺激或压迫邻近神经血管引起一系列症状和体征。

3. 常见疾病

（1）菱形肌损伤：急性发作时，在背部脊柱和肩胛骨脊柱缘之间有明显痛点，有时局部肿胀，感到上背部沉重如负重物，严重者不能入睡，翻身困难；走路时患侧肩部下降，不敢持物、自由活动，以免加剧疼痛。

（2）肩胛提肌损伤：多累及单侧，以患侧上肢后伸受限为主，患侧肩胛骨脊柱缘内侧上端和颈上段疼痛，不敢舒展躯干上段；睡眠时健侧向下，翻身困难，白天时常有患侧抬肩畸形。

（3）肩胛背神经卡压综合征：以颈肩背部不适为主要症状。肩胛背神经是来自颈 5 神经根与胸长神经合干的神经。发作时上臂上举受限，颈肩背部酸痛，常不能入睡；沿肩胛背神经行径路线有压痛，特别是按压第 3、4 胸椎棘突旁，可诱发同侧上肢麻痛。

### （四）胸痛

1. 定义　胸痛指胸部正中或偏侧作痛，胸壁肌肉外伤、胸椎错位或是肋椎关节、肋横突关节错位，刺激、压迫脊神经、自主神经均可引起胸痛。程度因个体痛阈的差异而有所不同，与病情的轻重程度不完全一致。

2. 病因病理　依据针刀医学基础理论，胸痛主要是外伤或劳损使胸段脊柱及其周围解剖结构力平衡失调引起。

3. 常见疾病

（1）肋间神经卡压综合征：侧胸疼痛，呈持续性隐痛、阵发性加剧，老年患者可因为胸痛不敢咳嗽，造成排痰困难，呼吸道分泌物堵塞，引起肺不张等严重并发症。

（2）带状疱疹及后遗症：带状疱疹主要是由于感染水痘-带状疱疹病毒以后出现的沿周围神经分布区域的簇集性水疱和剧烈疼痛。患处往往先有感觉过敏和神经痛，常依次沿神经呈带状分布，全程 2~3 周。皮损常发生在身体的一侧，沿某一周围神经分布区排列，一般不超过中线。多见于肋间神经或三叉神经第 1 分支区，亦可见于腰腹部、四肢及耳部等。

（3）下后锯肌损伤：常有突发性肋外侧疼痛病史；急性损伤时，肋部疼痛剧烈不敢深呼吸，强迫性气短，上半身向患侧侧弯后伸；卧床时不敢翻身，慢性期患侧肋外侧疼痛，时发时止，不敢做肺活量大的运动。如起初未得到正确治疗，症状多较严重，正常呼吸活动均受影响，只是时重时轻，严重时呼吸均感困难，出现强迫性气短，痛点处常可触及索状肿物。

### （五）腰痛

1. 定义　腰痛是常见的临床症状之一。腰部的组织，自外向内包括皮肤、皮下组织、筋膜、肌肉、韧带、脊椎和脊髓。上述任何组织的病变均可引起腰痛。许多疾病也可以引起腰痛，其中局部病变占多数，可能与腰部长期负重，其结构易于损伤有关。

2. 病因病理　针刀医学研究发现腰痛主要是由于扭伤、长期负重或维持某种特定姿势等原因导致腰部软组织损伤，从而引起腰部软组织在其行径路线上和骨的附着处应力集中，局部力平衡失调。

3. 常见疾病

（1）棘上韧带损伤：常有腰背部损伤或外伤史，腰椎棘突处疼痛，弯腰加重。在腰椎棘突上有明显压痛点，且都在棘突尖部的上下缘，其痛点浅，在皮下。

（2）棘间韧带损伤:患者脊柱棘突间有深在性胀痛,不敢做脊柱旋转动作,卧床时多取脊柱伸直位侧卧,行走时脊柱呈僵硬状态。

（3）第三腰椎横突综合征:是较难治愈的腰痛病之一。临床表现为腰部中段单侧或双侧疼痛,轻者腰背强直不能弯腰和久坐、久站,重者行走困难,站立时常以双手扶持腰部,休息后可缓解。一旦腰部活动过多,疼痛便加重,甚则翻身困难,生活不能自理,有时受气候影响而加重。

（4）髂腰韧带损伤:第5腰椎一侧或两侧深在性疼痛,患者只能指出疼痛部位而指不出明确痛点;伴腰部屈伸、侧屈、旋转活动受限,搬重物时疼痛加剧。

（5）竖脊肌下段损伤:可见腰骶部疼痛,弯腰困难,不能久坐和久立,不能持续做脊柱微屈体位的工作;患者喜欢用手或桌子的一角顶压腰骶部的疼痛部位;严重者上下床均感困难,生活不能自理。

（6）腰椎间盘突出症:腰痛伴坐骨神经痛是主要症状。患者多有反复腰痛发作史。腰痛常局限于腰骶部附近,用拇指深压棘突旁,患部常有压痛,并向患侧下肢放射,程度轻重不一。坐骨神经痛常为单侧,疼痛沿大腿后侧向下放射至小腿外侧、足跟部或足背外侧。腹压增高时可使症状加重,休息后可缓解;且疼痛多为间歇性,少数为持续性。

（7）强直性脊柱炎:90%的患者首先累及骶髂关节,双侧对称,出现持续或间歇性的腰骶部或臀部疼痛,可向大腿及腹股沟放射。大多数患者症状隐匿,病变可停止在骶髂关节,少数患者进行性发展累及脊柱,腰椎受累时患者常诉下背部疼痛、腰椎活动受限。病变晚期可有脊柱周围软组织僵硬强直,出现条索状物或硬结。

### （六）腹痛

1. 定义　腹痛是指胃脘与季肋以下,耻骨联合以上的腹部发生疼痛,是临床极其常见的症状。临床上一般将腹痛按起病缓急、病程长短分为急性腹痛和慢性腹痛。急性腹痛常见于腹膜炎症、空腔脏器阻塞或扩张、脏器扭转或破裂等;慢性腹痛常见于腹腔脏器慢性炎症、消化道运动障碍、脏器包膜的牵张等疾病。

2. 病因病理　引起腹痛的病变性质可为器质性,也可能是功能性。腹痛按其传入神经及临床表现可分为内脏性、体神经性和牵涉痛三种。内脏性腹痛主要由交感神经传导。当实质性脏器被膜急剧扩张,空腔脏器平滑肌痉挛或过度伸展及脏器的炎症或缺血均可引起痛感。体神经性腹痛系由于壁层腹膜受刺激引起。通常只有体神经或脊髓神经参与疼痛的机制。牵涉痛是指腹部器官病变引起的疼痛出现在离开该器官的其他身体体表部位。内脏神经和体神经共同参与了此类腹痛的机制。牵涉痛具有更多体神经传导的特点:如疼痛程度较剧烈,位置较明确,局部可有压痛或皮肤感觉过敏。牵涉痛有时对诊断很有帮助,如胆囊的疼痛可放射至右肩或肩胛区。有研究表明,腹痛还与当今社会生活节奏加快、工作紧张、心理压力巨大所造成相关疾病高发紧密相关。另外,脊柱错位牵拉腹腔内脏器官引起诸如痛经、慢性胃炎、慢性盆腔炎等也是腹痛的致病原因。

3. 常见疾病

（1）腹外斜肌起点损伤:患者有脊柱旋转性损伤史;患者多诉肋痛,侧屈位做脊柱旋转运动时疼痛加重;单侧损伤多是侧屈稍后伸姿势,双侧损伤时患者肋骨多下降,腰部呈稍前凸位姿势。

（2）痛经：主要症状是下腹疼痛，常于经前数小时开始，逐渐或迅速加剧，呈阵发性绞痛，持续时间长短不一，多于 2～3 日后缓解，严重者疼痛可放射到外阴、肛门、腰骶部，并伴有恶心、呕吐、腹痛、腹泻、头痛、烦躁、四肢厥冷、面色苍白等全身症状。

（3）慢性胃炎：大多数患者常无症状或有程度不同的消化不良，如上腹隐痛、食欲减退、餐后饱胀、反酸等。本病的诊断主要依赖于胃镜检查和直视下胃黏膜活组织检查。

（4）慢性盆腔炎：患者大多全身症状不明显，主要表现为下腹坠胀、疼痛及腰骶部疼痛，在劳累、性生活后和经期加剧，常伴有月经不调，白带增多。问诊多有急性盆腔炎病史。

（5）慢性溃疡性结肠炎：主要症状有腹痛、腹泻、脓血便和里急后重，病程漫长，反复发作，大便量少而黏滞，带脓血，大便次数增多或便秘。有些患者出现便前左下腹痉挛性疼痛、便后疼痛缓解的规律，其他症状可见上腹饱胀不适、嗳气、恶心。重症患者因长期营养丢失及厌食，可出现体重减轻，体力下降。

### （七）关节痛

1. 定义　关节痛是由关节本身或全身性病变所引起，常见症状有关节红肿、疼痛，活动受限或功能障碍；引起关节疼痛的疾病种类繁多，病因复杂。

2. 病因病理　关节痛常见原因有骨关节炎、类风湿关节炎、通风及其他原因引起的关节炎（如运动创伤等）。关节受神经支配，包括非伤害性感受神经纤维和伤害性感受神经纤维，关节痛的直接病理机制是关节的伤害性感受器对机械刺激产生敏化所致，涉及中枢和外周机制。当前，从关节局部或者相关联的远端结构的生物力学失衡角度分析，越来越多的研究表明，以关节周围软组织在骨的附着处的粘连、瘢痕、挛缩为点，以此处各软组织走行方向为线，在冠状面、矢状面、水平面形成立体网络状的粘连、瘢痕、挛缩，最终产生相应的关节痛。

3. 常见疾病

（1）肩周炎：患者一般有外伤、劳损史；诉肩部疼痛，夜间为甚，常因天气变化及劳累诱发，肩关节活动功能障碍；肩部肌肉萎缩，外展功能受限。在肩关节肱二头肌短头附着点喙突处、肩胛下肌附着点肱骨小结节处、肱二头肌长头经结节间沟处、小圆肌附着点肱骨大结节处有明显压痛。

（2）创伤性关节炎：发生在关节骨折、脱位，特别是关节面的损伤后。关节软骨损伤后复位不佳，或粗暴手术加重其损伤，或骨折畸形愈合，或关节负重不均，最终都可致创伤性关节炎。临床表现为非对称性关节痛、关节酸痛、关节液渗出、炎性损害、关节畸形。

（3）类风湿关节炎：多由一个关节起病，以中指指间关节首发疼痛，继而出现其他指间关节和腕关节的肿胀疼痛，也可累及踝、膝和髋关节，常为对称性。病变关节活动受到限制，有僵硬感，以早晨为重，故称晨僵，可伴有全身发热。晚期病变关节附近肌肉萎缩，关节软骨增生而出现畸形。

（4）股骨头坏死：疼痛部位大多在髋关节周围，以腹股沟韧带中点下外处为主，也可以发生在大转子上或臀后部；常向腹股沟区、臀后区或外侧放射，个别人还有麻木感；髋关节僵硬或活动受限，早期为关节屈伸受限，到晚期则关节活动极度受限，甚至强直；进行性短缩性跛行、下肢无力；下蹲、展腿困难，甚至丧失外展功能。

（5）膝关节骨性关节炎：主要表现是膝关节疼痛和活动受限，上下楼梯疼痛明显；后期引起膝关节畸形。膝关节疼痛，行走不便，关节屈伸受限，下蹲及上下楼困难，或突然活动时有刺痛，并常伴有腿软现象。膝关节伸直到一定程度即引起疼痛，并且在膝关节的屈伸过程中往往发出捻发音，并可出现关节积液，严重者甚至有肌肉萎缩。

（6）痛风：常在饮酒、劳累或高嘌呤饮食后急起关节剧痛，局部皮肤红肿灼热。患者常于夜间痛醒。以第 1 跖趾关节多见，踝、手、膝、腕和肘关节也可受累。病变呈自限性，有时在 1~2 周内自行消退，但经常复发。晚期可出现关节畸形，皮肤破溃，经久不愈，常有白色乳酪状分泌物流出。

## 二、眩晕

### （一）定义

眩晕是患者感到自身或周围环境物体旋转或摇动的一种主观感觉障碍，常伴有客观的平衡障碍，一般无意识障碍。颈椎病、椎-基底动脉供血不足所致的眩晕是针刀临床典型的适应证。

### （二）病因病理

目前研究者广泛认为颈性眩晕是由于颈椎及其周围软组织（肌肉韧带、血管、神经等）产生功能性或器质性变化，刺激椎动脉或其周围的交感神经丛导致椎动脉供血不足而引起。颈交感神经兴奋使椎-基底动脉痉挛、脑后循环缺血是颈性眩晕的主要发病机制。颈椎间盘突出或退变、颈椎不稳定、颈肩部疼痛通过不同途径引发颈交感神经兴奋进而导致颈性眩晕。

### （三）常见疾病

1. 椎动脉型颈椎病　患者早期可有头颈、肩背部疼痛，疼痛剧烈可致颈项部肌肉肿胀、痉挛；眩晕发作时患者只能向一侧转头，向对侧转易导致症状加重，再转向对侧又使症状减轻，即头颈部活动和姿势改变诱发或加重眩晕是本病的一个重要特点。严重者可发生晕厥或猝倒。

2. 梅尼埃综合征　多为突然发作的旋转性眩晕。患者常感周围物体围绕自身沿一定的方向旋转，闭目时症状可减轻。常伴恶心、呕吐、面色苍白、出冷汗、血压下降等自主神经反射症状。头部的任何运动都可以使眩晕加重。患者意识始终清楚，个别患者即使突然摔倒，也保持着清醒状态。眩晕发作后可转入间歇期，症状消失，间歇期长短因人而异。

## 三、呼吸困难

### （一）定义

呼吸困难是一种主观感觉，即自觉呼吸费力或气不够用。轻者若无其事，重者则觉得似乎被石头压住胸腔，甚至出现张口呼吸、鼻翼扇动、端坐呼吸，直至发绀。在疾病早期阶段，它可能是身体器官在特殊状态时的功能性表现，也可能是人体发生疾病的最早症状之一。

### （二）病因病理

人的呼吸运动是由肺脏在肋间外肌、肋间内肌、膈肌等呼吸肌的协调配合下共同完成的生理运动。临床上脊柱胸段小关节错位时，由于解剖位置发生改变，使直接或间接附着在骨骼上的部分呼吸肌张力失去平衡,或因疼痛致使肌肉痉挛,保护性限制了参与呼吸运动的软组织运动,并反射性地影响到膈肌的运动;同时,椎体错位使支配呼吸肌的神经信号紊乱。诸因素使呼吸肌的运动失去协调,肺的扩张运动则不能正常完成,肺的换气功能发生障碍,二氧化碳蓄积,常表现为患者胸闷不适,严重者出现呼吸困难。

### (三)常见疾病

1. 慢性支气管炎 主要表现为慢性咳嗽,冬季加剧,常持续 3 个月以上,晨间咳嗽加重伴咳白色黏液或浆液泡沫痰,量多,当合并感染时,则呈脓性。患者常觉气短,胸闷,活动时明显,并随病情进展而逐渐加重。

2. 阻塞性肺气肿 可见胸廓呈桶状,肋间隙增宽,呼吸动度减弱,语音共振减弱。双肺叩诊呈过清音,肺下界下降,并移动度变小。心浊音界缩小或消失,肝浊音界下移。肺泡呼吸音普遍性减弱,呼气相对延长,双肺底时可听到湿啰音。

## 四、心悸

### (一)定义

心悸是一种自觉心脏跳动的不适感或心慌感。当心率加快时感到心脏跳动不适,心率缓慢时则感到搏动有力。心悸时,心率可快、可慢,也可有心律失常,心率和心律正常者亦可有心悸。

### (二)病因病理

支配心脏的交感神经低级中枢位于胸 1~胸 5 的脊髓侧角细胞柱,由此发出的交感神经节前纤维随脊神经穿出椎间孔,经白交通支进入交感干,然后自交感干内上升到达颈部,在颈上、中、下神经节内交换神经元后发出节后纤维下行进入胸腔,加入心丛。临床研究表明,脊柱颈段和胸段关节产生错位时,影响到脊柱旁分布的交感神经椎旁节,引起支配心脏的自主神经功能紊乱,从而导致患者出现心悸、心慌、胸闷等症状。

### (三)常见疾病

1. 阵发性心动过速 发作时主要症状为心悸、胸闷、头颈部发胀、头晕、乏力、出汗及恶心;室性阵速发作,尤其是持续时间较长时,大多有明显血流动力障碍,表现为休克、昏厥、阿-斯综合征发作、急性心力衰竭,甚至猝死,预后严重,应做紧急处理。

2. 阵发性心动过缓 生理性主要见于健康的青年人、运动员与睡眠状态。病理性如颅内疾患、严重缺氧、低温、甲状腺功能减退、阻塞性黄疸,以及应用某些药物如胺碘酮、拟胆碱药物、洋地黄等。

3. 窦性心动过速 成人窦性心律的频率超过 100 次/min,通常在 100~150 次/min 之间,偶有高达 200 次/min。可见于健康人吸烟、饮茶或咖啡、饮酒、体力活动及情绪激动时;病理状态如发热、甲亢、贫血、充血性心力衰竭,应用阿托品等药物也可引起。

4. 窦性心动过缓 轻重不一,可呈间歇性发作。多以心率缓慢所致心、脑、肾等脏器血供不足症状为主。轻者乏力、头晕、记忆力差、反应迟钝等,严重者可有黑矇、晕厥或阿-斯综合征发作。部分严重患者可引起脏器血液灌注不足继发的症状。

5. 期前收缩 可无症状,亦可有心悸或心跳暂停感。频发的过早搏动可致(因心排血量减少引起)乏力、头晕等症状,原有心脏病者可因此而诱发或加重心绞痛或心力衰竭。

### 五、束带感

#### (一)定义

束带感是指胸部、腹部、下腹部、腹部两侧及腰部肌肉紧绷,像有根绳子绑着的感觉。

#### (二)病因病理

束带感是胸腹腰部皮肤感觉异常的一种表现,与胸段、腰段脊神经由于胸椎、腰椎关节错位引起有关。胸部、腰部软组织急慢性损伤后,人体启动粘连、瘢痕、挛缩进行代偿,局部软组织应力集中。当导致疾病发生的病理因素不能解除,病情进一步发展,在软组织行径路线和骨的附着处应力增大,软组织牵拉周围骨组织引起脊柱错位,导致相应节段椎间盘退变,炎性释放物刺激脊髓或脊神经产生临床表现。

#### (三)常见疾病

脊髓型颈椎病:症状复杂,早期可有颈痛、头颈疲劳感、头痛、眩晕,上肢麻木、不灵活,下肢麻木无力、踩棉花感、步态异常(下肢快速步态异常)。部分患者有胸或腹部束带感,可伴有大小便障碍,病程较长,逐渐加重或反复发作。

## 第二节 体格检查

体格检查是指医师运用自己的感官和借助于传统或简便的检查工具,如体温表、血压计、叩诊锤、听诊器、检眼镜等,客观地了解和评估患者身体状况的一系列最基本的检查方法。许多疾病通过体格检查,再结合病史就可以作出临床诊断。医师进行全面体格检查后对患者健康状况和疾病状态提出的临床判断,称为检体诊断。

### 一、一般检查

整个体格检查过程中的第一步,是对患者全身状态的概括性观察,以视诊为主,配合触诊、听诊和嗅诊进行检查。

一般检查的内容包括生命体征(体温、脉搏、血压)、意识状态、体位、姿势、步态等。生命体征、意识状态参考西医诊断学内容。

#### (一)体位

体位是指患者身体所处的状态。体位改变对某些疾病的诊断具有一定意义:如强迫俯卧位可减轻脊背肌肉的紧张程度,见于脊柱疾病;角弓反张位,患者颈项部及脊背肌肉强直,出现头向后仰,胸腹前凸,背过伸,躯干呈弓形,见于破伤风及小儿脑膜炎。

#### (二)姿势

姿势是指举止的状态。健康成人躯干端正,肢体活动灵活适度。正常姿势主要依靠骨骼结构和各部分肌肉的紧张度来保持,但亦受机体健康状况及精神状态的影响,如颈部活动受限提示颈椎疾病。

#### (三)步态

步态指走动时所表现的姿态。当患某些疾病时可导致步态发生显著改变,并具有一定的特征性,有助于疾病的诊断。常见的典型异常步态有以下几种。

1. **蹒跚步态**　走路时身体左右摇摆似鸭行。见于先天性双侧髋关节脱位等。

2. **跨阈步态**　由于踝部肌腱、肌肉弛缓，患足下垂，行走时必须抬高下肢才能起步。见于腓总神经麻痹。

3. **剪刀步态**　由于双下肢肌张力增高，尤以伸肌和内收肌张力增高明显，移步时下肢内收过度，两腿交叉呈剪刀状。见于脑性瘫痪与截瘫患者。

4. **间歇性跛行**　步行中，因下肢突发性酸痛乏力，患者被迫停止行进，需稍休息后方能继续行进。见于腰椎管狭窄患者。

## 二、四肢、脊柱功能检查

脊柱是支撑体重，维持躯体各种姿势的重要支柱，并作为躯体活动的枢纽，由 7 个颈椎、12 个胸椎、5 个腰椎、5 个骶椎、4 个尾椎组成。姿势异常、活动障碍及疼痛是脊柱病变的主要表现。

四肢检查以视诊和触诊为主。检查内容主要包括四肢及其关节的形态、活动度或运动情况等。正常人四肢与关节左右对称，形态正常，无肿胀及压痛，活动自如。

### （一）脊柱弯曲度

正常人脊柱在矢状面上有四个生理弯曲，即颈、腰段向前凸，胸、骶段向后凸，近似S形；在冠状面上为一条直线，检查脊柱有无侧弯，用手指沿脊柱棘突以适当压力从上向下划压，划压后皮肤即出现一条红线，借此可观察脊柱有无侧弯。

1. **脊柱侧弯**　脊柱离开正中线偏向两侧为脊柱侧弯，可分为姿势性和器质性两种。前者见于儿童发育期坐、立姿势不端正，病变早期脊柱弯曲度不固定，改变体位可使侧弯消失；后者见于脊柱损伤后或肩部畸形等，改变体位侧弯不能纠正。

2. **脊柱前凸**　脊柱过度向前凸出性弯曲，可见于先天性髋关节后脱位，部分颈、腰椎疾病，亦可见于妊娠。

3. **脊柱后凸**　即脊柱过度后弯，多见于胸椎段。小儿脊柱后凸多为佝偻病；成年人胸段呈弧形后凸见于强直性脊柱炎；老年人脊柱后凸是由于骨质退行性变导致胸椎椎体压缩而成。

### （二）脊柱压痛与叩击痛

压痛检查方法：被检查者取坐位，检查者用右手拇指自上而下逐个按压脊椎棘突，观察有无压痛。

叩击痛检查方法有两种：直接叩击法是用叩诊锤或手指直接叩击脊柱棘突；间接叩击法又称传导痛或冲击痛，方法是嘱患者取端坐位，检查者左手掌放置于患者头顶，右手半握拳以小鱼际肌部叩击左手，观察患者有无疼痛。正常人脊柱无压痛及叩击痛。脊柱有病变，受损部位可出现压痛及叩击痛，见于椎间盘突出等。

### （三）脊柱检查几种特殊试验

1. **颈椎特殊试验**

（1）Jackson 压顶试验：患者取端坐位，检查者双手重叠放于其头顶部，向下加压，如患者出现颈痛或上肢放射痛即为阳性。多见于颈椎病及颈椎间盘突出症。

（2）前屈旋颈试验（Fenz 征）：嘱患者头颈部前屈，并左右旋转，如果颈椎处感觉疼痛，则属阳性，多提示颈椎小关节的退行性变。

（3）颈静脉加压试验（压颈试验、Naffziger 试验）：患者仰卧，检查者以双手指按压患者两侧颈静脉,如其颈部及上肢疼痛加重,为根性颈椎病,此乃因脑脊液回流不畅致蛛网膜下腔压力增高所致。此试验也常用于下肢坐骨神经痛患者的检查,颈部加压时若下肢症状加重,则提示其坐骨神经痛症状源于腰椎管内病变,即根性疼痛。

(4)旋颈试验:患者取坐位,头略后仰,并自动向左、右做旋颈动作。如患者出现头昏、头痛、视力模糊症状,提示椎动脉型颈椎病。因转动头部时椎动脉受到扭曲,加重了椎-基底动脉供血不足,头部停止转动,症状随即消失。

2. 腰骶椎特殊试验

(1)摇摆试验:患者平卧,屈膝、髋,双手抱于膝前。检查者手扶患者双膝,左右摇摆,如腰部疼痛为阳性。多见于腰骶部病变。

(2)拾物试验:将一物品放在地上,嘱患者拾起。腰椎正常者可两膝伸直,腰部自然弯曲,俯身将物品拾起。如患者先以一手扶膝蹲下,腰部挺直地用手接近物品,此即为拾物试验阳性。多见于腰椎病变如腰椎间盘突出症,腰肌外伤及局部炎症。

(3)直腿抬高试验(Lasegue 征):患者仰卧,双下肢平伸,检查者一手握患者踝部,一手置于大腿伸侧,嘱患者分别做双侧直腿抬高动作,腰与大腿的角度正常可达 $80° \sim 90°$。若抬高不足 $70°$,且伴有下肢后侧的放射性疼痛,则为阳性。见于腰椎间盘突出症,也可见于单纯性坐骨神经痛。

(4)屈颈试验(Linder 征):患者仰卧,也可取端坐或直立位,检查者一手置于患者胸前,另一手置于枕后,缓慢、用力地上抬其头部,使颈前屈,若出现下肢放射痛,则为阳性。见于腰椎间盘突出症的"根肩型"患者。其机制是屈颈时,硬脊膜上移,脊神经根被牵扯,加重了突出的椎间盘对神经根的压迫,因而出现下肢的放射痛。

(5)股神经牵拉试验:患者俯卧,髋、膝关节完全伸直。检查者将一侧下肢抬起,使髋关节过伸,如大腿前方出现放射痛为阳性。可见于高位腰椎间盘突出症(腰 2~3或腰 3~4)患者。其机制是上述动作加剧了股神经本身及组成股神经的腰 2~4 神经根的紧张度,加重了对受累神经根的压迫,因而出现上述症状。

### (四)四肢形态异常

1. 指关节变形　常见于类风湿关节炎,多为双侧性,关节呈梭状畸形,活动受限,疾病活动期关节可有肿痛。

2. 杵状指(趾)　表现为指(趾)节末端增生、肥厚呈杵状膨大,常见于慢性阻塞性肺气肿、支气管扩张等。

3. 膝关节变形　膝关节红、肿、热、痛及运动障碍,见于风湿性关节炎、痛风等。当关节腔有积液时可出现浮髌现象。

4. 膝内、外翻畸形　正常人两脚并拢直立时,双膝和双踝可以靠拢,如双膝靠拢时,两内踝分离,呈 X 形,称为膝外翻;若直立时双踝可以并拢,而双膝关节却远远分离,呈 O 形,称为膝内翻。多见于佝偻病和大骨节病。

5. 足内、外翻畸形　正常人脚做内、外翻动作时均可达到 $35°$,复原时足掌、足跟可完全着地。而足内、外翻畸形者,则足呈固定的内翻、内收位或固定的外翻和外展位,多见于先天性畸形等。

另外,还要注意有无四肢肌肉的萎缩、肢体的变形和短缩等。

### (五)四肢关节功能检查

四肢及其关节的检查通常运用视诊与触诊,两者相互配合,应以关节检查为主。

主要检查四肢伸屈、外展、内收、旋转运动及抵抗能力。

1. 肩关节　肩关节活动度：外展可达 90°，内收 45°，前屈 90°，后伸 35°，旋转 45°。肩关节周围炎时，关节各方向的活动均受限，称冻结肩。冈上肌腱炎，肩关节外展达 60° 范围时感疼痛，超过 120° 时则消失；肩关节外展开始即痛，但仍可外展，见于肩关节炎；轻微外展即感疼痛见于肱骨或锁骨骨折；肩肱关节或肩锁关节脱位，搭肩试验常为阳性（Dugas 征），做法是嘱患者用患侧手掌搭于对侧肩关节前方，如不能搭上且前臂和肘关节不能自然贴紧胸壁，提示肩关节脱位。

2. 肘关节　肘关节活动度：肘关节运动时屈 135°～150°，伸 10°，旋前（手背向上转动）80°～90°，旋后（手背向下转动）80°～90°。

正常肘关节双侧对称，伸直时肘关节轻度外翻，称提携角，约为 5°～15°，检查此角时嘱患者伸直两上肢，手掌向前，左右对比。此角大于 15° 为肘外翻，小于 0° 时为肘内翻。肘部骨折、脱位可引起肘关节外形改变，如髁上骨折时，可见肘窝上方突出，为肱骨下端向前移位所致；桡骨头脱位时，肘窝外下方向桡侧突出；肘关节后脱位时，鹰嘴向肘后方突出，Hüter 线（肘关节伸时，肱骨内外上髁及尺骨鹰嘴形成的连线）及 Hüter 三角（肘后三角：屈肘时肱骨内外上髁及尺骨鹰嘴形成的三角）解剖关系改变。检查肘关节时，应注意双侧及肘窝部是否饱满、肿胀，肘关节积液和滑膜增生常出现肿胀。

3. 腕手关节　腕关节及手：手的功能位置为腕背伸 30° 并稍偏尺侧。垂腕征见于桡神经损伤，猿掌见于正中神经损伤，爪形手见于尺神经损伤、进行性肌萎缩。

4. 髋关节　髋关节活动度：屈曲 130°～140°，后伸 15°～30°，内收 20°～30°，外展 30°～45°，旋转 45°。

常见髋关节疾患引起的异常步态：

（1）跛行：髋关节疼痛不敢负重行走，患肢膝部微屈，轻轻落下，足尖着地，然后迅速改换健肢负重，步态短促不稳，常见于股骨头无菌性坏死等。

（2）鸭步：走路时两腿分开的距离宽，左右摇摆，如鸭子行走，见于先天性双侧髋关节脱位、髋内翻，以及小儿麻痹症所致的双侧臀中、小肌麻痹。

（3）呆步：步行时下肢向前甩出，并转动躯干，步态呆板，见于髋关节强直。

5. 膝关节　膝关节活动度：膝关节屈曲可达 120°～150°，伸 5°～10°，内旋 10°，外旋 20°。膝关节检查特殊试验：

（1）浮髌试验：患者取平卧位，下肢伸直放松，医师一手虎口卡于患膝髌骨上缘，并加压压迫髌上囊，使关节液集中于髌骨底面，另一手示指垂直按压髌骨时，髌骨与关节面有碰触感，松手时髌骨浮起，即为浮髌试验阳性，提示有中等量以上关节积液（50ml）。

（2）拇指指甲滑动试验：医师以拇指指甲背面沿髌骨表面自上而下滑动，如有明显疼痛，可能为髌骨骨折。

（3）侧方加压试验：患者取仰卧位，膝关节伸直，医师一手握住踝关节向外侧推抬，另一手置于膝关节外上方向内侧推压，使内侧副韧带紧张度增加，如膝关节内侧疼痛为阳性，提示内侧副韧带损伤，如向相反方向加压，外侧膝关节疼痛，提示外侧副韧带损伤。

6. 踝关节与足　活动度检查：可令患者主动活动或医师检查时做被动活动。踝关节与足的活动范围如下:踝关节背伸 20°~30°,跖屈 40°~50°;跟距关节内、外翻各30°;跗骨间关节内收 25°,外展 25°;跖趾关节跖屈 30°~40°,背伸 45°。

### 三、畸形

畸形指患者因遗传或病变引起的肢体变形,某部分发育不正常,造成与正常形体不同的形状。关节畸形指因某种原因使关节的正常解剖位置、形态发生异常,并影响或潜在影响其正常功能者。引起关节畸形的原因很多,临床表现多样。先天性畸形指先天性肘关节强直、先天性畸形足等。临床表现主要特点是发病年龄小,多为单关节,没有任何肿胀、疼痛等炎症表现。根据先天畸形的部位和程度不同,其功能活动受限程度不一,X 线检查可有典型脱位改变而无骨、软骨破坏、关节强直等异常。损伤性关节畸形是各种原因造成的关节损伤畸形愈合,在临床上很常见,均有损伤病史,关节畸形常发生在受损伤部位。

#### (一)剪刀步态——痉挛型脑瘫

痉挛性脑瘫在脑瘫患儿中最为常见,肌张力过高是其重要表现,以股内收肌、屈膝肌群最为显著。行走时两下肢可交叉呈剪刀样,称剪刀步态,小腿三头肌紧张,足跟不能放平,足呈马蹄内翻状态。一侧肢体运动少,且不对称,呈偏瘫状。睡眠时肌张力增高现象可以消失。检查时折刀征阳性,因肌张力过高,肢体被动屈曲时有伸展样抵抗,伸展时屈肌有屈缩倾向,可表现为关节开始被动运动时阻力较大,到一定角度后突然阻力降低,有如拉开折刀的感觉,称为折刀征。患儿膝反射亢进;病理反射如 Babinski 征等阳性;出现髌阵挛、踝阵挛以及异常的原始反射等;智力多数正常,但也可合并智力低下、斜视、肢体挛缩变形等问题。

#### (二)强直性脊柱炎畸形

强直性脊柱炎以中轴关节受累为主,可伴发关节外表现,严重者可发生脊柱畸形和关节强直,是一种慢性自身免疫性疾病。多数起病缓慢而隐匿,男性较多见,且一般病情较重。发病年龄多在 20~30 岁,16 岁以前发病者称为幼年型强直性脊柱炎畸形,晚发型强直性脊柱炎畸形常指 40 岁以后发病者,且临床表现常不典型。早期首发症状常为下腰背痛伴晨僵。也可表现为单侧、双侧或交替性臀部、腹股沟向下肢放射的酸痛等。症状在夜间休息或久坐时较重,活动后可减轻,对非甾体抗炎药反应良好,一般持续大于 3 个月。晚期可有腰椎各方向活动受限和胸廓活动减少。随病情发展,整个脊柱常自下而上发生强直。晚期病例常伴有骨密度下降,甚至严重骨质疏松,易发生骨折。常见体征为骶髂关节压痛,脊柱前屈、后伸、侧弯和转动受限,胸廓活动度减低,枕墙距>0,等等。

#### (三)斜颈

斜颈为头颈及面部畸形,表现为颈歪向一侧而脸面转向对侧,常因颈椎畸形及胸锁乳突肌挛缩引起。针刀治疗的适应证一般多指由胸锁乳突肌挛缩所致的畸形。肌性斜颈症状非常典型,头向一侧倾斜而面部转向对侧。婴儿最早在出生后 1~2 周即可发现颈部有一肿块,头向健侧倾斜时,患侧胸锁乳突肌明显紧张并可触及其上包块,大小不等,无压痛,数月后即自行消失。以后头逐渐向患侧倾斜,随年龄增长而加重。约在 1 岁半后颜面和头颅渐不对称,健侧面部丰满,患侧窄平。患儿发育正常,有时可合并其他先天性畸形,如先天性髋脱位、颈椎先天性畸形等。

### （四）肘内翻

正常成人肘关节伸直位时，前臂纵轴线与上臂纵轴线在肘部构成向外开放的角，约 165°～170°，其补角为 5°～15°，称为"提携角"。由于先天和后天因素造成肘关节提携角消失或出现内偏角，产生外观和解剖关系的改变，称为肘内翻。最常见原因是肱骨髁上骨折，约占 80%。另外，肱骨远端全骨骺分离、内髁骨骺损伤、肱骨内髁骨折复位不良、陈旧性肘关节脱位也可造成肘内翻。肘内翻患者屈肘 90°时，肘后三角常发生改变，外髁与鹰嘴距离加宽。轻者肘关节屈伸和前臂旋转活动无明显障碍，但屈伸力量有不同程度减弱，提物时不便或费力，重者肘关节在活动时有不同程度的疼痛。

### （五）类风湿关节炎畸形

类风湿关节炎（rheumatoid arthritis，RA）是以侵蚀性、对称性多关节炎为主要临床表现的慢性、全身性自身免疫性疾病。确切发病机制不明，基本病理改变为滑膜炎、血管翳形成，并逐渐出现关节软骨和骨破坏，最终可能导致关节畸形和功能丧失。该病关节畸形见于较晚期患者，关节周围肌肉的萎缩、痉挛可加重畸形。最为常见的有腕关节畸形、肘关节强直、掌指关节半脱位，以及手指向尺侧偏斜和呈天鹅颈样或纽扣花样表现。重症患者关节呈纤维性或骨性强直，失去关节功能，致使生活不能自理。

### （六）鸭步——臀肌挛缩

臀肌挛缩综合征是由多种原因引起的臀肌及其筋膜纤维变性、挛缩，导致以髋关节功能受限及弹响为主要临床症状的疾病。引起臀肌及其筋膜纤维变性、挛缩的原因主要有以下几种：臀部接受反复多次的肌肉注射；易感因素如免疫因素、瘢痕体质；外伤、感染、遗传特发因素，等等。临床表现主要是髋关节功能障碍，患者髋关节内旋内收活动受限。站立时下肢外旋位，不能完全靠拢。行走常有外八、摇摆步态，快步呈跳跃状态（鸭步）。坐下时双腿不能并拢，双髋分开蛙式位，一侧大腿难以放在另一侧大腿上（交腿试验）。下蹲活动时，轻者双膝先分开，下蹲后再并拢（划圈征）。重者只能在外展、外旋位下蹲，蹲下时双髋关节呈外展、外旋姿势，双膝不能靠拢，足跟不着地，呈蛙式样。

### （七）足部常见畸形

1. 扁平足　足纵弓塌陷，足跟外翻，前半足外展，形成足旋前畸形，横弓塌陷，前足增宽，足底前部形成胼胝。

2. 弓形足　足纵弓高起，横弓下陷，足背隆起，足趾分开。

3. 马蹄足　踝关节跖屈，前半足着地，常因跟腱挛缩或腓总神经麻痹引起。

4. 跟足畸形　又称仰趾足，小腿三头肌麻痹，足不能跖屈，伸肌牵拉使踝关节背伸，形成跟足畸形，行走和站立时足跟着地。

5. 足内翻　跟骨内旋，前足内收，足纵弓高度增加，站立时足不能踏平，外侧着地，常见于小儿麻痹后遗症。

6. 足外翻　跟骨外旋，前足外展，足纵弓塌陷，舟骨突出，扁平状，跟腱延长线落在跟骨内侧，见于胫前、胫后肌麻痹。

## 四、条索状瘢痕和囊肿

条索状瘢痕是整形外科常见的临床表现，根据条索状瘢痕所在部位不同，其临床表现各异。如在颈部或关节部位，可造成明显的牵拉畸形、屈伸活动受限，经历发育期的条索状瘢痕还可以造成面部和四肢关节的继发性骨发育不良、形态畸形和功能障碍。表皮的瘢痕呈条索状或片状,患者屈伸关节时瘢痕处于紧张状态。患者自觉条索状瘢痕所在部位有牵拉、紧张感,晨起时明显,活动后缓解。一般有烧伤史、手术外伤史。触诊可判断瘢痕的厚薄、紧张度、可移动性、与深部组织关系、粘连与否及瘢痕挛缩范围。条索状瘢痕的产生是真皮组织的缺损与挛缩所致,而挛缩是条索状瘢痕内真皮组织的纵向内应力过度增高造成的,其载体是瘢痕内的真皮组织纤维,所以针刀分段切开松解,同时保持表皮完整性和连续性即可。

囊肿形态大多为圆形,突出皮肤表面为半圆形。一般多位于真皮及皮下组织。因有囊壁包裹,故边缘光滑整齐,与周围组织粘连少,触之光滑有弹性及囊性感。其表面皮肤多无炎症,而呈正常皮色。一般发展有局限性,不会无限扩大造成局部压迫症状。常见的针刀适应证是腘窝囊肿,患者自觉局部酸痛或疼痛,肿块触之质软而伴有张力感,呈圆形或椭圆形,大小不一,按压疼痛,囊肿较大时影响关节活动。囊肿是由于关节反复屈伸运动,局部应力集中造成腱鞘损伤而造成的。

## 第三节 影像学辅助诊断

针刀影像诊断是针刀医学体系的重要辅助诊断部分,是针刀医学和医学影像学相互促进、共同提高而发展起来的一门学科。它密切结合针刀临床,重点研究、分析针刀医学所开展治疗且疗效可靠的主要疾病的影像学特征;对医学影像学的常规阅片方法也产生一定影响,使医生阅片时更加重视软组织在骨关节疾病发生发展过程中所起到的基础性作用,达到指导针刀临床诊断和治疗的目的。针刀影像辅助诊断目前主要以X线片为主,其他影像检查为辅。

影像诊断只是辅助诊断中的一种方法,不能以影像结果作为诊断的主要依据,更不能作为唯一依据。而应该以临床症状及体格检查作为诊断的主要依据,结合影像辅助检查,作出正确诊断。

### 一、X线诊断

X线诊断是临床最常用的影像学检查方法,因骨骼含有大量钙盐,密度高,与周围软组织有鲜明对比,骨关节各个部位均可摄片。同时,X线检查可以根据骨骼的形态改变来推测软组织的慢性损伤,从而找到软组织损伤的解剖部位,为针刀治疗提供解剖学依据。

#### (一)正常X线表现

1. 脊柱 脊柱由7块颈椎、12块胸椎、5块腰椎、5块骶椎、3~5块尾椎、韧带、关节及椎间盘连接而成。除第1、2颈椎及骶尾椎外,每段椎骨均由椎体和附件组成,附件又包括椎弓根、椎板、上下关节突、横突和棘突。同侧两个上下关节突关节形成脊椎小关节,覆盖有软骨和关节囊,为可活动关节。每个椎体和椎弓围成椎管,内纳脊髓。脊柱有四个生理弯曲:颈椎段前突,以颈4明显;胸椎段后突,以胸7明显;腰椎段前突,以腰4明显;骶尾椎明显后突,女性为甚(图3-1)。

(1)脊柱常规检查位置:正位(前后位)、侧位和斜位等。

1)正位X线片:椎体呈长方形,从颈椎、胸椎到腰椎依次增大,主要由松质骨构

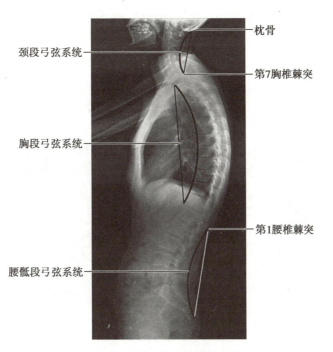

枕骨

颈段弓弦系统

第7胸椎棘突

胸段弓弦系统

第1腰椎棘突

腰骶段弓弦系统

图 3-1　脊柱侧位片弓弦示意图

成,椎体上下缘的致密线状影为椎板,彼此平行,其间的透明间隙为椎间隙,是椎间盘的投影。椎体两侧可见横突影,椎弓与椎体连接处为椎弓根,呈环形致密影。椎弓根的上、下分别为上关节突和下关节突。棘突表现为椎体中央偏下方类三角形的致密影,其连线在一条直线上(图 3-2)。

　　2) 侧位 X 线片:椎体呈长方形,可清楚显示椎间隙,胸椎间隙较窄,腰椎间隙从上向下逐渐增宽,以腰 4~5 椎间隙最宽,而腰 5~骶 1 间隙相对较窄,侧位片上一般前宽后窄。侧位片上棘突指向后下方(图 3-3)。

　　3) 斜位 X 线片:不同部位显示的内容有所不同。在颈椎,主要显示椎间孔的大

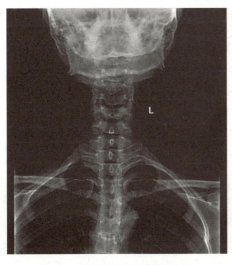

图 3-2　脊柱正位（颈椎示例）

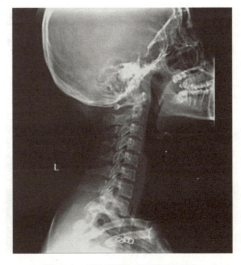

图 3-3　脊柱侧位（颈椎示例）

29

小形态、钩突关节以及椎小关节等结构。在腰椎,则主要显示椎小关节以及椎弓峡部有无不连接的情况(图3-4)。

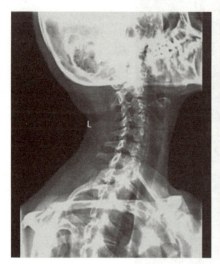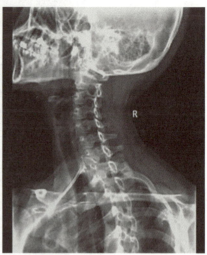

图3-4 脊柱双斜位(颈椎示例)

4)过屈过伸位X线片:通过脊柱过屈过伸位的不同影像表现,可以判断脊柱稳定性及功能改变情况,同时脊柱的过屈过伸位可以更好地表现脊柱解剖结构的相应变化(图3-5~图3-7)。

5)张口位X线片:寰枢外侧关节和寰枢正中关节也被称为寰枢关节和寰齿关节,是寰椎和枢椎的椎体连接部位,在两侧寰椎后弓上有两个椎动脉沟,椎动脉第3段就在此沟内走行,故寰枢关节的临床意义很重要。正常寰枢关节的影像解剖关系:两个寰椎侧块大小相等(A),齿状突位于正中线上(B),两边寰枢关节间隙对称(C),两侧寰椎横突等长(D),两侧寰齿间隙等距(E),枢椎棘突顶点位于正中线上(F)。寰枢关节的解剖关系是否正常,与力平衡失调型颈椎病的发病机制密切相关(图3-8)。

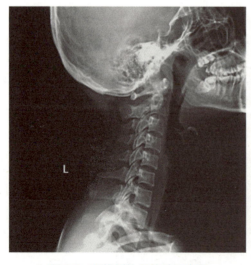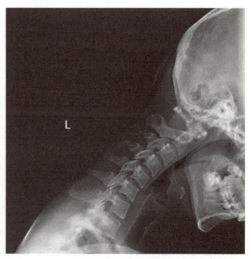

图3-5 颈椎侧位X线片示意图　　图3-6 颈椎过屈位X线片示意图

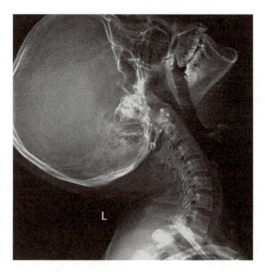

图 3-7　颈椎过伸位 X 线片示意图

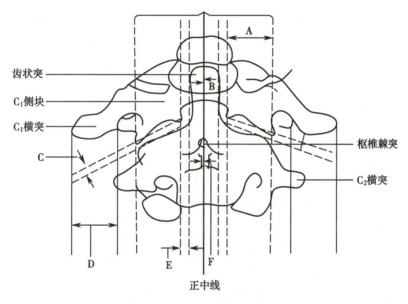

图 3-8　寰枢关节解剖关系示意图

（2）脊柱正位片阅片方法（以颈椎为例）

1）棘突连线是否为一条直线：有偏歪提示钩椎关节旋转移位，但还必须参看横突有无变短，如同一椎体棘突偏离中线，横突又变短，才可认为该椎体有旋转移位。

2）钩椎关节双侧是否对称。

3）横突间距是否等宽：如相邻横突间的距离变长，说明该横突间肌肉和韧带处于弛缓状态，或另一侧相对应的肌肉、韧带挛缩，即该相邻椎体有侧方旋转移位。

4）椎间隙是否等宽：椎间隙变窄提示椎间盘突出、上下椎体仰旋或俯旋移位、侧方移位可能；椎间隙特别宽提示钩椎关节可能有前后或侧方移位。

5）骨质是否异常：骨质增生位于韧带、肌肉、关节囊的附着区，说明该软组织处于长期挛缩状态;位于某骨关节面说明该处长时间应力较高。

6) 韧带有无钙化:主要包括项韧带、棘间韧带、后纵韧带等。

7) 脊柱是否有侧弯。

(3) 脊柱侧位片阅片方法(以颈椎为例)

1) 颈椎棘突间的距离:如果某两个棘突间的距离相当靠近,或者已靠到一起(即所谓吻性棘突),除了少数情况是先天畸形之外,大多数是上位椎体的仰旋移位,或下位椎体的俯旋移位。

2) 前缘弧线:椎体前缘的连线一般是一个弧线,如果某个椎体前缘在弧线的后侧,说明该椎体向后方移位,如果某个椎体前缘在弧线前方,说明该椎体向前方移位。如果整个颈椎的生理曲度消失、变直或反张,则另当别论。

3) 生理曲度改变:主要变化是颈曲变小、变直、反弓。颈曲消失、变直或反张,说明颈椎的前纵韧带挛缩,后纵韧带张力很大,如长时间得不到纠正,必导致后纵韧带骨化。在生理曲度消失或反张的情况下,如果发现椎体后下角和下位椎体的后上角错位,在整个椎体上、下角的连线前方者说明该椎体前移位,后方者说明该椎体后移位。

4) 韧带钙化:主要是后纵韧带、项韧带。

5) 寰枕间距狭窄:寰椎的后弓和枕骨距离特别靠近,考虑寰枕筋膜挛缩。

6) 后关节突间距:在第二到第六颈椎之间,如果后关节突间隙变大,就是在下位椎体关节突的上缘出现一近于三角形的黑暗区,说明该关节突关节半脱位。

7) 骨质增生或骨赘形成。

8) 寰椎前弓与齿状突间隙。

9) 小关节间隙。

10) 椎体骨质结构(图3-9)。

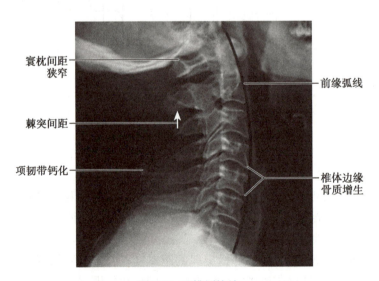

图3-9 颈椎侧位片

2. 关节(图3-10)

(1) 关节间隙:X线表现为两个骨性关节面间的透亮间隙,是由关节软骨、关节

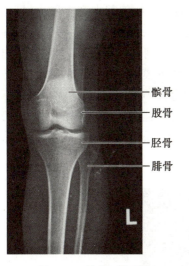

图 3-10　关节正位片
（膝关节示例）

间纤维软骨、潜在的关节腔和少量滑液的投影。儿童的关节间隙骺软骨未完全骨化且较厚，X线不显影，因此关节间隙较成人宽，随着软骨的不断骨化逐渐变窄；老年人关节间隙较成人窄。

（2）骨性关节面：为关节骨的接触面，X线表现为边缘光滑锐利的线样致密影。

（3）关节囊：附着于关节周围，一般在X线上不显影，有时在周围脂肪层的衬托下可见其边缘，呈相对低密度。当关节积液时，由于内层滑膜肿胀，密度相对较高。

（4）韧带：一般在较大关节周围脂肪衬托下可见显示，X线表现为线状相对高密度。

### （二）异常X线表现

临床上以骨关节X线片为主的影像学改变，反映的是人体骨骼的形态结构及位置变化，对确定慢性软组织损伤的病变部位及范围有重要的参考作用。临床实践表明，人体某一部位软组织持续受力异常出现粘连、瘢痕、挛缩，在软组织骨骼应力集中部位则产生硬化、钙化、骨化（即骨组织变长、软组织变短），在影像学上表现为脊柱生理曲度变化、骨质增生、关节间隙变窄或骨关节移位、椎间盘突出等阳性结果。

骨的基本病变：主要是骨质增生，X线表现为骨质密度增加，骨皮质增厚，骨干增粗，骨小梁增粗、增多，骨髓腔边界不清，甚至变浅或消失。骨质增生还可以表现为骨刺、骨桥、骨赘或骨唇等，常发生于骨端边缘和肌腱、韧带等的附着处。

关节基本病变：主要是关节退行性变，X线表现早期为骨性关节面模糊、中断或消失；中晚期出现关节间隙狭窄、软骨下骨质囊化、骨性关节面边缘骨赘形成。

软组织基本病变：X线不能直接显示肌腱与韧带，仅能通过一些间接征象来提示病变，如相应肌腱与韧带区条状不规则钙化，外伤后相应关节间隙增宽等。

综合以上分析，骨骼周围软组织受力异常是骨关节X线片异常阳性结果的重要原因，所以，以X线片为主的影像学辅助诊断，通过骨骼的形态改变来推测软组织的慢性损伤，从而找到软组织损伤的解剖部位是针刀医学影像的核心内容。在此以跟痛症为例，介绍X线片在针刀医学诊断中的辅助作用。

跟痛症多发生于中老年人，以行走或站立时足底部疼痛为主要症状。患者足部X线片多见跟骨骨赘（骨刺），西医治疗本病多以开放性手术切除骨刺为核心思想，而临床实践表明，由于手术造成的足跟部巨大的舌形切口明显加重了足部结构的不稳定性，其治疗结果往往适得其反。尽管也有跟骨高压导致骨刺而运用克氏针跟骨钻孔减压治疗的观点，但对于部分患者有骨刺、无症状，或者无骨刺、有症状的情况，现代医学现有的认识则难以给出合理的解释和治疗方案。通过针刀治疗该病的大量事实，分析认为，足跟痛归因于跟骨结节周围软组织损伤后人体自我代偿和调节的结果。如跖腱膜在急慢性损伤后，引起足踝关节解剖结构受力异常，跖腱膜在跟骨结节起点发生粘连、瘢痕和挛缩。如果人体代偿机制可以分解异常应力，则不会产生临床症状；若仍无法分解异常应力,就会在跖腱膜跟骨结节起点或跖腱膜内侧部起点产生硬化、钙化和骨化,来进一步代偿,X线可见鸟嘴样骨刺形成(图3-11),即跟骨骨刺一般是长在跟骨结节部,向前下方生长,大小不一。由此可见,跟骨骨刺其实是被跖腱膜"拉"出来的,这是一个生物力学失衡性问题,其作用受力点是跖腱膜在跟骨结节的附着处,方向是向前下方,与跖腱膜行径路线一致;根据跖腱膜受力大小不同,骨刺的大小也是不同的。所以,跟骨骨刺不单纯是骨组织退变引起的,而与跖腱膜损伤亦紧密相关,针刀治疗本病并非着眼于切除跟骨骨刺,而是通过闭合性手术,松解局部软组织的粘连、瘢痕和挛缩,实现治疗该病的效果。

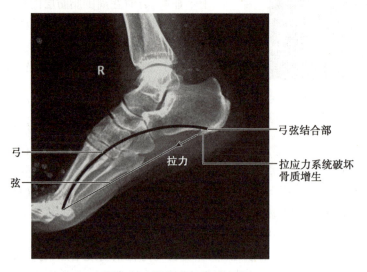

图3-11 跟痛症X线片表现

## 二、CT和MRI影像诊断

针刀医学临床诊断主要参考X线片的影像学表现,一是判断骨关节的错位情况,借以推测附着在骨骼表面软组织的损伤情况,为制订针刀治疗方案提供帮助;二是判断骨骼本身有无其他病变,如肿瘤、结核、骨感染等,如果骨关节有这些病变,则不能应用针刀进行治疗。当临床和X线诊断有疑难时,可选用CT和MRI做出进一步检查。

## 第四节 实验室辅助诊断

通过实验室进行物理或化学检查,可以确定送检物质的内容、性质、浓度、数量等特性,以帮助医生了解人体组织、器官疾病的性质、程度等。

针刀术前必须做血、尿、便常规,凝血功能,心电图检查,以排除针刀治疗禁忌证,如出血、凝血机制异常,施术部位有皮肤感染,深部有脓肿及全身急性感染性疾病,心脏病等。同时实验室辅助诊断也是针刀诊疗操作规范化、标准化的重要组成部分,以保证针刀治疗的安全性和有效性。

## 学习小结

### 1. 学习内容

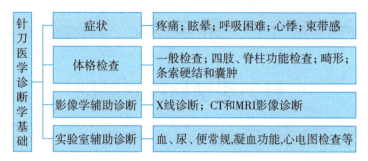

针刀医学诊断学基础

| | |
|---|---|
| 症状 | 疼痛;眩晕;呼吸困难;心悸;束带感 |
| 体格检查 | 一般检查;四肢、脊柱功能检查;畸形;条索硬结和囊肿 |
| 影像学辅助诊断 | X线诊断;CT和MRI影像诊断 |
| 实验室辅助诊断 | 血、尿、便常规,凝血功能,心电图检查等 |

### 2. 学习方法

本章节对针刀医学常见症状的定义及病因病理进行了介绍,需要掌握常见症状和体格检查方法。脊柱 X 线阅片应注意生理曲度有无变化、寰枢关节有无移位、骨质有无增生及周围软组织有无钙化;关节 X 线阅片应注意关节间隙、关节面、关节囊及周围韧带等软组织有无改变;熟悉颈椎正侧位片病理表现。

（杨永晖　赵强　温伯平　刘方铭　叶肖琳）

## 复习思考题

1. 针刀临床应用常见症状有哪些?
2. 颈椎体格检查有哪些特殊试验?
3. 腰椎体格检查有哪些特殊试验?
4. 脊柱和关节 X 线阅片时应该注意什么?
5. 颈椎 X 线正侧位阅片时应该注意什么?

# 第四章

## 针刀医学治疗学基础

📖 **学习目的**

通过本章学习,掌握针刀治疗的原则和目的;了解针刀手术常用器具;掌握针刀治疗前的准备与术后处理事项;掌握针刀刀法及针刀术后手法;掌握常见针刀异常情况出现的原因、处理和预防。

**学习要点**

针刀治疗原则:针刀为主,手法为辅,康复理疗,配合药物。针刀治疗术前准备和术后处理事项。四步进针刀规程、针刀手术入路、常用针刀刀法。晕针刀、断针刀、重要血管损伤、重要神经损伤、骨折的发生原因、处理和预防。

## 第一节　针刀治疗原则和目的

### 一、针刀治疗原则

针刀的治疗原则主要包括以下四点:针刀为主,手法为辅,康复理疗,配合药物。

1. 针刀为主　针刀治疗是在非直视条件下进行的闭合性手术,运用针刀切开疾病病理构架关键点的粘连、瘢痕和挛缩。

2. 手法为辅　手法是指针刀术后,医师将手部的特殊作用力作用于人体的一种辅助治疗方法。通过手法进一步分离病变部位的粘连、瘢痕和挛缩,达到破坏疾病病理构架的目的。

3. 康复理疗　针刀属于微创手术,虽然对正常组织的损伤范围小,程度轻,但还是有创性治疗。同时切开病变部位的粘连、瘢痕、挛缩后,机体需要通过自我修复才能痊愈。康复理疗就是通过应用外部技术,达到加快人体修复速度,提高修复质量的目的。理疗方式包括运动治疗、物理治疗、刮痧、针灸、拔罐、推拿等,都可以提高患者的康复疗效。

4. 配合药物　其目的是活血化瘀、通络止痛。临床通过四诊合参、辨证论治来运用中药,调节机体整体状态、调和人体阴阳,增强抗病能力;根据病因病机对症运用西药,可帮助迅速改善临床症状。

在使用针刀治疗疾病的过程中,我们要严格遵守这四大原则,特别是分清针刀与手法的主次关系,才能正确治疗疾病,为人体的自我代偿和修复创造有利条件,提高针刀治疗效果。

## 二、针刀治疗目的

针刀治疗的目的就是在不切除人体组织与器官的前提下,恢复人体的力学平衡,这种平衡包括软组织(如神经、血管、肌肉、肌腱、韧带、筋膜、腱膜、内脏器官等)的力平衡和骨关节的力平衡。以往在疾病治疗时,人们多关注排除致病因素及病变对人体的伤害,而较少注意到在治疗实施后人体脏腑、组织功能受到的不良影响。如腰椎间盘突出症切除腰椎间盘过程中,对椎板、棘突的破坏可能在术后对腰椎稳定性产生不良影响。针刀治疗属于闭合性微创疗法,其创伤较小,在不切除组织、器官的前提下,引导与促进人体利用强大的自我调节功能来解除疾病,在人体组织结构的完整性基本不受破坏的情况下获得对疾病的有效治疗。

### (一)恢复软组织的力平衡

针刀医学认为,人体解剖结构的力平衡失调是慢性软组织损伤的根本原因。造成力平衡失调有四大病理因素——粘连、瘢痕、挛缩、堵塞,这四大病理因素是人体自我调节、自我修复的过程和结果。如果组织受损面积小、损伤程度轻,人体通过这种修复和代偿方式,可以使受损组织完全恢复功能,而不引起临床症状。但是,如果损伤范围较大,或者损伤程度重,这种修复和调节方式不能恢复原来组织或器官的形态和功能,或者这种修复和调节超过了人体对异常应力的调节限度,都会引起受损组织、器官的功能障碍,从而引发临床症状。人体软组织遭受过暴力、手术、慢性积累或功能性的伤害后,局部会有纤维结缔组织增生以修复受损的软组织。由于局部应力集中而产生的纤维结缔组织是人体在自我修复过程中的应激产物,与受损组织之间存在差异。如果纤维结缔组织大量堆积,在局部形成瘢痕、挛缩和堵塞,超过人体自我代偿与修复能力时就会引起相应的临床表现。所以,针刀闭合性手术理论运用针刀松解粘连,切开瘢痕,舒缓挛缩,疏通堵塞,为人体软组织恢复力平衡创造了有利条件。

### (二)恢复骨关节的力平衡

针刀医学研究发现,骨质增生的根本原因是人体内的力平衡失调。力有三要素:大小、方向、作用点。力的表现形式多样而复杂,但在人体内不管多么错综复杂,力都可以概括为三种形式,即拉力、压力和张力,同时存在相对应的应力,即拉应力、压应力和张应力。正常情况下,人体内的力学系统是为了支持各种生理功能而存在的。当骨关节和附着于其上的软组织(如肌肉、肌腱、韧带、滑囊等)损伤后,受损组织出现粘连、瘢痕和挛缩等一系列变化,随之引起与其拮抗的软组织之间力平衡失调,产生高应力,牵拉相应的骨关节,使骨关节产生微小移位或者骨质增生。所以,骨质增生是人体关节局部生物力学平衡失调而激发产生的结果,在某种意义上,该变化具有一定的保护作用。故治疗骨质增生的关键在于调整力平衡,当异常的应力消除,力平衡恢复后,骨质增生便不再进一步发展。

骨关节力平衡失调的关键因素是软组织的力平衡失调,以颈椎病的发病机制为例。颈部急慢性损伤后,颈椎周围软组织通过一定程度的粘连、瘢痕和挛缩来进行代偿,如果在人体可自行调节的范围内,则不易出现临床表现;反之,若超过代偿能力范围,导致刺激或压迫穿行其间的血管、神经,就会引发一系列临床表现。当力平衡失调得不到有效改善,则病情就会继续发展。软组织在颈椎部位持续承受过高的拉力、压力与张力时,一方面于应力集中部位如钩椎关节和椎体前后缘便产生局部硬化、钙化、骨化,形成骨质增生;另一方面引起颈椎在水平面、矢状面、冠状面发生单一或者复合位移,导致刺激或压迫颈部的神经、血管、脊髓,产生更多的临床疾病表现。所以,对骨关节力平衡失调的调节手段离不开对附着于骨关节的软组织的松解,针刀闭合性手术松解附着于病变颈椎骨关节部位的软组织,缓解骨关节的高应力状态,为人体自我修复、自我代偿创造有利条件。

## 第二节　针刀手术常用器具

以刺入方式进入人体,在体内发挥刀的切割、分离作用的医疗器械,称为针刀。根据应用需求和针刀刀具的发展,目前临床上有多种不同类型的针刀,现介绍其结构和分类。

### 一、针刀结构

针刀由针刀柄、针刀体和针刀刃三部分组成(图4-1),针刀柄是针刀体尾端的扁平结构,其形状为葫芦形,针刀体是针刀刃与针刀柄之间的连接部分,其形状与针灸针的针体类似,直径为1~5mm,针刀前端为刀刃,宽0.8~3mm,刀柄与针刀前端的刀刃在同一平面内,以便确定刀刃方向。

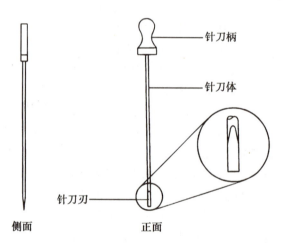

图4-1　常用针刀形态结构示意图

1. 针刀柄　针刀柄与针刀刃的方向一致,用以确定后者的方向。针刀柄常用形状有矩形、葫芦形,针刀柄表面有防滑与非防滑之分。

2. 针刀体　为圆形,有一定硬度。针刀体前部参与针刀在体内的分离功能。

3. 针刀刃　有齐口形、燕尾形、楔形、凹槽形、斜面形等(图4-2),根据针刀松解的部位和组织不同,选用不同形状刀刃的针刀。

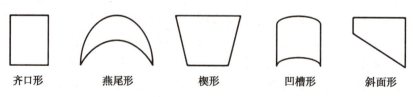

图4-2　常用针刀刀刃形态结构示意图

## 二、针刀分类

### （一）常用针刀

首先,根据针刀体的形状分为直形针刀(图 4-3)和弧形针刀(图 4-4)。

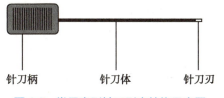

图 4-3　常用直形针刀形态结构示意图

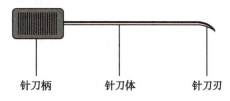

图 4-4　常用弧形针刀形态结构示意图

其次,根据针刀体直径不同一般分为Ⅰ型、Ⅱ型、Ⅲ型针刀,Ⅰ型针刀体直径为 0.4~1mm,Ⅱ型针刀体直径多为 3mm,Ⅲ型针刀体直径多为 5mm。

Ⅰ型直形针刀主要用于软组织行径路线(如肌腹部)粘连、瘢痕和挛缩的松解;Ⅰ型弧形针刀主要用于软组织起止点的松解。Ⅱ型针刀主要用于强直性脊柱炎、关节强直、脑瘫等疑难疾病的针刀松解。Ⅲ型针刀(图 4-5A、B)主要用于股骨头坏死的针刀松解,因此刀柄设计得更为宽大,增加手指握槽,使操作时更加方便。弧形针刀主要应用于骨关节周围的松解,根据病变骨关节的大小及弧度,设计不同弧度的针刀(图 4-5C);对关节骨性强直的患者,应用弧形针刀进入关节间隙,切断骨性融合,达到治疗效果。

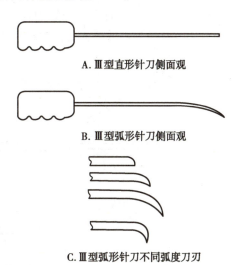

A. Ⅲ型直形针刀侧面观

B. Ⅲ型弧形针刀侧面观

C. Ⅲ型弧形针刀不同弧度刀刃

图 4-5　Ⅲ型针刀形态结构示意图

### （二）其他刀具

1. 注射针刀　又称水针刀,由针刀柄、针刀体和针刀刃组成(图 4-6),针刀柄可连

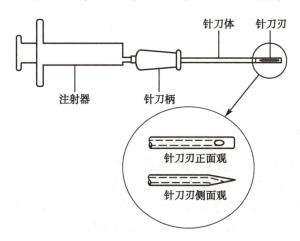

针刀刃正面观

针刀刃侧面观

图 4-6　注射针刀形态结构示意图

接注射器,针刀体为空心状,针刀刃和常用针刀一样可分楔形和斜面形。注射针刀可在病变点注入相关药物,以配合针刀松解术的治疗;同时,空心针体还有助于将羊肠线植入深层组织,行使中医传统的埋线疗法,此种方法也被称为"药线刀"。

2. 刃针 刃针是由田纪钧教授于2002年发明的一种针刀器械,包括针柄、针杆和针头三部分(图4-7),其结构与针灸针类似,也称"针灸刀"。针柄由盘丝、压花及表面凹凸不平的圆柱柄杆构成;针杆为圆杆,直径为0.35~0.9mm;针头为楔形。刃针操作可采用类似针灸进针时刺入或用套管叩击进针。

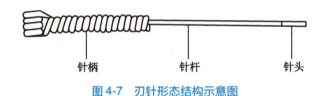

图4-7　刃针形态结构示意图

3. 激光针刀 在针刀柄与针刀体结合处,外置连接激光光纤的耦合器,刀柄、刀体和刀刃有直通外界的激光通路(图4-8),也可供注射药物进入体内。

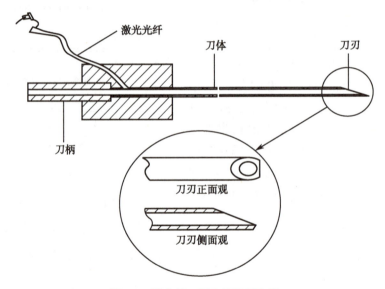

图4-8　激光针刀形态结构示意图

## 第三节　针刀治疗的术前准备与术后处理

### 一、术前准备

开展手术一般具有四个重要步骤:消毒、麻醉、切割、缝合。针刀手术治疗过程有消毒、麻醉,有切开松解,但没有缝合,所以并非属于完整的手术操作,但仍以针刀手术称之。另外,针刀手术的特点是非直视的闭合性手术,创伤微小、操作时间较短。但与西医手术一样,需要通过正常的组织才能到达病变部位,故为了保证针刀手术的顺利进行,仍需要严谨而完善的术前准备。

## （一）明确诊断

医师不仅要明确疼痛的原因和性质，还要明确病变的组织、器官、部位和深浅，以确保针刀到达病变的组织和层次。因此，需要全面掌握患者的病史、体检情况，以及相关的影像、生化与免疫检查资料等，并加以分析、归纳。如果患者有针刀的适应证，但同时也有针刀的禁忌证，应在确定可以先处理好禁忌证的前提下，再进行针刀治疗。

## （二）术前签字

针刀治疗前需要签署术前同意书等医疗文书，文字内容需写明针刀手术操作模式的治疗优势，治疗过程中、治疗后可能出现的副作用及有效控制的方法，等等。这不仅是医院手术管理的重要程序，也是对医患双方权利的保护。针刀术前也需要对患者认真地进行卫生教育，详细告知针刀手术的有关知识，如针刀器械的挑选、手术方案的拟订、麻醉方法的选择，以及医疗风险的高低等。

## （三）患者的准备

1. 针刀手术前，医护人员应耐心向患者解释病情，说明选用针刀疗法的必要性，确实做好患者的思想工作。部分患者对针刀治疗的安全性、疼痛程度、术后效果、是否会遗留瘢痕等问题有担忧，甚至产生恐惧心理，儿童患者更会产生抵触情绪和逃避行为。医护人员应耐心、仔细地向患者及其家属告知针刀手术的治疗作用、安全问题、疼痛避免，以及术中的配合和术后处理、功能锻炼等问题，建立患者对针刀手术的治疗信心。

2. 针刀手术前，患者须做好术区皮肤清洁，因为术后 3 天内进针刀部位都不宜沾水。特殊部位，如头颈项部及会阴部术前应做好剃除毛发与体表清洁工作，达到定点清晰、术野开阔，无毛发干扰。有晕针（刀）史的患者，尽可能采取卧位治疗。

## （四）针刀麻醉

针刀手术必须在麻醉条件下进行，绝大部分患者采用 1% 利多卡因局部浸润麻醉，每个治疗点 1ml。需要注意的是，麻醉药物不能超量，否则易引起药品中毒，危及生命。对大关节疾病如强直性脊柱炎等，需要运用神经阻滞麻醉或者全身麻醉。

## （五）医护人员的准备

针刀手术是闭合性手术，因为常在深部组织进行操作，且体表不留刀口，一旦感染会引起很严重后果，因此医师要树立牢固的无菌观念，所有操作都需严格按无菌程序进行。大致可分为手术环境消毒、手术用品消毒、术野皮肤消毒和医护人员的无菌要求 4 个方面。

1. 手术环境消毒　针刀手术室，应具备无菌处置室的基本条件。对于中型、大型针刀手术，如关节强直、股骨头坏死、重型骨性关节炎等疾病的针刀手术，需在专门的外科手术室开展。进出手术室要戴口罩、帽子。见习操作的人员应穿无菌衣，不可太靠近医师或在室内随意走动，以减少污染机会。手术室的门窗应严密，具有必要的空调或通风设备。每天诊疗结束时，应彻底清洁地面，每周彻底大扫除 1 次。手术室每天均应用紫外线连续照射，每次至少 20 分钟。定期做空间粉尘与细菌培养，发现超量应及时处理。

2. 手术用品消毒　针刀、手套、无菌纱布、创可贴等均以一次性使用为原则，经济条件较差的单位应在每次使用后，以清水洗净，高压蒸汽锅消毒，或用器械消毒液浸泡 30 分钟以上。

3. 术野皮肤消毒　尽量要求患者术前洗澡,清洁全身,因为针刀术后 3 天内刀口部不宜沾水。头、项部针刀手术,要求在术前理短头发,女患者应剪除手术部位的头发,达到不影响操作的要求;若在会阴部针刀手术,应先剃毛。皮肤如有药膏、橡皮膏或其他贴敷物的痕迹,可使用松节油、乙醚等擦去粘敷物。然后用 2% 的碘酒以定点为中心开始逐渐向周围至少 5cm 以上涂擦,待碘酒干后,用 75% 乙醇脱碘 2 次。若用 0.75% 碘伏消毒皮肤可不用乙醇脱碘,之后覆盖上洞巾或无菌纱布,目的是保证术野充分暴露,又可与相邻部位的皮肤隔离,以防术野被污染。由于头发不可能全部剃掉,也不可能全部用消毒液清洗,所以必须用发夹将头发固定,然后再覆盖洞巾或无菌纱布,既达到无菌目的,又可随时调整头部姿态,以利针刀操作。

4. 医护人员的无菌要求　操作针刀时,医师、护士应穿干净白大衣,戴帽子和口罩,医师应戴无菌手套。针刀操作过程中,护士递送针刀等手术器械时,均应严格按照无菌操作规程进行,不可在手术人员的背后传递针刀及其他用具。术毕迅速用创可贴覆盖针刀口。

## 二、术后处理

### (一)针刀术后常规处理

1. 全身情况的观察　术后仍应密切注意患者的生命体征,如呼吸、心跳、血压、体温等,出现异常变化时,必须立刻通知医师及时处理。头颈部若施行较复杂的针刀手术,尤其是严重的颈椎病针刀手术后,应卧床半小时,防止针刀口出血,术后 7 天内活动时,需佩戴颈托,固定颈项部。

2. 预防针刀口感染　针刀术后立即用创可贴覆盖针刀口,防止感染,6 小时后去除创可贴。

### (二)术后护理

1. 保持刀口清洁　术后要保持刀口清洁干燥,避免污水与汗渍浸湿刀口,观察刀口有无渗血或皮下血肿,如有,应加压包扎。要随时注意贴胶布处有无皮肤过敏现象。肢体手术应抬高患肢,并观察肢体血液循环情况。

2. 处理出血或血肿　拔针之后针刀口出血,或个别针刀口皮下小血肿是正常现象,不必惊慌,尤其是患者在服用过活血化瘀中药或某些抗凝血类西药时更易碰到,发生的原因是针刀损伤毛细血管。对于门诊患者,拔针后常规压迫局部 2~4 分钟,在关节部或深部组织治疗时,粘贴创可贴后让患者休息 10 分钟再离开医院。深部组织血管被刺伤后,出血不易察觉,且易造成血肿或较大量的出血,尤其是在腰、臀、腿等好发部位。一旦发现疑似深部组织出血,首先是制动,局部加压包扎。用塑料袋装冰块,隔湿毛巾冷敷是很有效的止血方法。24 小时后可热敷,理疗。应常规监测脉搏和血压。若在椎管、腹腔内出血较多时,应及时请外科医师会诊处理。

3. 术后体位　应视病情而定,颈椎病针刀治疗和手法复位后,用颈围固定,限制颈部的旋转和侧方、前后方活动,固定 7 日。去枕平卧、头部保持中立位,避免做前后左右旋转运动。1 周后,解除颈围,自主缓慢地进行颈部保健操锻炼,再过 1 周后,颈部才可以自由活动。腰椎间盘突出症针刀术后应绝对平卧 7 天,以预防脑脊液漏。下床时需佩戴腰围,起床时,先向健侧或较轻一侧侧卧,同时屈髋屈膝关节,由他人扶起坐于床边,待适应后再下地行走。对术后需要牵引的患者,要及时给予行之有效的牵引。膝、踝关节骨性关节炎针刀治疗后禁止长时间行走。在病床平卧时,膝关节屈曲15°,术后8小时可开展非负重下的功能锻炼,如过伸、屈运动,如需托板固定者,固定期间要经常观察患肢血运情况。

4. 密切观察病情变化　卧床患者应该鼓励其定时深呼吸、咳嗽,并经常为患者按摩肢体骨突受压部位,预防褥疮。做好床头交接班,以减少并发症的发生。术后应定期观察手术治疗效果。有打石膏或托板实施外固定者,要观察末梢血运情况。腰椎术后患者有并发腹胀和尿潴留者,应及时给予对症处理。

5. 做好术后基础护理

（1）经常巡视病房,查看腰椎病卧床、年老体弱的患者,要定时翻身、拍背,预防并发症的发生,并积极进行下肢活动。

（2）对股骨头坏死患者,指导其戒烟酒,针刀治疗后,避免患侧髋部负重,要挂双拐行走,定时做髋关节对抗牵引,使髋关节留充分间隙,以便股骨头代谢和生长。对于强直性脊柱炎患者,鼓励其每日进行扩胸运动及深呼吸,生活不能自理的患者,给予翻身拍背,鼓励咳嗽。肩周炎患者做完针刀治疗和手法后,隔日要开始肩关节功能锻炼,以爬墙、甩肩、搓背为主,每次都应达到最大程度,但次数不宜过多,每遍不超过10次。以后每天逐渐增加活动频率及强度,同时注意防寒、保暖,以防复发。

# 第四节　针刀刀法手法

## 一、针刀刀法

### （一）持针刀姿势

针刀治疗是一种闭合性手术,因进入体内操作无法直视而对针刀操作的要求非常严格,持针刀姿势的正确与否关系到治疗效果和安全性。一般以术者的食指和拇指捏住针刀柄,刀柄的方向即刀口线的方向;中指托住针刀体,置于针刀体的中上部,便于根据治疗需要改变进针刀角度;环指和小指置于施术部位的皮肤上,作为针刀刃在刺入时的支撑点,以控制进针刀深度(图4-9)。

### （二）进针刀方法

进针刀方法应严格遵守四步进针刀规程,包括以下步骤:定点、定向、加压分离、刺入(图4-10)。

1. 定点　在确定病变部位和精确掌握该处的解剖结构后,在进针刀部位用记号笔做标记,局部碘伏消毒,然后覆盖无菌洞巾。

2. 定向　使刀口线与大血管、神经及肌腱走向平行,将刀口抵住进针刀点。

3. 加压分离　在完成第二步后,右手拇、食指捏住针刀柄,其余3指托住针刀体,刀口线抵住定点部位皮肤,使皮肤向下凹陷,可以将浅表的血管、神经挤到两侧,避免进针刀过

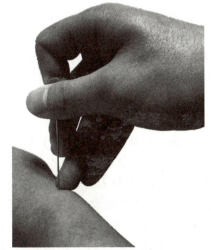

**图4-9　持针刀姿势**

笔记

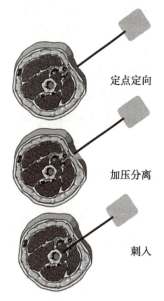

定点定向

加压分离

刺入

图 4-10 四步进针刀规程示意图

程中损伤浅表血管神经。

4. 刺入 针刀抵住定点部位皮肤,迅速刺入,透皮以后缓慢进针刀到达病变部位。

所谓四步规程,就是进针刀时必须遵循的 4 个步骤,每一步都有丰富的内容。定点就是确定进针刀的部位,是建立在正确诊断、掌握局部解剖结构的基础之上。定向是采取各种手术入路,确保手术安全进行,有效地避开神经、血管和重要脏器。加压分离,是在浅层部位有效避开神经、血管的一种方法。在前三步的基础上,才能开始第四步的刺入。刺入时,以右手拇、食指捏住针刀柄,其余 3 指作支撑,压在进针刀点附近的皮肤上,防止刀锋刺入过深,而损伤深部重要的神经、血管和脏器,或者深度超过病灶,损伤健康组织。

**(三)针刀手术入路**

1. 一般手术入路 按照四步进针刀规程操作,当定好点后,刀口线与施术部位重要神经、血管或肌纤维走行方向一致,刺入皮肤进入体内以避开浅层神经、血管。

2. 按骨性标志的手术入路 骨性标志是在人体体表可以触知的骨性突起,骨突一般都是肌肉和韧带的起止点,也是慢性软组织损伤的好发部位。包括以骨突为标志的手术入路、以横突为标志的手术入路。

3. 按肌性标志的手术入路 肌性标志是在人体体表可以看到和触知的肌肉轮廓和行径路线,是针刀手术体表定位的常用标志之一。

4. 以局部病变点为标志的手术入路 病变局部的条索、硬结、压痛点是针刀手术体表定位的参考标志。

**(四)常用针刀刀法**

针刀在临床上的操作方法较为复杂,目前较为常用的主要有:

1. 纵行分离法 针刀刀口线与重要的神经、血管、肌腱走行方向一致,针刀体以进针刀点为轴,使针刀刃端在体内做与组织走行方向一致的弧形运动,常用于分离粘连、瘢痕等病变组织(图 4-11)。

2. 横行分离法 针刀刀口线与重要的神经、血管、肌腱走行一致,针刀体以进针刀点为轴,针刀刃在体内做垂直于组织方向的弧形运动,常用于分离粘连、瘢痕等病变组织(图 4-12)。

纵行分离法和横行分离法是针刀手术操作中最基本、最常用的刀法,适

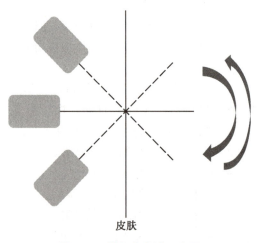

皮肤

图 4-11 纵行分离法示意图

用于浅在皮下及肌层的病变,临床上常将两种方法结合使用,简称纵横分离法,纵横分离一次为一刀。

3. 提插切开法　针刀刀口线与重要的神经、血管、肌腱走行一致,针刀体与皮肤垂直,针刀经皮肤至病变组织,然后退针刀 0.5~1cm,按原方向再次刺入切开病变部位,一般提插 3 次为宜。适用于筋膜、韧带、关节囊的切开(图 4-13)。

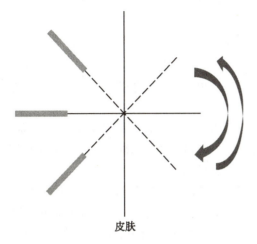

图 4-12　横行分离法示意图

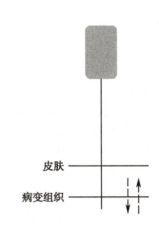

图 4-13　提插切开刀法示意图

4. 铲剥法　针刀刀口线与重要的神经、血管、肌腱走行一致,针刀体与皮肤垂直,针刀经皮肤、皮下、筋膜、肌肉、韧带直达骨面,将软组织在骨面的粘连、瘢痕铲起(图 4-14)。适用于骨质表面或骨质边缘的软组织病变,如肩周炎喙突部、肱骨外上髁炎等。

5. 通透切开法　针刀刀口线与重要的神经、血管、肌腱走行一致,针刀经皮肤、皮下达囊壁有韧性感,继续进针刀,当有落空感时停止(图 4-15)。适用于囊腔疾病的针刀治疗,如关节积液、腱鞘囊肿、坐骨结节囊肿以及良性肿瘤等。

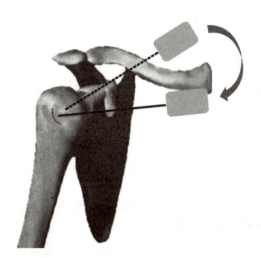

图 4-14　铲剥法示意图

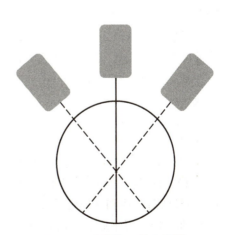

图 4-15　通透切开法示意图

## 二、针刀术后手法

### （一）作用与目的

针刀术后手法，又称针刀医学手法或针刀手法，是指在针刀闭合性手术后，根据患者病变部位解剖学特点和力学规律作用于人体的一种辅助治疗的手法操作。针刀治疗是在非直视下进行的，很难做到彻底松解，所以往往需要配合手法，以取得更好疗效。

### （二）常用手法

1. 放松手法　放松手法是指在针刀术毕 24 小时后，为进一步促进局部气血循环，加速损伤组织修复，巩固疗效，保证关节活动度而进行的辅助治疗方法。主要包括揉法、拿法等。

（1）揉法：以手掌或手指的指面着力，吸定于一定部位，做轻柔灵活的环旋运动，称为揉法。根据着力部位的不同分为掌揉法、指揉法等。指揉法适于各部腧穴及患处；掌揉法面积较大，力度沉稳适中，多用于背、腰、臀部。

（2）拿法：以单手或双手的拇指与其他手指相配合，捏住施术部位的肌肤或肢体，腕关节适度放松，以拇指同其余手指的对合力进行轻重交替、连续不断的捏提并略含揉动。拿法能够松肌舒筋、活血行气，用以缓解针刀带给患者的不良刺激，临床应用广泛。

2. 牵拉手法　根据软组织在外力作用下长度可增加的特性，通过手法使挛缩的软组织拉长的一种治疗方法。临床上牵拉手法与针刀相配合，可进一步松解软组织的挛缩和粘连，降低肌张力，促进局部血液循环和水肿消除，起到辅助治疗作用。操作时应避免过度牵拉，不要牵拉已充血、水肿的组织，也不要长时间牵拉肌力较弱的组织而出现肌肉损伤。

3. 整脊手法　可纠正脊柱及骨盆解剖位置失常，解除痉挛及松解粘连，缓解和消除疼痛等。针刀术后临床应用最多的整脊手法是腰部斜扳法。以腰椎棘突右偏为例。针刀术后，患者取右侧卧位，右下肢伸直，左下肢屈髋屈膝于右腿上，右手放于枕上，左手屈肘放于身旁，头略后仰，医者面对患者站立，左手伸直扶住左侧锁骨肩峰端，右手拇指按于患椎棘突，右肘稍屈按压于左臀部，嘱患者放松，同时医者轻轻地将患者左肩、左臀做前、后扭转 2~3 次；感到患者放松后，左手将左肩部固定，右肘用力将臀部向前扳按至最大角度，常可闻及关节弹响；患者再转左侧卧位，重复上述手法。此手法利用脊椎旋转拉伸原理，使错位椎体在旋转过程中发生松动，其关键是定位准确，扳法轻巧快速，因势利导，不可蛮力强扳，超出正常生理范围。

### （三）技术要求

针刀术后手法对针刀闭合性手术治疗效果有重要的辅助作用，为了保证手法操作的有效性和安全性，针刀手法的操作应符合稳、准、巧的基本技术要求。

1. 稳　即针刀术后操作手法的每一个设计，都要以安全为第一，避免因手法设计失误，而导致后遗症和并发症的产生，以及因手法粗暴而增加患者痛苦。

2. 准　即针刀术后手法的每一步操作，都能够作用到病变部位，尽量避免正常组织受到不良影响。即使为了手法操作的科学性和精确性，需要通过某些健康组织来传递力的作用，也不能使健康组织受到损害性刺激。

3. 巧　即针刀术后的手法操作需运用巧力寸劲,以柔克刚,以巧制胜,不可使用暴力、蛮力。

# 第五节　针刀治疗的适应证与禁忌证

自 1976 年至今,针刀医学经过 40 余年的发展,其适应证已经从慢性软组织损伤、骨质增生等骨伤科疾病,扩展到内、外、妇、儿、皮肤、五官与美容整形等多科疾病,临床疗效不断提高。虽然其适应证非常广泛,但仍然不排除有禁忌证,概括起来具体如下:

## 一、适应证

1. 各种慢性软组织损伤性疾病。

2. 骨关节病与骨质增生性疾病,包括颈椎病、颈椎管狭窄症、腰椎间盘突出症、腰椎管狭窄症、颈腰综合征、骨性关节炎、创伤性关节炎、痛风性关节炎、类风湿关节炎、强直性脊柱炎、骨质增生症等。

3. 慢性内脏疾病,包括颈性失明、上睑下垂、过敏性鼻炎、颈性高血压、糖尿病、心律失常、慢性支气管炎、肺气肿、贲门失弛缓综合征、慢性胃炎、肾结石、肝胆结石、慢性胆囊炎、溃疡性结肠炎、慢性盆腔炎、月经失调、不孕不育等。

4. 关节纤维强直性疾病,包括颞下颌关节强直、肩关节强直、肘关节强直、腕关节强直、指关节强直、髋关节强直、膝关节强直、踝关节强直等。

5. 周围神经卡压综合征。

6. 部分关节内及关节周围骨折和骨折畸形愈合疾病,包括肱骨内、外上髁骨折,桡骨茎突骨折,指关节骨折,股骨内、外侧髁骨折,胫骨平台骨折,踝关节骨折,四肢骨干骨折畸形愈合等。

7. 常见皮肤科疾病,包括寻常疣、神经性皮炎、带状疱疹后遗症、痤疮、胼胝、鸡眼等。

8. 常见美容与整形外科疾病,包括面部皱纹,瘢痕,肥胖,肘内、外翻,膝内、外翻,踇外翻等。

9. 常见肛肠疾病,痔疮、肛裂等。

## 二、禁忌证

### (一)绝对禁忌证

1. 有出血倾向、凝血功能异常,如血友病,维生素 K 缺乏症,严重肝病所致的凝血异常等。

2. 器质性心脏病。

### (二)相对禁忌证

1. 施术部位或周围有皮肤感染,深部有脓肿或全身急性感染性疾病。

2. 严重内脏疾病发作期、高血压活动期。

3. 恶性肿瘤患者。

4. 体虚,衰弱不能承受针刀手术者。

对于相对禁忌证,当施术部位的皮肤感染、全身急性感染性疾病得到有效控制,内脏疾病及高血压得到控制,体虚,衰弱患者通过休息、调养后可以实施针刀治疗。

## 第六节　常见异常情况的处理和预防

按照目前针刀医学在临床疾病治疗中总结的规范进行操作,一般情况下是安全的,但由于种种原因,或针刀操作不慎,或触犯针刀治疗禁忌,或对人体解剖结构缺乏全面了解,有时也会出现意外情况,如晕针刀、断针刀、损伤血管和神经,甚至骨折等。一旦出现上述情况,应立即进行有效处理,否则,将会给患者增加不必要的痛苦,甚至危及生命。本节就常见的针刀异常情况出现的原因、处理和预防进行介绍。

### 一、晕针刀

晕针刀是指在针刀治疗过程中或治疗后半小时左右,患者出现头昏、心慌、恶心、肢冷汗出、意识淡漠等症状的现象。西医学认为晕针多为"晕厥"现象,是由于针刀的强烈刺激使迷走神经兴奋,导致周围血管扩张、心率减慢、血压下降,从而引起脑部短暂的(或一过性)供血不足而出现的缺血反应。有人统计,在接受针刀治疗的患者中,晕针刀的发生率约为1%~3%,男女之比约为1∶1.9。

（一）发生原因

1. 体质因素　有些患者属于过敏性体质,血管、神经功能不稳定,多有晕厥史或肌肉注射后的类似晕针史,采用针刀治疗时很容易出现晕针刀现象。在饥饿、过度疲劳、大汗、泄泻后接受针刀治疗亦容易导致晕针刀。

2. 精神因素　恐惧、精神过于紧张是不可忽视的原因。特别是对针刀不了解,怕针刀的患者。

3. 体位因素　坐位晕针刀发生率较卧位时的发生率高。

（二）临床表现

1. 轻度晕针刀　轻微头痛、头晕、上腹及全身不适、胸闷、泛恶、精神倦怠、打呵欠、站起时有些摇晃或有短暂意识丧失。

2. 重度晕针刀　突然昏厥或摔倒,面色苍白,大汗淋漓,四肢厥冷,口唇乌紫,双目上视,大小便失禁,脉细微。

（三）处理方法

1. 立即停止治疗,将未起的针刀一并迅速拔出,用创可贴保护针刀口。

2. 扶患者去枕平卧,抬高双下肢,松开衣带,盖上薄被,打开门窗。

3. 症状轻者静卧片刻,或给予温开水送服即可恢复。

4. 症状重者,在上述处理的基础上,点按或针刺人中、合谷、内关穴。必要时,温灸关元、气海,一般2~3分钟即可恢复。

5. 如果上述处理仍不能使患者苏醒,可考虑吸氧或做人工呼吸、静脉推注50%葡萄糖10ml或采取其他急救措施。

（四）预防

1. 初次接受针刀治疗的患者要先行做好解释工作,打消其顾虑。

2. 选择舒适持久的体位,一般都可采取卧位治疗。

3. 治疗前应询问病史,对有晕针史的患者及心脏病、高血压患者,治疗时应格外注意。

4. 患者在大饥、大饱、大醉、大渴、疲劳、过度紧张、大病初愈或天气恶劣时,暂不做针刀治疗为宜。

## 二、断针刀

在针刀手术操作过程中,针刀突然折断没入皮下或深部组织里,是过去较常见的针刀意外之一。

### (一)发生原因

1. 针具质量不好,韧性较差。

2. 长期使用消毒液造成针身有腐蚀锈损,或因长期放置而发生氧化反应,致使针刀体生锈,操作前又疏于检查。

3. 针刀反复多次使用,在应力集中处发生疲劳性断裂。

### (二)临床表现

针刀体折断,残端留在患者体内,或部分针刀体露在皮肤外面,或全部残端陷没在皮肤、肌肉之内。

### (三)处理方法

1. 保持原来体位,以免使针刀体残端向肌肉深层陷入。

2. 若断端尚留在皮肤之外,应迅速用手指捏紧慢慢拔出。

3. 针刀断端完全埋入体内,用 2% 利多卡因在断端体表投影点注射 0.5cm 左右大小的皮丘及深部局麻。手术刀切开 0.5cm 小口,用镊子探入皮肤内夹出。必要时,可借助 X 线照射定位。

### (四)预防

1. 刀具尽量使用一次性无菌针刀,不重复多次使用。

2. 针刀刺入深部或骨关节内治疗时应避免用力过猛,操作时如阻力过大,绝不可强行摆动。滞针、弯针时,也不可强行拔针。

3. 医者应熟练手法,常练指力,掌握用针刀技巧,做到操作手法稳、准、轻、巧。

## 三、重要血管损伤

细小的毛细血管无处不在,针刀刺入体内寻找病变部位,切割、剥离病变组织,出血是不可避免的。但刺破大血管或较大血管引起大出血或深部血肿的现象在基层临床中屡见不鲜,必须引起临床工作者的高度重视。

### (一)发生原因

1. 对施术部位解剖结构不熟悉。

2. 不按四步进针刀规程操作,也不询问患者感受,强行操作,一味求快。

3. 血管本身病变,如动脉硬化使血管壁弹性下降,壁内因附着粥样硬化物而致肌层受到破坏,管壁变脆,受到意外突然的刺激容易破裂。

### (二)临床表现

1. 损伤表浅血管　针刀起出,针刀口迅速涌出色泽鲜红的血液,多是因刺中浅部较小动脉血管。若是刺中浅部小静脉血管,针刀口溢出的血多是紫红色且发黑、发黯。有的血液不流出针刀口而瘀积在皮下形成青色瘀斑,或局部肿胀,活动时疼痛。

2. 损伤肌层血管　针刀治疗刺伤四肢深层的血管后多造成血肿。损伤较严重、血管较大者,则出血量也会较大,使血肿非常明显,致局部神经、组织受压而引起症状,可表现局部疼痛、麻木,活动受限。

3. 损伤胸腹部血管　如刺破胸腹部血管,血液可流入胸腹腔,引起胸闷、咳嗽、腹痛等,失血过多可引起休克。

4. 损伤椎管内血管　针刀松解黄韧带时,如果用力过猛或刺入过深可刺破椎管内动脉,易在椎管内形成血肿压迫脊髓。因压迫部位不同而表现不同的脊髓节段压迫症状,严重者可致截瘫。若在颈椎上段损伤,可影响脑干血供,出现生命危险。

（三）处理方法

1. 表浅血管出血　用消毒干棉球压迫止血。手足、头面、后枕部等小血管丰富处,针刀松解后,无论出血与否,都应常规按压针刀口 1 分钟。若少量出血导致皮下青紫瘀斑者,可不必特殊处理,一般可自行消退。

2. 较深部位血肿　局部肿胀疼痛明显或仍继续加重,可先做局部冷敷止血或肌注酚磺乙胺(止血敏)。24 小时后,局部热敷,理疗,按摩,外擦活血化瘀药物等以加速瘀血的消退和吸收。

3. 有重要脏器的部位出血,或椎管内、胸腹腔内出血较多,不易止血者,需立即进行外科手术。若出现休克,则要做抗休克治疗。

（四）预防

1. 熟练掌握治疗局部精细、立体的解剖知识。

2. 严格按照四步进针刀规程操作,施术过程中密切观察患者反应。

## 四、重要神经损伤

临床上治疗时,针刀多在神经、血管周围进行操作,如对各种神经卡压综合征的治疗。但因在针刀技术培训时,已经特别强调针刀治疗的基础是局部的解剖结构,针刀临床医生对神经的分布、走向等情况一般都掌握较好,所以针刀损伤周围神经的案例并不是很多。只有少数因针刀操作不规范、解剖不熟、术后手法过于粗暴而出现神经损伤。

（一）发生原因

1. 不熟悉施术部位的神经走行路线解剖知识。

2. 盲目追求快针,强刺激,采用重手法操作而致损伤。

3. 针刀术后,用手法矫形时过于粗暴。

（二）临床表现

1. 在针刀进针、松解过程中,突然有触电感或出现沿外周神经向末梢或逆行向上放散的一种麻木感。若有损伤,多在术后 1 日左右出现异常反应。

2. 轻者可无其他症状,较重者可同时伴有该神经支配区内的麻木、疼痛、温度觉改变或功能障碍。

根据损伤的神经干不同,其临床表现也各有特点:

（1）正中神经损伤:桡侧 3 个半手指掌侧及相应指远节背面皮肤感觉障碍;前臂屈肌无力,桡侧三指不能屈曲,拇指对掌功能障碍,日久可出现大鱼际萎缩,握拳无力,拇指与小指不能对捏。

（2）桡神经损伤:第 1、2 掌骨背侧皮肤感觉减退或消失;桡神经支配区域肌肉无力,伸腕肌、伸指肌麻痹而致腕下垂,日久而出现前臂背侧肌肉萎缩;如果在桡神经沟以上损伤,则可使肱三头肌麻痹,出现主动伸直时关节障碍。双手举起,手掌向前,四指并拢伸直,拇指自然伸开,两手掌相比观察可见,患侧拇指处于内收位,不能主动外展和背伸,握拳试验、合掌分掌试验阳性。

（3）尺神经损伤:小指、环指指间关节屈曲,掌指关节伸直,形成"爪状"畸形,拇指不能内收,其余四指不能外展,骨间肌无力,小鱼际萎缩,手部尺侧,尺侧 1 个半手指感觉障碍。拇指尖和食指尖不能相触成 O 形,握拳试验、夹指试验阳性。

（4）坐骨神经损伤:腘绳肌肌无力而使主动屈曲膝关节困难,小腿外侧、足部皮肤疼痛或感觉障碍,肌肉麻痹,出现垂足畸形;趾、踝关节屈伸活动障碍。

（5）腓总神经损伤:足不能主动背屈及外翻,自然状态表现为足下垂。行走困难,行走时需高抬脚,落下时足尖下垂先着地,足跟后着地,否则容易跌倒。小腿前外侧、足背部皮肤感觉障碍。

### （三）处理方法

1. 出现神经刺激损伤现象,应立即停止针刀操作。若患者疼痛、麻木明显,可局部先行以麻药、类固醇类药、维生素 B 族药等配伍封闭。

2. 24 小时后,给予热敷、理疗、口服中药,按照神经分布区行针灸治疗。

3. 局部轻柔按摩,在医生指导下加强功能锻炼。

4. 若神经已被切断,需要手术吻合。

### （四）预防

1. 熟悉局部解剖结构是针刀手术的基本要求。

2. 严格按照四步进针刀规程操作。

## 五、骨折

针刀治疗过程中或针刀术后手法所造成的骨折。

### （一）发生原因

1. 针刀治疗过程中使用的刀法不当,操作过于粗暴。

2. 行针刀特型松解术过程中,骨锤敲击力度掌握不佳,容易引起脊柱或关节部位骨折。

3. 针刀术后手法操作不当,强行使用扳法容易造成脊柱骨折,按压法容易造成肋骨骨折。

4. 骨骼本身病变,如有些患者骨质疏松或患有骨病,容易造成骨折。

### （二）临床表现

1. 疼痛 骨折处可有明显疼痛或压痛。

2. 畸形 骨折断端移位后,受伤部位的外观形状会随之发生改变。

3. X 线片可以确定骨折的部位、类型以及骨折移位方向。

### （三）处理方法

1. 立即停止针刀操作,对骨折处制动。

2. 立即行 X 线或其他检查,以明确骨折及类型。

3. 请骨科医生会诊,确定治疗方案。

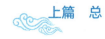

### （四）预防

1. 不同部位选择合适的刀法,并控制刀法的力量。
2. 针刀治疗过程中应严格按照四步进针刀规程操作,切不可使用蛮力、暴力。
3. 对低龄或高龄患者应小心、温柔操作,随时观察患者全身情况。

## 学习小结

### 1. 学习内容

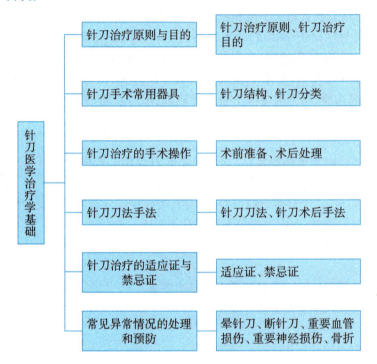

### 2. 学习方法

在掌握针刀治疗原则与目的的基础上,分清针刀与手法的主次关系;熟悉针刀常用器具;掌握针刀治疗的术前准备与术后处理;掌握针刀治疗的适应证和禁忌证,对常见异常情况做到能处理和预防,规避风险。

（张义　刘建民）

## 复习思考题

1. 请简述针刀的型号。
2. 针刀治疗在术前应做哪些准备?
3. 什么是四步进针刀规程?
4. 针刀治疗术后应如何处理?
5. 针刀治疗术后如何处理出血或血肿?

# 第五章

## 躯干慢性软组织损伤疾病

**学习目的**

通过本章学习,熟悉躯干慢性软组织损伤疾病的病因病理、临床表现,掌握各病的应用解剖、诊断要点及针刀治疗。

**学习要点**

重点掌握常见躯干慢性软组织损伤疾病的针刀应用解剖、诊断要点及针刀治疗。

## 第一节　帽状腱膜挛缩

【概述】

本病是头部浅表软组织慢性损伤后,在组织修复过程中帽状腱膜与周围组织发生粘连、瘢痕和挛缩,卡压血管、神经所引起的临床综合征。本病多无明确诊断,极易发生误诊,针刀整体松解术疗效较好,若操作准确到位,1 次即可治愈,如症状无改善,应考虑诊断是否正确或是否合并其他软组织损伤。

【针刀应用解剖】

帽状腱膜为坚韧的致密腱膜,前连额肌,后连枕肌。在两侧,腱膜逐渐变薄,延续为附于颞区的颞筋膜浅层。帽状腱膜紧临头部皮下,与颅骨骨膜之间没有肌间膜相连,由致密的结缔组织与脂肪组织构成,并通过许多结缔组织小梁将脂肪组织分成无数小格,内有血管及神经通过,可以分为前后两组。前组:距正中线 2cm 处有滑车上动静脉和滑车上神经,距正中线 2.5cm 处有眶上动静脉和眶上神经。后组:行于枕区的枕动静脉和枕大神经(图 5-1)。

【病因病理】

头部浅表外伤或皮肤的感染性疾病如疖均可累及帽状腱膜,人体为了自我代偿,在组织修复的过程中,损伤处的腱膜与周围组织产生粘连,进而纤维化形成瘢痕并挛缩,造成局部解剖结构的力平衡失调。通过其中的血管神经受到牵拉和压迫,而且挛缩造成局部体液流通不畅、代谢产物堆积、局部张力增加,刺激局部敏感神经末梢,引起疼痛、麻木等症状。

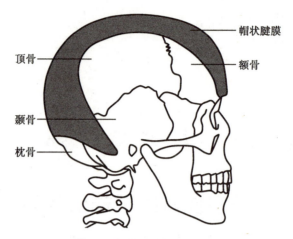

图 5-1 帽状腱膜解剖示意图

【临床表现】

头部不适、紧箍感,通常为顶枕部胀痛发麻,严重者可放射至颞部。持续性钝痛,当受寒或挤压病损处时痛感加剧,可为针刺状。挛缩严重者可卡压枕大神经,引起神经卡压相应症状。

【诊断要点】

1. 头部区域性胀痛发麻并有紧箍感。

2. 头部浅表有外伤或感染性疾病发作史。

3. 损伤处有压痛点,受寒冷刺激或挤压损伤区痛感加剧。

4. 排除其他引起头痛的内外科疾病。

【针刀治疗】

1. 治疗原则 针刀治疗本病的关键点在于松解帽状腱膜在枕骨和额骨的附着点,及腱膜应力集中部位的粘连、瘢痕、挛缩,使帽状腱膜的力学平衡得到恢复,达到缓解疼痛及其伴发症状的效果。

2. 操作方法

(1) 体位:坐位。

(2) 体表定位:前额发际的正中线向左右旁开 3cm,枕外隆凸向左右旁开 3cm。

(3) 消毒:常规消毒铺巾。

(4) 麻醉:用 1% 利多卡因局部浸润麻醉,每个治疗点注药 1ml。

(5) 刀具:Ⅰ型 4 号直形针刀。

(6) 针刀操作(图 5-2)

1)第 1 支针刀松解前额右侧帽状腱膜的粘连和瘢痕。针刀体与进针刀处颅骨骨面垂直,刀口线与帽状腱膜纤维走行方向一致,严格按照四步进针刀规程进针刀,针刀经皮肤、皮下、筋膜到达帽状腱膜后,提插切开 2~3 刀,范围 0.5cm。

2)第 2 支针刀松解前额左侧帽状腱膜的粘连和瘢痕。操作方法同第 1 支针刀。

3)第 3 支针刀松解枕部右侧帽状腱膜的粘连和瘢痕。操作方法同第 1 支针刀。

4)第 4 支针刀松解枕部左侧帽状腱膜的粘连和瘢痕。操作方法同第 1 支针刀。

5)术毕,拔出针刀,局部压迫止血 3 分钟,创可贴覆盖针刀口。

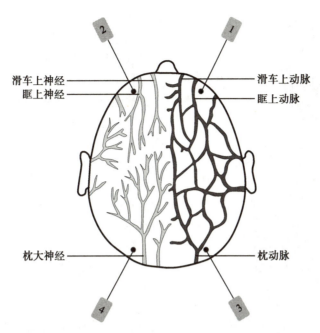

滑车上神经
眶上神经
枕大神经
滑车上动脉
眶上动脉
枕动脉

图 5-2　针刀松解帽状腱膜示意图

（7）注意事项：头部神经血管众多，定点时必须避开神经血管，针刀操作过程中要严格遵守四步进针刀规程，不可大面积暴力切开。

【针刀术后手法】

拇指在施术周围将头皮向四周推拉 2 次。

# 第二节　斜方肌损伤

【概述】

本病多发于青壮年体力劳动者，常因肩扛重物、颈部过度侧屈等急慢性损伤引起。斜方肌覆盖了颈肩后部，因颈肩部活动幅度较大、频率较高，故斜方肌上段损伤较多，临床主要表现为颈肩部的慢性疼痛。

【针刀应用解剖】

斜方肌为位于项区与胸背区上部的三角形扁阔肌，于后正中线两侧左右各一块。斜方肌起自上项线、枕外隆凸、项韧带及全部胸椎的棘突，肌纤维向两侧移行止于锁骨外侧端、肩峰及肩胛冈处。斜方肌上部肌束收缩时可使肩胛骨外旋，下部肌束收缩时可使肩胛骨下移，整体收缩时可使肩胛骨向脊柱靠拢。当肩胛骨固定时，两侧斜方肌收缩可使头后仰；一侧斜方肌收缩可使颈部屈向同侧（图 5-3）。

【病因病理】

暴力撞击、摔伤以及挥鞭式损伤（汽车急刹车），导致头颈突然摆动，使斜方肌拉伤出现急性损伤，产生疼痛，通过组织代偿或不彻底治疗疼痛缓解，日久出现损伤组织变性，造成斜方肌的慢性损伤。或长期歪头扛重物及长期低头伏案工作，斜方肌反复被牵拉撕伤，肌肉起止点及行径路线产生纤维增生、粘连、瘢痕，可触及条索、硬结，甚至在枕骨后斜方肌附着点产生骨质增生。由于人体脊柱与外周软组织的生物力关系

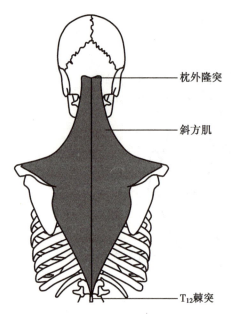

图 5-3 斜方肌解剖示意图

枕外隆突

斜方肌

T₁₂棘突

相互影响,当一侧斜方肌受力异常,最终会引起对侧的斜方肌力平衡失调,患侧和对侧都会产生相应的临床表现。

【临床表现】

患侧颈、肩、背部酸痛沉紧,活动颈部时患处有牵拉感,多为缓慢发病,以单侧损伤多见;颈项部酸痛、僵硬,喜向患侧做后仰活动,甚至伴有头痛;按压、捶打患处有舒服感并可缓解症状;严重者,低头、旋颈等活动障碍;有些患者只有肩背痛,如背负重物感。

【诊断要点】

1. 颈肩背部酸胀不适,沉重感,患者头部略向患侧偏歪。

2. 枕外隆凸下稍外部肌肉隆起处压痛,肌纤维变性,弹性减退。颈根部和肩峰之间及肩胛冈上、下缘可触及条索状物,压之酸胀或疼痛,可牵及患肩和患侧头枕部。

3. 固定患肩,向健侧旋转患者头颈部,可引起疼痛。

4. X 线片一般无明显变化,病程长者,枕后肌肉在骨面附着处可有骨质增生形成。

【针刀治疗】

1. 治疗原则　针刀治疗本病的关键点在于松解斜方肌在枕外隆凸、第 7 颈椎棘突、第 12 胸椎棘突、肩胛冈、肩峰等附着点的粘连、瘢痕、挛缩,使斜方肌的力学平衡得到恢复,达到缓解疼痛的效果。

2. 操作方法

(1) 体位:俯卧位。

(2) 体表定位:枕外隆凸、第 7 颈椎棘突、第 12 胸椎棘突、肩胛冈、肩峰。

(3) 消毒:常规消毒铺巾。

(4) 麻醉:用 1% 利多卡因局部浸润麻醉,每个治疗点注药 1ml。

(5) 刀具:Ⅰ型 4 号直形针刀。

(6) 针刀操作(图 5-4)

1) 第 1 支针刀松解斜方肌枕外隆凸起点处的粘连、瘢痕。在枕外隆凸上项线上定位,刀口线与人体纵轴方向一致,针刀体向脚侧倾斜 30°,严格按四步进针刀规程进针刀,针刀经皮肤、皮下、筋膜,达枕外隆凸骨面,调转刀口线 90°,向下铲剥 2~3 刀,范围 0.5cm。

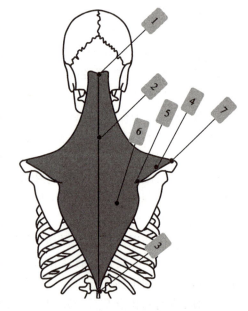

图 5-4　针刀松解斜方肌示意图

2）第 2 支针刀松解斜方肌第 7 颈椎起点处的粘连、瘢痕。在第 7 颈椎棘突处定位,刀口线与人体纵轴方向一致,针刀体与皮肤垂直,严格按四步进针刀规程进针刀,针刀经皮肤、皮下、筋膜,达第 7 颈椎棘突顶点骨面,铲剥 2~3 刀,范围 0.5cm。

3）第 3 支针刀松解斜方肌第 12 胸椎起点处的粘连、瘢痕。在第 12 胸椎棘突处定位,刀口线与人体纵轴方向一致,针刀体与皮肤垂直,严格按四步进针刀规程进针刀,针刀经皮肤、皮下、筋膜,达第 12 胸椎棘突顶点骨面,铲剥 2~3 刀,范围 0.5cm。

4）第 4 支针刀松解斜方肌在肩胛冈上缘止点的粘连、瘢痕。在肩胛冈上缘定位,刀口线与斜方肌肌纤维方向一致,针刀体与皮肤垂直,严格按四步进针刀规程进针刀,针刀经皮肤、皮下、筋膜,达肩胛冈上缘骨面,铲剥 2~3 刀,范围 0.5cm。

5）第 5 支针刀松解斜方肌在肩胛冈下缘止点处的粘连、瘢痕。在肩胛冈下缘定位,刀口线与斜方肌肌纤维方向一致,针刀体与皮肤垂直,严格按四步进针刀规程进针刀,针刀经皮肤、皮下、筋膜,达肩胛冈下缘骨面,铲剥 2~3 刀,范围 0.5cm。

6）第 6 支针刀松解斜方肌与背阔肌交界处的粘连、瘢痕。在第 6 胸椎棘突旁开 5cm 处定位,刀口线与斜方肌肌纤维方向一致,针刀体与皮肤垂直,严格按四步进针刀规程进针刀,针刀经皮肤、皮下、筋膜,当刀下有韧性感或者酸胀感时,即到达斜方肌与背阔肌交界瘢痕处,纵横分离 2~3 刀,范围 0.5cm。

7）第 7 支针刀松解斜方肌肩峰止点的粘连瘢痕。在肩峰处定位,刀口线与斜方肌肌纤维方向一致,针刀体与皮肤垂直,严格按四步进针刀规程进针刀,针刀经皮肤、皮下、筋膜,达肩峰骨面,铲剥 2~3 刀,范围 0.5cm。

8）术毕,拔出针刀,局部压迫止血 3 分钟,创可贴覆盖针刀口。

(7) 注意事项:松解斜方肌与背阔肌交界处的粘连、瘢痕时,针刀在肋骨面上操作,切不可深入肋间,否则可引起创伤性气胸。

【针刀术后手法】

针刀术后,患者正坐位,助手单膝顶在患者背部中间,术者站在患者前面,双手放在肩关节上方,固定肩关节,嘱患者抬头挺胸,在患者挺胸到最大位置时,术者双手突然放开,使斜方肌强力收缩 1 次即可。

## 第三节　头夹肌损伤

【概述】

本病是由于头夹肌长期慢性损伤,导致其在颈椎、胸椎的附着点处产生粘连和瘢痕,局部产生圆形隆起,俗称"扁担疙瘩"。主要症状为颈后的僵硬、疼痛和沉重感。本病多见于颈项部长期负重的体力劳动者和伏案工作者。

【针刀应用解剖】

头夹肌起于上位胸椎的棘突及项韧带下部,止于上项线外侧端及乳突后缘,它和枕肌共同在上项线外侧端交织附着,枕肌又移行于帽状腱膜,与额肌一前一后共同紧张帽状腱膜。单侧收缩,使头转向同侧,双侧收缩,使头后仰(图 5-5)。

【病因病理】

头夹肌是使头后仰的主要肌肉之一,头颈部活动以第 1 胸椎为主要支点,而胸椎活动幅度较小,头颈部频繁大幅度活动时,第 7 颈椎棘突成为应力集中点,组织为代偿

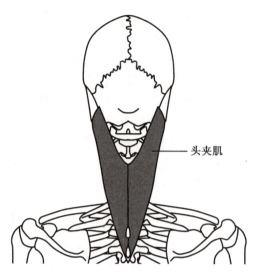

图 5-5　头夹肌解剖示意图

这种异常应力产生粘连、瘢痕和挛缩，日久则造成第 7 颈椎部的圆形隆起，形成"扁担疙瘩"。部分患者会在颈胸交界部位和乳突部位的骨面附着处生成骨质增生。由于人体脊柱与外周软组织的生物力关系相互影响，一侧头夹肌受力异常，最终会引起对侧的力平衡失调，患侧和对侧都会产生相应的临床表现。

【临床表现】

患侧枕骨缘的乳突或颈椎、胸椎交界处疼痛，转头或仰头受限，颈项部有僵硬、沉重感。热敷可使颈项部松弛，但附着处疼痛始终存在。气候变化或劳累时，不适感加重。

【诊断要点】

1. 有外伤史或劳损史。

2. 在颈椎、胸椎交界处或枕骨缘乳突部位，单侧或双侧有压痛。

3. 用手掌压住颈后部，将颈部下压使其低头，再令患者努力抬头伸颈，可使疼痛加剧。

【针刀治疗】

1. 治疗原则　针刀治疗本病的关键点在于松解头夹肌在第 3 颈椎、第 7 颈椎和第 3 胸椎的棘突顶点、双侧乳突后缘附着点的粘连、瘢痕、挛缩，使头夹肌的力学平衡得到恢复，达到缓解疼痛及逐渐恢复组织厚度的效果，从而治愈该病。

2. 操作方法

（1）体位：俯卧低头位。

（2）体表定位：第 3 颈椎、第 7 颈椎和第 3 胸椎的棘突顶点；双侧乳突后缘。

（3）消毒：常规消毒铺巾。

（4）麻醉：用 1% 利多卡因局部浸润麻醉，每个治疗点注药 1ml。

（5）刀具：Ⅰ型 4 号直形针刀。

（6）针刀操作（图 5-6）

1）第 1 支针刀松解头夹肌在第 3 颈椎棘突顶点粘连、瘢痕。刀口线与人体纵轴一致，针刀体向头侧倾斜 45°，与棘突呈 60°，严格按照四步进针刀规程进针刀。针刀经皮肤、皮下组织、筋膜、肌肉达第 3 颈椎棘突顶点骨面后，紧贴

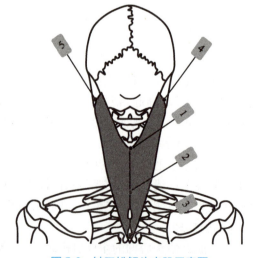

图 5-6　针刀松解头夹肌示意图

棘突顶点及两侧铲剥 2~3 刀,范围 0.5cm。

2）第 2 支针刀松解头夹肌在第 7 颈椎棘突顶点的粘连、瘢痕,操作方法同第 1 支针刀。

3）第 3 支针刀松解头夹肌在第 3 胸椎棘突顶点的粘连、瘢痕,操作方法同第 1 支针刀。

4）第 4 支针刀松解右侧头夹肌在乳突附着处的粘连、瘢痕。刀口线与人体纵轴一致,针刀体向脚侧倾斜 45°,与枕骨垂直,严格按照四步进针刀规程进针刀。针刀经皮肤、皮下组织、筋膜、肌肉达乳突骨面后,向下铲剥 2~3 刀,范围 0.5cm。

5）第 5 支针刀松解左侧头夹肌在乳突附着处的粘连、瘢痕。操作方法同第 4 支针刀。

6）术毕,拔出针刀,局部压迫止血 3 分钟,创可贴覆盖针刀口。

（7）注意事项

1）针刀松解上项线处的软组织时,针刀体要向脚侧倾斜 45°,不得和人体纵轴垂直刺入,以免针刀刺入枕骨大孔;针刀松解颈椎、胸椎棘突时,针刀体向头侧倾斜 45°,与棘突呈 60°,不得和人体纵轴垂直刺入,以免针刀刺入椎管。

2）对于病情较重的患者,松解头夹肌起点与止点后,症状仍然存在者,需要做头夹肌行径路线中的针刀松解。

【针刀术后手法】

针刀术毕,一手前臂尺侧压住患侧下颌,另一手掌托住对侧枕部,将颈部转向对侧,用力牵拉下弹压 2 次,颈托固定 7 天。

# 第四节　胸锁乳突肌肌腱炎

【概述】

本病是由于经常转颈、突然过度转头和睡眠姿势不良等原因,导致胸锁乳突肌的急慢性劳损。临床上主要表现为转颈受限,颈部僵硬、疼痛,被动转颈或后伸颈部可引起胸锁乳突肌肌腱疼痛加重,甚至痉挛。本病常于睡眠后发病,其原因可能是睡眠时头部保持固定,肌腱局部血运减缓,代谢减慢,不良的睡眠姿势可加重胸锁乳突肌的牵拉损伤。

【针刀应用解剖】

胸锁乳突肌起自胸骨柄前面及锁骨胸骨端,止于乳突及枕骨上项线。一侧收缩使头转向对侧,两侧收缩使头后仰,还有提胸廓、协助深吸气的作用（图 5-7）。

【病因病理】

经常转颈、突然过度转头或睡眠姿势不良等原因造成胸锁乳突肌肌腱的积累性损伤,由于受凉或再次过度牵拉,造成局部代谢物障碍而引起水肿,代谢物刺激肌腱可造成肌腱疼痛,

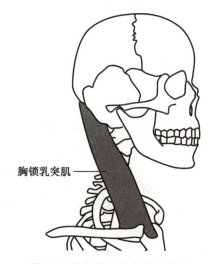

胸锁乳突肌

图 5-7　胸锁乳突肌解剖示意图

肌肉痉挛,发展成为慢性劳损后,可在胸锁乳突肌行径路线上触及条索、硬结。有时胸锁乳突肌在骨面附着处可有骨质增生形成。由于人体脊柱与外周软组织的生物力关系相互影响,一侧胸锁乳突肌受力异常,最终会引起对侧的力平衡失调,患侧和对侧最终都会产生相应的临床表现。

【临床表现】

一般都于睡眠起身后突然发作,患者颈部旋转活动受限,僵硬,勉强转颈会引起患侧颈部痉挛性疼痛。

【诊断要点】

1. 无明显外伤史,但有经常转颈、突然过度转头、睡眠姿势不良和颈部肌肉劳损史。

2. 转颈受限,颈部僵硬。

3. 被动转颈或后伸颈部可引起胸锁乳突肌肌腱疼痛和胸锁乳突肌痉挛。

4. 胸锁乳突肌附着处有明显压痛。

【针刀治疗】

1. 治疗原则 针刀治疗本病的关键点在于松解胸锁乳突肌在胸骨柄前面、锁骨中内 1/3 上缘等附着点及胸锁乳突肌肌腹部的粘连、瘢痕、挛缩,使胸锁乳突肌的力学平衡得到恢复,达到缓解疼痛,恢复其功能的效果,从而治愈该病。

2. 操作方法

(1) 体位:卧位,头偏向对侧。

(2) 体表定位:胸骨柄前面、锁骨中内 1/3 上缘、胸锁乳突肌肌腹部。

(3) 消毒:常规消毒铺巾。

(4) 麻醉:用 1% 利多卡因局部浸润麻醉,每个治疗点注药 1ml。

(5) 刀具:Ⅰ型 4 号直形针刀。

(6) 针刀操作:以右侧胸锁乳突肌损伤为例(图 5-8)。

1) 第 1 支针刀松解右侧胸锁乳突肌胸骨头起点的粘连、瘢痕。在胸骨柄前面定点,刀口线与胸锁乳突肌肌纤维方向一致,针刀体与皮肤垂直,严格按四步进针刀规程进针刀,针刀经皮肤、皮下、筋膜、肌肉达骨面附着处,调转刀口线 90°,与胸锁乳突肌肌纤维方向垂直,在骨面上向内铲剥 2~3 刀,范围 0.5cm。

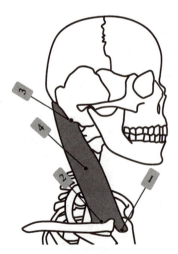

图 5-8 针刀松解胸锁乳突肌示意图

2) 第 2 支针刀松解右侧胸锁乳突肌锁骨部起点的粘连、瘢痕。在锁骨中内 1/3 上缘定点,刀口线与胸锁乳突肌肌纤维方向一致,针刀体与皮肤呈 90°,严格按四步进针刀规程进针刀,针刀经皮肤、皮下、筋膜、肌肉达骨面附着处,调转刀口线 90°,与胸锁乳突肌肌纤维方向垂直,在骨面上向内铲剥 2~3 刀,范围 0.5cm。

3) 第 3 支针刀松解右侧胸锁乳突肌止点在颞骨乳突的粘连、瘢痕。刀口线与胸锁乳突肌肌纤维方向一致,针刀体与枕骨面呈 90°,严格按四步进针刀规程进针刀,针刀经皮肤、皮下、筋膜、肌肉达骨面附着处,调转刀口线 90°,在乳突骨面上向乳突尖方向铲剥 2~3 刀,范围 0.5cm。

4)第 4 支针刀松解右侧胸锁乳突肌肌腹部的粘连、瘢痕。在颞骨乳突定点,刀口线与胸锁乳突肌肌纤维方向一致,针刀体与皮肤呈 90°,严格按四步进针刀规程进针刀,针刀经皮肤、皮下、筋膜、肌肉,纵横分离 2~3 刀,范围 0.5cm。

5)术毕,拔出针刀,局部压迫止血 3 分钟,创可贴覆盖针刀口。

(7)注意事项

1)胸锁乳突肌胸骨头及锁骨部起点处松解时,应在骨面上进行,针刀不可偏离骨面,应严格控制松解范围,否则可能引起创伤性气胸。肌腹部松解时,针刀在肌腹内部寻找病变点,不可穿过肌肉,否则易引起血管破裂出血。

2)如果两侧胸锁乳突肌损伤同时出现症状,患者能够承受手术,可以在一侧手术完成后,将头转向对侧,再做另一侧手术。

【针刀术后手法】

针刀术毕,一手前臂尺侧压住患侧下颌,另一手掌托住对侧枕部,将颈部转向对侧,用力牵拉下弹压数次,颈托固定 7 天。

# 第五节　肩胛提肌损伤

【概述】

本病又称为肩胛提肌综合征,是以肩背部及项部疼痛不适,有酸重感,严重时影响颈肩及上肢活动为主要表现的病症。慢性发病者为多,常反复发作、经久不愈,是临床较为常见的一种颈肩部软组织损伤疾病。本病以中青年患者居多,多有长期使用电脑或伏案工作史。肩胛提肌损伤往往被含糊地诊断为颈部损伤、肩颈痛、肩胛痛,也有的被误诊为颈椎病、肩周炎或落枕等。

【针刀应用解剖】

肩胛提肌起自上 4 个颈椎横突的后结节,止于肩胛骨脊柱缘内侧角的上部。作用是上提肩胛骨并使肩胛骨转向内上方(图 5-9)。

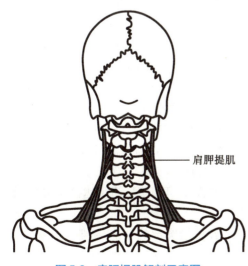

肩胛提肌

图 5-9　肩胛提肌解剖示意图

【病因病理】

肩胛提肌急性损伤多由突然性动作造成,颈部过度前屈及突然扭转易使肩胛提肌的起点,即上 4 个颈椎横突后结节的肌纤维撕裂,或上肢突然后伸,使肩胛骨迅速上提和向内上旋,肩胛提肌突然强烈收缩,导致肩胛提肌止点即肩胛骨内上角肌腱撕裂,引起局部肿胀、肌痉挛,出现颈肩疼痛,后期组织通过粘连、瘢痕代偿形成慢性损伤。慢性损伤与长期低头并稍转向一侧的姿势、长期过度负重用力、急性损伤未有效治疗,以及局部感受外邪侵袭等有关,如长期伏案工作、织毛衣、枕头过高等,肩胛提肌被长期牵拉导致肌肉痉挛、水肿、缺血、局部代谢产物堆积,形成条索硬结等。有时颈椎横突后结节或肩胛骨内上角有骨质增生形成。

【临床表现】

颈肩疼痛,转为慢性后,迁延难愈。患侧上肢后伸受限,患侧肩胛骨脊柱缘内侧上端和颈上段疼痛,不敢舒展躯干上段。睡眠时健侧向下,翻身困难,白天常有患侧抬肩畸形。

【诊断要点】

1. 有突发性损伤史或劳损史。

2. 颈肩背部疼痛。

3. 在肩胛骨内上角或上 4 个颈椎横突处有压痛点。

4. 上肢后伸,并将肩胛骨上提或内旋,可引起疼痛加剧,或不能完成此动作。

5. X 线摄片排除颈椎及肩胛骨器质性病变。

【针刀治疗】

1. 治疗原则　针刀治疗本病的关键点在于松解肩胛提肌在肩胛骨内上角,第 1~第 4 颈椎横突后结节附着点的粘连、瘢痕、挛缩,使肩胛提肌的力学平衡得到恢复,达到缓解疼痛的效果,从而治愈该病。

2. 操作方法

(1) 体位:俯卧低头位。

(2) 体表定位:肩胛骨内上角,第 1~第 4 颈椎横突后结节。

(3) 消毒:常规消毒铺巾。

(4) 麻醉:用 1% 利多卡因局部浸润麻醉,每个治疗点注药 1ml。

(5) 刀具:Ⅰ型 4 号直形针刀。

(6) 针刀操作:以右侧肩胛提肌损伤为例(图 5-10)。

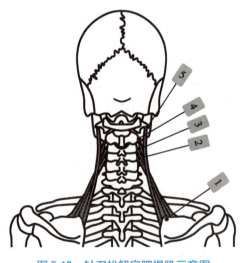

图 5-10　针刀松解肩胛提肌示意图

1) 第 1 支针刀松解肩胛提肌止点在肩胛骨内上角边缘的粘连、瘢痕。刀口线方向和肩胛提肌肌纤维方向平行,针刀体和背部皮肤呈 90°,严格按照四步进针刀规程进针刀,针刀经皮肤、皮下组织、筋膜、肌肉达肩胛骨内上角边缘骨面,调转刀口线 90°,向肩胛骨内上角边缘骨面铲剥 2~3 刀,范围 0.5cm。

2) 第 2 支针刀松解肩胛提肌起点在第 4 颈椎横突部的粘连、瘢痕。在第 4 颈椎横突部定点,刀口线方向和颈椎纵轴平行,针刀体和颈部皮肤呈 90°,严格按照四步进针刀规程进针刀,针刀经皮肤、皮下组织、筋膜达横突尖部,铲剥

2~3 刀,范围 0.5cm。

3) 第 3 支针刀松解肩胛提肌起点在第 3 颈椎横突部的粘连、瘢痕。在第 3 颈椎横突部定点,操作方法同第 2 支针刀。

4) 第 4 支针刀松解肩胛提肌起点在第 2 颈椎横突部的粘连、瘢痕。在第 2 颈椎

横突部定点,操作方法同第 2 支针刀。

5）第 5 支针刀松解肩胛提肌起点在第 1 颈椎横突部的粘连、瘢痕。在第 1 颈椎横突部定点,操作方法同第 2 支针刀。

6）术毕,拔出针刀,局部压迫止血 3 分钟,创可贴覆盖针刀口。

（7）注意事项

1）止点松解:对于肥胖患者,在确定肩胛骨内上角困难时,让患者上下活动肩关节,医生用拇指先摸到肩胛冈,然后向上寻找到肩胛骨的内上角,如不能确定解剖位置,则不可盲目做针刀松解,否则可能因为解剖位置不清楚,造成创伤性气胸等严重后果。针刀操作时,铲剥一定要在骨面上进行,不能脱离骨面。

2）起点松解:必须熟悉颈部的解剖结构,掌握局部神经血管走向,否则可能引起椎动脉或神经根损伤等严重并发症。

【针刀术后手法】

采用阻抗耸肩手法。针刀术毕,患者坐位,医生站在患者后面,双前臂压住患者肩部,嘱患者向上耸肩,当患者耸肩到最大位置时,在不通知患者的情况下,医生突然放开双前臂,使肩胛提肌全力收缩,以拉开残余粘连,1 次即可。

# 第六节 菱形肌损伤

【概述】

本病又称菱形肌综合征,是由于急慢性损伤导致菱形肌局部肌肉痉挛、粘连而产生的以肩背部酸胀、疼痛、沉重、压迫感为主要临床表现的疾病,是常见的肩背部软组织损伤疾患之一。本病多见于长期坐姿低头工作者,如财会人员、教师、电脑操作人员等,发病率有逐年上升的趋势。以往临床上对本病的认识不足,常与颈椎病混淆。

【针刀应用解剖】

小菱形肌呈窄带状,起自下位两个颈椎棘突,附着于肩胛骨脊柱缘的上部,在大菱形肌上方,与大菱形肌之间隔以菲薄的蜂窝组织层。大菱形肌菲薄而扁阔,呈菱形,起自上位 4 个胸椎的棘突,向外下几乎附着于肩胛骨脊柱缘的全程。大、小菱形肌与肩胛提肌、前锯肌止点范围较广泛,有些肌纤维或纤维束可褶皱或伸展至肩胛骨靠近内侧缘的背面和肋骨面附着。功能为内收及内旋肩胛骨,并上提肩胛骨,使之接近中线（图 5-11）。

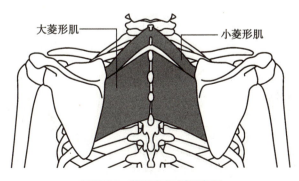

图 5-11 菱形肌解剖示意图

【病因病理】

菱形肌急性损伤大多由上肢猛力掷物、摔跤或上肢向后下方猛然用力引起,未经治疗或治疗不当,菱形肌产生粘连、瘢痕、挛缩,日久形成慢性损伤,产生慢性疼痛,在菱形肌起止点及行径路线上可触及条索硬结,有时菱形肌在骨面附着处可有骨质增生形成。一侧菱形肌受力异常,最终会引起对侧的力平衡失调,患侧和对侧最终都会产生相应的临床表现。

【临床表现】

本病在菱形肌急性损伤症状缓和很长一段时间后才发病。急性发作时肩胛背部酸痛,肌肉僵硬发板,有沉重感,阴雨天及劳累后可使症状加重,严重者不能入睡,翻身困难。走路时因患侧疼痛而肩部下沉,不敢持物和自由活动。

【诊断要点】

1. 有急慢性劳损史。

2. 在脊柱与肩胛骨内侧缘的后背部疼痛,如负重物感。

3. 低头双手抱胸时疼痛加重,即菱形肌牵拉试验阳性。

4. 头后伸挺胸、双上肢后伸时疼痛,即菱形肌收缩试验阳性。

5. 在菱形肌止点或肌腹部可扪及痛性结节。

【针刀治疗】

1. 治疗原则 针刀治疗本病的关键点在于松解菱形肌在第6颈椎、第1胸椎、第2胸椎、第4胸椎棘突顶部、肩胛骨脊柱缘等附着点的粘连、瘢痕、挛缩,使菱形肌的力学平衡得到恢复,达到缓解疼痛的效果,从而治愈该病。

2. 操作方法

（1）体位:俯卧位。

（2）体表定位:第6颈椎、第1胸椎、第2胸椎、第4胸椎棘突顶部,肩胛骨脊柱缘上段、下段。

（3）消毒:常规消毒铺巾。

（4）麻醉:用1%利多卡因局部浸润麻醉,每个治疗点注药1ml。

（5）刀具:Ⅰ型4号直形针刀。

（6）针刀操作(图5-12)

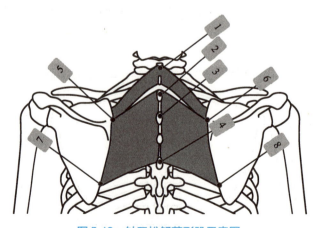

图5-12　针刀松解菱形肌示意图

1）第 1 支针刀松解小菱形肌起点在第 6 颈椎棘突顶部的粘连、瘢痕。在第 6 颈椎棘突顶部定位，刀口线与脊柱纵轴方向一致，针刀体与皮肤呈 90°，严格按四步进针刀规程进针刀，针刀经皮肤、皮下组织、筋膜达颈椎棘突顶点骨面，铲剥 3 刀，范围 0.5cm，然后分别沿棘突两侧向棘突根部提插切开 2～3 刀，范围 0.5cm。

2）第 2 支针刀松解大菱形肌起点上部在第 1 胸椎棘突顶部的粘连、瘢痕。在第 1 胸椎棘突顶部定位，操作方法同第 1 支针刀。

3）第 3 支针刀松解大菱形肌起点中部在第 2 胸椎棘突顶部的粘连、瘢痕。在第 2 胸椎棘突顶部定位，操作方法同第 1 支针刀。

4）第 4 支针刀松解大菱形肌起点下部在第 4 胸椎棘突顶部的粘连、瘢痕。在第 4 胸椎棘突顶部定位，操作方法同第 1 支针刀。

5）第 5 支针刀松解左侧小菱形肌止点在左肩胛骨脊柱缘上段的粘连、瘢痕。在左肩胛骨脊柱缘上段定点，刀口线和小菱形肌肌纤维方向平行，针刀体和背部皮肤呈 90° 刺入，严格按四步进针刀规程进针刀，针刀经皮肤、皮下组织，达肩胛骨内侧骨面，然后针刀小心向内寻找肩胛骨内侧缘，当刀下有落空感时，即到达小菱形肌止点骨面，调转刀口线 90°，向内铲剥 2～3 刀，范围 0.5cm。

6）第 6 支针刀松解右侧小菱形肌止点在右肩胛骨脊柱缘上段的粘连、瘢痕。在右肩胛骨脊柱缘上段定点，操作方法同第 5 支针刀。

7）第 7 支针刀松解左侧大菱形肌止点在左肩胛骨脊柱缘下段的粘连、瘢痕。在左肩胛骨脊柱缘下段定点，操作方法同第 5 支针刀。

8）第 8 支针刀松解右侧大菱形肌止点在右肩胛骨脊柱缘下段的粘连、瘢痕。在右肩胛骨脊柱缘下段定点，操作方法同第 5 支针刀。

9）术毕，拔出针刀，局部压迫止血 3 分钟，创可贴覆盖针刀口。

（7）注意事项

1）做起止点松解时，必须先确定骨性标志，尤其是脊柱缘的确定非常重要，方法是让患者上下活动肩胛骨，医生用拇指触摸到肩胛骨脊柱缘。切不可盲目做针刀松解，否则可能因为解剖位置不清，造成创伤性气胸等严重后果。针刀操作时，铲剥一定要在骨面上进行，不能脱离骨面。

2）做肌腹部松解时，针刀要在肋骨骨面上操作，切记不可深入肋间，否则会引起创伤性气胸。

【针刀术后手法】

采用阻抗扩胸手法，患者取坐位，双肩关节外展 90°，做好扩胸姿势，医生站在患者后面，双手推住患者的双肘关节后方，嘱患者扩胸，当扩胸到最大位置时，医生突然放开双手，使菱形肌全力收缩，以松解残余粘连。

## 第七节　下后锯肌损伤

【概述】

下后锯肌损伤常见于剧烈运动，突然转身、弯腰或其他不协调的活动，使呼吸节律突然打乱所致。受伤后均为肋部疼痛，呼吸受限，俗称"岔气"。

【针刀应用解剖】

下后锯肌在背阔肌深面,竖脊肌浅面,为背肌的第三层肌。该肌起自下两个胸椎及上两个腰椎棘突,斜向上外,止于下四个肋骨外侧面(图 5-13)。作用是下拉肋骨向后,并固定肋骨,协助膈的呼气运动。受肋间神经支配。

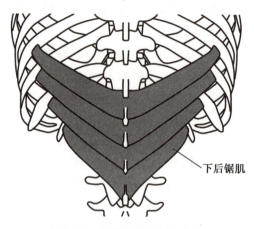

图 5-13 下后锯肌解剖示意图

【病因病理】

由于人体各种活动和突然动作,正常的呼吸节律受到破坏;又由于下后锯肌分成 4 条肌束带终止于 4 条肋骨,在突然改变屈伸状态时,4 条肌束带不能同步进行,很可能在某一个瞬间,有一条或两条与其他肌束运动相反或者不同步,造成收缩肌束的牵拉性损伤。新伤者,可引起肌腱纤维部分断裂,少量出血、渗出、水肿等急性改变,日久则可产生肌肉起、止点处的瘢痕挛缩或肌腹损伤处与周围组织的粘连。

【临床表现】

下后锯肌急性损伤时,胸背下部剧烈疼痛,强迫性气短,脊柱向患侧弯,不敢翻身。慢性期可分为两种情况:一种是痛点多在下后锯肌止点的下 4 肋骨的骨面上,呼吸轻度受限。另一种是痛点多在下后锯肌中段 4 条肌束带上,疼痛较重,正常呼吸受影响,出现强迫性气短。压痛的位置在第 11、12 胸椎和第 1、2 腰椎棘突和肋骨面,呼气时疼痛明显加重。

【诊断要点】

1. 有突发性胸背下部疼痛病史。

2. 查体见在 9~12 肋骨的肌附着处(肋骨角附近的肋骨面上)有明确的压痛点。

【针刀治疗】

1. 治疗原则 针刀治疗本病的关键点在于松解下后锯肌在第 11、12 胸椎和第 1、2 腰椎棘突顶部,第 9~12 肋骨外侧面附着点的粘连、瘢痕和挛缩,使下后锯肌的力学平衡得到恢复,达到缓解疼痛及恢复其功能的效果,从而治愈该病。

2. 操作方法

(1) 体位:俯卧位。

(2) 体表定位:第 11、12 胸椎和第 1、2 腰椎棘突顶部,第 9~12 肋骨外侧面。

(3) 消毒:常规消毒铺巾。

（4）麻醉：用1%利多卡因局部浸润麻醉,每个治疗点注药1ml。

（5）刀具：Ⅰ型4号直形针刀。

（6）针刀操作（图5-14）

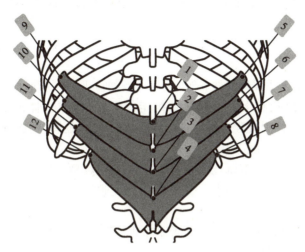

图5-14　针刀松解下后锯肌示意图

1）第1支针刀松解下后锯肌起点在第11胸椎棘突顶部的粘连、瘢痕。刀口线与脊柱纵轴方向一致,刀体和皮面外侧约呈80°,严格按四步进针刀规程进针刀,针刀经皮肤、皮下、筋膜,到达棘突顶骨面,稍提起针刀,调整刀锋到棘突侧面,与软组织交界处（即下后锯肌的附着处）深入5mm后,调转刀口线与脊柱上段呈60°,与下后锯肌纤维平行,铲剥2~3刀,范围0.5cm。

2）第2支针刀松解下后锯肌起点在第12胸椎棘突顶部的粘连、瘢痕。针刀操作方法同第1支针刀。

3）第3支针刀松解下后锯肌起点在第1腰椎棘突顶部的粘连、瘢痕。针刀操作方法同第1支针刀。

4）第4支针刀松解下后锯肌起点在第2腰椎棘突顶部的粘连、瘢痕。针刀操作方法同第1支针刀。

5）第5支针刀松解下后锯肌止点在右侧第9肋外侧面的粘连、瘢痕。刀口线和患处肋骨呈90°（与肌纤维平行）,即与躯干纵轴呈45°左右,严格按四步进针刀规程进针刀,针刀经皮肤、皮下、筋膜、肌肉,到达肋骨面,沿肌纤维纵轴,先纵横分离2~3刀,范围0.5cm。如肌腱、韧带紧张,可提起针刀至肌腱浅面,调转刀口线90°,与肌腱纤维走行方向垂直,在肋骨面上,铲剥1~2刀,范围0.5cm。

6）第6支针刀松解下后锯肌止点在右侧第10肋外侧面的粘连、瘢痕。针刀操作同第5支针刀。

7）第7支针刀松解下后锯肌止点在右侧第11肋外侧面的粘连、瘢痕。针刀操作同第5支针刀。

8）第8支针刀松解下后锯肌止点在右侧第12肋外侧面的粘连、瘢痕。针刀操作同第5支针刀。

9）第9支针刀松解下后锯肌止点在左侧第9肋外侧面的粘连、瘢痕。针刀操作同第 5 支针刀。

10）第 10 支针刀松解下后锯肌止点在左侧第 10 肋外侧面的粘连、瘢痕。针刀操作同第 5 支针刀。

11）第 11 支针刀松解下后锯肌止点在左侧第 11 肋外侧面的粘连、瘢痕。针刀操作同第 5 支针刀。

12）第 12 支针刀松解下后锯肌止点在左侧第 12 肋外侧面的粘连、瘢痕。针刀操作同第 5 支针刀。

13）针刀松解下后锯肌肌腹粘连、瘢痕。当触诊下后锯肌肌腹有硬结或疼痛时，可在该处定点，刀口线和下后锯肌肌纤维走行平行，即与肋骨长轴的外侧呈 90°~100°，严格按四步进针刀规程进针刀，针刀经皮肤、皮下、筋膜，到达肌腹，纵横分离 2~3 刀，范围 0.5cm，有松动感后出刀。

14）术毕，拔出针刀，局部压迫止血 3 分钟，创可贴覆盖针刀口。

（7）注意事项：在进针刀时，一定要用手指压迫固定皮肤于肋骨面上，然后在指端处进针刀，以防滑落刺入肋间。

1）在剥离操作时，刀锋必须在肋骨面和肋骨下缘的骨面以上活动，不可再深入，以防刺伤肋间神经、血管。

2）严禁在肋间隙进刀。如压痛点在肋骨下缘，在进刀时尤其要注意。可先将肋下缘处皮肤以拇指压住，将其推到肋骨面上，固定，然后在定点处进刀，直达骨面上。此时，松开皮肤，刀锋随之移到肋骨下缘处，然后，再沿肋骨下缘进刀少许，即可剥离。

【针刀术后手法】

1. 医师用双手拇指推按下后锯肌肌束，方向与肌纤维垂直，反复进行数次。

2. 让患者坐于床上，双下肢伸直，以右手摸左脚、左手摸右脚，反复屈背、弯腰、以手摸脚行侧屈运动数次。

3. 让患者做深呼气动作，数次即可。

## 第八节　棘上韧带损伤

【概述】

棘上韧带损伤，临床常表现为腰背疼痛长期不愈，以弯腰时明显，但在过伸时因挤压病变的棘间韧带，也可引起疼痛。部分患者疼痛可向骶部或臀部放射。

【针刀应用解剖】

棘上韧带的纤维成束，被近乎横行的胸腰筋膜纤维分割包围。束内的胶原纤维呈波浪状弯曲，当脊柱前屈时被拉直，后伸时复原，故棘上韧带具有一定弹性，但无弹力纤维，过屈可受损。多数人第 4、5 腰椎棘上韧带纤维很少，腰 5、骶 1 棘突间则无棘上韧带，其空间由竖脊肌肌腱纤维左右交叉附着代替。此组肌腱纤维束之间有弹力纤维横行连接并向内附着于棘突。不同部位的棘上韧带宽窄与厚薄不同，其中以第 3~5 胸椎最为薄弱，其次是腰骶交界处，韧带较薄，有时甚至缺如，腰椎的棘上韧带则较发达。棘上韧带的作用是限制脊柱过度前屈。棘上韧带及两侧邻近处有脊神经后支的内侧分布。

笔记

【病因病理】

棘上韧带在担负巨大的拉应力时最易拉伤。当脊柱受到暴力扭曲或屈曲时,棘上韧带就会发生急性损伤,日久棘突顶部上下缘的出血、水肿等改变逐渐机化,形成粘连、瘢痕和挛缩,压迫脊神经后支的内侧支,产生顽固性疼痛。

棘突骨质受到损伤也会产生棘突顶部疼痛。由于慢性劳损、撞击、牵拉等致棘突顶端产生硬化、钙化及骨化,棘突与棘上韧带的交叉病变易导致棘突部位的损伤症状。

棘上韧带的缺失使腰5骶1节段处活动加大,形成一个结构上的薄弱区。腰前屈时该处承受很大张力。肌电图测试表明,大多数人在腰前屈到接近最大限度时,竖脊肌不再收缩,这时巨大的张力依次由棘间韧带、多裂肌和关节囊承担。因此,易造成棘间韧带的损伤。

【临床表现】

腰背部中线疼痛,活动受限,弯腰、平卧时疼痛加重。痛点明确,压痛部位表浅,痛点敏感,局限于棘突顶部,或在棘突顶部上下缘的骨面上,轻者酸痛,重者刀割样,可放射到棘突周围。

【诊断要点】

1. 有劳损史或急性损伤史。此病多发于中年女性。

2. 弯腰时疼痛加重。

3. 拾物试验阳性。

4. 影像学检查,晚期病例X线照片可见棘突的韧带附着处有骨质硬化、变尖或有游离的钙化影。

【针刀治疗】

1. 治疗原则　针刀治疗本病的关键点在于松解棘上韧带在棘突顶点附着处的粘连、瘢痕和挛缩,促使棘上韧带的力学平衡得到恢复,缓解疼痛,改善腰部功能。

2. 操作方法

（1）体位:俯卧位。

（2）体表定位:棘突顶点。

（3）消毒:常规消毒铺巾。

（4）麻醉:用1%利多卡因局部浸润麻醉,每个治疗点注药1ml。

（5）刀具:Ⅰ型4号直形针刀。

（6）针刀操作

1）针刀松解棘突顶点棘上韧带的粘连、瘢痕(图5-15)。在棘突顶点进针刀,刀口线和脊柱纵轴平行,严格按四步进针刀规程进针刀,针刀体与皮面垂直刺入,经皮肤、皮下、筋膜,到达棘突顶点骨面铲剥2~3刀,范围0.5cm。

2）术毕,拔出针刀,局部压迫止血3分钟,创可贴覆盖针刀口。

（7）注意事项

1）不可在棘间部位进针刀,这样既损伤正常组织,又达不到治疗目的。

2）在棘突周围不可刺入太深,刀锋一定在棘突顶5mm范围内,防止损伤正常组织。

【针刀术后手法】

患者站立位,做躯干的屈曲动作,尽量屈曲到最大限度,然后医生在背部加力,帮助患者屈曲弯腰,反复2~3次。

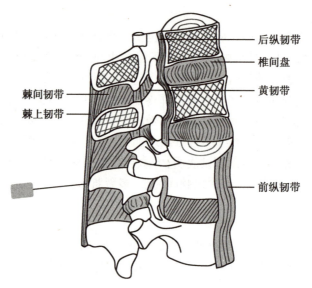

后纵韧带
椎间盘
棘间韧带
棘上韧带
黄韧带
前纵韧带

图 5-15　针刀松解棘上韧带示意图

## 第九节　棘间韧带损伤

【概述】

棘间韧带对脊柱扭转起保护作用,外伤后即感腰背部疼痛,痛点及压痛位置在两棘突之间的正中处。劳累及弯腰时,疼痛加重,休息后可暂时缓解,临床上常与棘上韧带损伤相混淆。

【针刀应用解剖】

棘间韧带在棘上韧带之下,是位于相邻两个椎骨棘突之间的短小韧带,前方与黄韧带延续,后方与棘上韧带移行。棘间韧带是腰椎伸屈结构的组成部分,对椎间关节起保护作用。棘间韧带不如棘上韧带坚韧,薄而无力,厚度由下胸段至下腰部逐渐增加。胸椎部的棘间韧带呈细索状,而腰椎部的棘间韧带则宽而厚,呈四方形。此韧带对脊柱扭转起限制和保护作用,在下腰部则有稳定腰椎的作用。棘间韧带处有脊神经后支的内侧支分布,并受其支配。

【病因病理】

椎间盘变性、腰曲前凸增大等因素导致棘突间隙缩窄,存在于其间的棘间韧带受到挤压。屈伸运动时,研磨活动即发生于前上和后下两部分纤维之间。其结果是原已存在的裂隙向前后呈弧形延长。由于棘上韧带在腰骶部多缺如,因此极度弯腰时,该部位所受拉力最大;当腰部旋转时,棘间和棘上韧带离旋转轴最远,受到的应力也最大,容易损伤和变性。棘间韧带因脊柱突然过度牵拉、扭转而损伤,受伤后可引起部分韧带起点或止点破裂、囊性变、穿孔,重者则撕裂、出血、渗出、水肿。在修复过程中形成的粘连、瘢痕、挛缩,可将上下棘突相互拉近,甚至互相紧贴在一起,形成吻性棘突,并使上下椎体力学状态发生一系列变化,导致复杂的临床症状。

【临床表现】

典型的棘间韧带损伤症状是脊柱背伸痛,棘突间有深在性胀痛,脊柱旋转活动受限。卧床时多取脊柱伸直侧卧位,行走时脊柱呈僵硬状,脊柱微屈被动扭转可引起疼痛加剧。

【诊断要点】

1. 有脊柱过度屈曲、旋转外伤史。多见于扛、背、弯腰的体力劳动者和从事繁重家务劳动的妇女。

2. 棘突间有深在性胀痛,脊柱旋转活动受限。

3. 腰肌和臀肌紧张痉挛,可有压痛,脊柱生理弧度改变。

4. 下腰段棘突间有明显压痛。

5. 影像学检查。X线片多正常,晚期病例可有韧带钙化影或棘突骨质增生表现。

【针刀治疗】

1. 治疗原则　针刀治疗本病的关键点在于松解棘突间隙棘间韧带的粘连、瘢痕和挛缩,使棘间韧带的力学平衡得到恢复,达到缓解疼痛和恢复腰部功能的治疗效果。

2. 操作方法

(1) 体位:俯卧位。

(2) 体表定位:棘突间隙。

(3) 消毒:常规消毒铺巾。

(4) 麻醉:用1%利多卡因局部浸润麻醉,每个治疗点注药1ml。注意:麻醉针头不可过深,以防麻药进入蛛网膜下腔,造成严重后果。

(5) 刀具:Ⅰ型4号直形针刀。

(6) 针刀操作

1) 针刀松解棘突间隙棘间韧带的粘连、瘢痕(图5-16)。在棘突间隙进针刀,刀口线和脊柱纵轴平行,严格按四步进针刀规程进针刀,针刀体与皮肤垂直刺入,经皮肤、皮下、筋膜、棘上韧带,到达棘间韧带,先提插切开2~3刀,范围0.5cm,再将针刀体倾斜,与脊柱纵轴呈90°,在上一椎骨棘突的下缘和下一椎骨棘突的上缘,提插切开

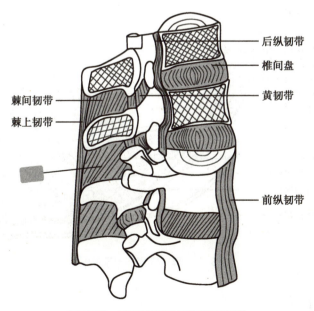

图5-16　针刀松解棘间韧带示意图

2~3 刀,范围 0.5cm。

2）术毕,拔出针刀,局部压迫止血 3 分钟,创可贴覆盖针刀口。

（7）注意事项

1）棘间韧带的麻醉要特别注意,切不可将麻药注入蛛网膜下腔。

2）在棘间韧带治疗时,针刀必须在棘间韧带附着的棘突上、下骨面上活动,不可进刀太深,以防刺伤脊髓。

【针刀术后手法】

同棘上韧带损伤手法。

## 第十节　第三腰椎横突综合征

【概述】

第三腰椎横突综合征是腰腿痛患者常见的一种疾病,好发于青壮年体力劳动者。由于第三腰椎横突很长,且水平位伸出,附近有血管神经束经过,有较多的肌筋膜附着。在正位上第三腰椎处于腰椎生理前凸弧度的顶点,为承受力学传递的重要部位,因此易受外力作用影响,容易受损伤而引起该处附着肌肉撕裂、出血、瘢痕粘连,筋膜增厚挛缩,使血管神经束受摩擦、刺激和压迫而产生症状。

【针刀应用解剖】

第 3 腰椎横突有众多肌肉附着（图 5-17）,相邻横突之间有横突间肌,横突尖端与棘突之间有横突棘肌,横突前侧有腰大肌和腰方肌,横突背侧有骶棘肌。腹横肌、腹内斜肌、腹外斜肌借胸腰筋膜起自第 1~4 腰椎横突。腰背部的固有筋膜为胸腰筋膜的中层,位于竖脊肌的腹侧面和腰方肌之间,其深层则位于腰方肌与腰大肌之间。浅、中层筋膜形成一竖脊肌肌鞘,胸腰筋膜中层附着于腰椎横突尖。脊神经后支腰 1~3 的外侧支也有在其横突尖部通过者,第 3 腰椎横突位置较深,与周围的肌肉、筋膜、韧带及部分神经有密切关系。

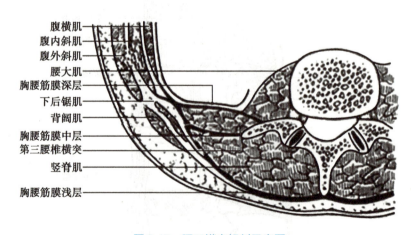

腹横肌
腹内斜肌
腹外斜肌
腰大肌
胸腰筋膜深层
下后锯肌
背阔肌
胸腰筋膜中层
第三腰椎横突
竖脊肌
胸腰筋膜浅层

图 5-17　腰三横突解剖示意图

【病因病理】

第 3 腰椎位于腰椎生理前凸的顶点,是腰椎伸屈、旋转、侧弯等活动的枢纽,其横突最长,弯度大、活动多,在运动中受到的牵拉应力最大,同时横突附着众多肌肉、韧带等,承受着巨大的拉应力,在劳动、剧烈运动或长期固定体位的工作中,这些肌肉很难协调一致,导致第3腰椎横突承受各个方向的力就更大,故在扭、闪、挫等损伤时,附着在第3腰椎横突周围的软组织最易受损。在急性损伤时,附着于第3腰椎横突部的筋膜、韧带、肌肉等组织可发生部分撕裂、出血、组织渗出、水肿等改变。在自主制动的情况下,逐渐吸收或留下机化、粘连等病变。长此以往则引起横突周围瘢痕粘连、筋膜增厚和肌腱挛缩,并形成恶性循环。如此反复,使第三腰椎横突综合征缠绵难愈。如果有脊神经后支的外侧支粘连并受压于第3腰椎横突尖上,则会引起顽固性疼痛。

【临床表现】

腰部中段单侧或双侧疼痛,一般呈牵扯样,在久坐、久站或早晨起床以后加重,严重者可沿大腿向下放射,至膝面以上。第三腰椎横突尖端有明显的局部压痛,位置固定,可触及结节,在臀大肌的前缘可触及紧张痉挛的臀中肌,局部压痛明显。由于股内收肌由腰2~4节段发出的闭孔神经支配,当腰1~3节段发出的脊神经后支行经腰部受到软组织卡压刺激时,可反射性地引起股内收肌紧张和痉挛。

【诊断要点】

1. 有外伤史及劳损史。

2. 患者不能弯腰及久坐、久立。

3. 在第3腰椎横突上的一侧或双侧有敏感压痛点。

4. 第3腰椎横突尖部单侧或双侧疼痛,有时可放射至臀部或下肢。

【针刀治疗】

1. 治疗原则　针刀治疗本病的关键点在于松解附着于第3腰椎横突部的筋膜、韧带、肌肉等组织处的粘连、瘢痕和挛缩,使其力学平衡得到恢复,达到缓解疼痛的效果。

2. 操作方法

(1) 体位:俯卧位。

(2) 体表定位:在第3腰椎棘突上缘左右旁开3cm处定点(第3腰椎横突尖)。

(3) 消毒:常规消毒铺巾。

(4) 麻醉:用1%利多卡因局部浸润麻醉,每个治疗点注药1ml。

(5) 刀具:Ⅰ型3号直形针刀。

(6) 针刀操作

1) 第1支针刀松解左侧第3腰椎横突软组织的粘连、瘢痕(图5-18)。在第3腰椎棘突上缘向左旁开3cm定位。刀口线与脊柱纵轴平行,严格按四步进针刀规程进针刀,针刀经皮肤、皮下组织,直达横突骨面,针刀体向外移动,当有落空感时,即达第3腰椎横突尖,在此用提插刀法切开横突尖的粘连、瘢痕3刀,深度0.5cm,以松解腰肋韧带在横突尖部的粘连和瘢痕,然后,调转刀口线90°,沿第3腰椎横突上下缘用提插刀法切开2~3刀,深度0.5cm,以切开横突间韧带。

2) 第2支针刀松解右侧第3腰椎横突软组织的粘连、瘢痕。在第3腰椎棘突上

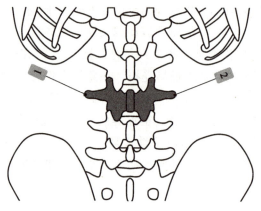

图 5-18 针刀松解腰三横突示意图

缘向右旁开 3cm 定位,余操作同第 1 支针刀。

3)术毕,拔出针刀,局部压迫止血 3 分钟,创可贴覆盖针刀口。

(7)注意事项

1)在做第 3 腰椎横突剥离时,针刀不能离开横突背侧和尖端骨面,以保证操作的安全性。

2)在第 3 腰椎横突尖及横突中部有诸多软组织附着,如胸腰筋膜中层起始部、腰大肌起点、横突间肌等。由于第 3 腰椎横突是腰椎中最长的,所以受伤机会多,根据针刀医学基础理论,一侧的横突受损伤,对侧必然代偿,也有粘连和瘢痕,故针刀还要松解对侧第 3 腰椎横突,否则易出现见效快、复发率高的现象。

【针刀术后手法】

患者立于墙边,背部靠墙,医生一手托住患侧腹部令其弯腰,另一手压住患者背部。当患者弯腰至最大限度时,突然用力压背部 1 次,然后让患者做腰部过伸。针刀术后应先平卧 15 分钟后再做手法,尤其是中老年患者,对针刀手术有恐惧感,心情紧张,如做完针刀,即叫患者下床做手法,可引起体位性低血压、摔倒,导致意外事故。

## 第十一节 髂腰韧带损伤

【概述】

髂腰韧带因其肥厚而坚韧,即使受到强大的暴力损伤也不会完全断裂,只会发生局部损伤。它是稳定第 4、5 腰椎强有力的结构,是人体躯干应力的集中点,腰部伸屈和侧弯时,髂腰韧带都会受到相应的应力影响,因此损伤机会较多。髂腰韧带因在第 4、5 腰椎横突和髂嵴内侧之间,有骨性组织覆盖。病变后,疼痛深在,且压触不到,给诊断和治疗带一定困难。

【针刀应用解剖】

髂腰韧带位于第 4、5 腰椎横突与髂嵴、骶骨上部前面之间(图 5-19),为一肥厚而强韧的三角韧带,起于第 4、5 腰椎横突,呈放射状,止于髂嵴的内唇后半,在竖脊肌的深面,覆盖于骨盆面腰方肌筋膜的加厚部,内侧与横突间韧带和骶髂后短韧带相融合。由于第5腰椎椎体在髂嵴平面以下,可以抵抗自身体重所引起的剪力,因此髂腰韧带具有限制第5腰椎椎体旋转、防止其在骶骨上向前滑动的作用,稳定了骶髂关节。

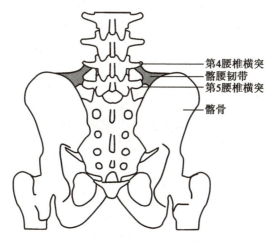

图 5-19　髂腰韧带解剖示意图

【病因病理】

当腰部过度屈曲、扭转、侧屈时负重,可引起急性髂腰韧带损伤,经休息和调治后可痊愈或转为慢性。慢性劳损多见于长期做过度弯腰工作的人,多为两侧同时发病,单侧发病较少。损伤的组织发生挛缩,使髂腰韧带受力异常,最终引起力学平衡失调,产生临床症状。

【临床表现】

第5腰椎两侧或一侧深在性压痛,患者只能指出疼痛部位,指不出明显痛点,腰部的屈伸、侧屈、旋转活动受限,搬重物时容易引起剧痛。

【诊断要点】

1. 有腰部外伤史或劳损史。

2. 患者坐位时,患侧向背后转身会引起髂腰韧带处疼痛加剧。

3. 在第4、5腰椎外侧缘和髂嵴之间的髂腰角处有深在性压痛。

【针刀治疗】

1. 治疗原则　针刀治疗本病的关键点在于松解髂腰韧带在第4、5腰椎横突尖、髂嵴后缘等附着点的粘连、瘢痕和挛缩,使髂腰韧带的力学平衡得到恢复,达到缓解疼痛的效果。

2. 操作方法

（1）体位:俯卧位。

（2）体表定位:第4、5腰椎棘突中点向左、右旁开3cm(横突尖),髂嵴后缘。

（3）消毒:常规消毒铺巾。

（4）麻醉:用1%利多卡因局部浸润麻醉,每个治疗点注药1ml。

（5）刀具:Ⅰ型4号直形针刀。

笔记

（6）针刀操作

1）第1支针刀松解髂腰韧带在第4腰椎左侧横突尖起点的粘连、瘢痕。在第4腰椎棘突中点向左旁开3cm处定位。刀口线与脊柱纵轴平行,严格按四步进针刀规程进针刀,针刀经皮肤、皮下组织,直达横突骨面,针刀体向外移动,当有落空感时,即达第4腰椎横突尖,在此用提插刀法切开横突尖的粘连、瘢痕2~3刀,深度0.5cm,以松解髂腰韧带起点、竖脊肌、腰方肌及胸腰筋膜(图5-20)。

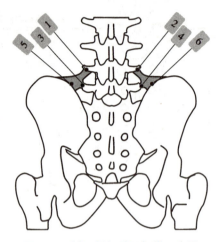

图5-20 针刀松解髂腰韧带示意图

2）第2支针刀松解髂腰韧带在第4腰椎右侧横突尖起点的粘连、瘢痕。在第4腰椎棘突中点向右旁开3cm处定位,操作同第1支针刀。

3）第3支针刀松解髂腰韧带在第5腰椎左侧横突尖起点的粘连、瘢痕。在第5腰椎棘突中点向左旁开3cm处定位,操作同第1支针刀。

4）第4支针刀松解髂腰韧带在第5腰椎右侧横突尖起点的粘连、瘢痕。在第5腰椎棘突中点向右旁开3cm处定位,操作同第1支针刀。

5）第5支针刀松解髂腰韧带在左侧髂嵴后缘止点的粘连、瘢痕。在左侧髂嵴后缘定位,刀口线与脊柱纵轴平行,严格按四步进针刀规程进针刀,针刀经皮肤、皮下组织,直达髂嵴后缘骨面,贴髂骨骨板进针刀2cm,然后用提插刀法切开髂腰韧带的粘连、瘢痕2~3刀,深度0.5cm。

6）第6支针刀松解髂腰韧带在右侧髂嵴后缘止点的粘连、瘢痕。在右侧髂嵴后缘定位,操作同第5支针刀。

7）术毕,拔出针刀,局部压迫止血3分钟,创可贴覆盖针刀口。

（7）注意事项:在髂腰韧带处进针刀,进行切开、剥离手术,必须细心,刀锋始终以横突和髂骨边缘的骨面为依据进行活动,不可离开骨面向深部刺入,以免损伤主要血管或神经。

【针刀术后手法】

针刀术后,医生用拇指按压第4腰椎、第5腰椎患侧,嘱患者向对侧过度弯腰数次即可。

## 学习小结

### 1. 学习内容

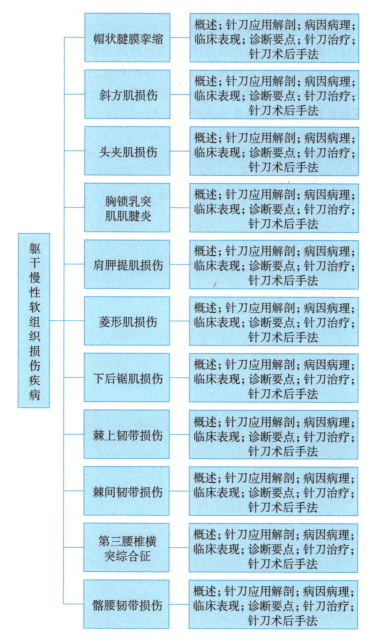

躯干慢性软组织损伤疾病

- 帽状腱膜挛缩 —— 概述；针刀应用解剖；病因病理；临床表现；诊断要点；针刀治疗；针刀术后手法
- 斜方肌损伤 —— 概述；针刀应用解剖；病因病理；临床表现；诊断要点；针刀治疗；针刀术后手法
- 头夹肌损伤 —— 概述；针刀应用解剖；病因病理；临床表现；诊断要点；针刀治疗；针刀术后手法
- 胸锁乳突肌肌腱炎 —— 概述；针刀应用解剖；病因病理；临床表现；诊断要点；针刀治疗；针刀术后手法
- 肩胛提肌损伤 —— 概述；针刀应用解剖；病因病理；临床表现；诊断要点；针刀治疗；针刀术后手法
- 菱形肌损伤 —— 概述；针刀应用解剖；病因病理；临床表现；诊断要点；针刀治疗；针刀术后手法
- 下后锯肌损伤 —— 概述；针刀应用解剖；病因病理；临床表现；诊断要点；针刀治疗；针刀术后手法
- 棘上韧带损伤 —— 概述；针刀应用解剖；病因病理；临床表现；诊断要点；针刀治疗；针刀术后手法
- 棘间韧带损伤 —— 概述；针刀应用解剖；病因病理；临床表现；诊断要点；针刀治疗；针刀术后手法
- 第三腰椎横突综合征 —— 概述；针刀应用解剖；病因病理；临床表现；诊断要点；针刀治疗；针刀术后手法
- 髂腰韧带损伤 —— 概述；针刀应用解剖；病因病理；临床表现；诊断要点；针刀治疗；针刀术后手法

### 2. 学习方法

学习躯干慢性软组织损伤疾病，在了解针刀应用解剖、病因病理、临床表现、诊断要点的基础上，坚持理论课程学习与临床实习并重，掌握针刀治疗的正确操作和针刀术后手法。

（吕亚南　姜劲挺）

笔记

## 复习思考题

1. 简述帽状腱膜挛缩的病因病理、诊断要点和针刀治疗注意事项。
2. 简述斜方肌损伤的病因病理、针刀治疗原则和注意事项。
3. 简述头夹肌损伤的针刀治疗注意事项。
4. 简述胸锁乳突肌肌腱炎的病因病理、针刀治疗注意事项。
5. 简述肩胛提肌损伤的病因病理、针刀治疗注意事项。
6. 简述菱形肌损伤的病因病理、针刀治疗注意事项。
7. 简述下后锯肌损伤的临床表现及诊断要点。
8. 简述棘上韧带损伤的临床表现及诊断要点。
9. 简述棘间韧带损伤的临床表现及诊断要点。
10. 简述第三腰椎横突综合征的诊断要点。
11. 简述髂腰韧带损伤的临床表现及诊断要点。

# 第六章

# 四肢慢性软组织损伤疾病

**学习目的**

通过本章学习,能够熟练掌握四肢慢性软组织损伤疾病的解剖结构、病因病理、临床表现、诊断要点及其针刀治疗。

**学习要点**

牢记四肢软组织各部位的解剖结构;熟悉各种疾病的病因病理、临床表现及诊断要点;掌握各种疾病的针刀治疗原则、针刀治疗方法及术后操作手法。

## 第一节　肱二头肌短头肌腱炎

【概述】

肱二头肌是上肢主要屈肌,由于上肢频繁的屈伸、后旋,容易发生劳损。如果病变局限于肱二头肌短头,压痛点只在喙突外下,即可诊断为肱二头肌短头肌腱炎。

【针刀应用解剖】

肱二头肌呈梭形,起端有两个头,长头以长腱起自肩胛骨盂上结节,通过肩关节囊,经结节间沟下降;肱二头肌短头起自肩胛骨喙突尖部,喙肱肌外上方,在肱骨下 1/3 处与肱二头肌长头肌腹融合,并以一腱止于桡骨粗隆。肱二头肌的主要功能是屈肘,当前臂处于旋前位时,能使其旋后。此外,还能协助屈上臂(图 6-1)。

【病因病理】

肱二头肌短头的力学传导和上肢纵轴线存在一定角度,当屈肘旋后时,容易受到牵拉损伤,通过组织代偿或不彻底治疗,疼痛可缓解,日久出现损伤组织变性,造成肱二头肌的慢性损伤。有时可见肱二头肌短头在喙突的附着处有骨质增生形成。

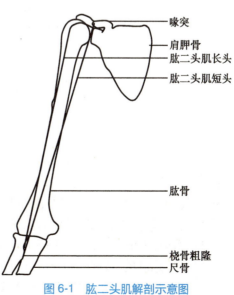

图 6-1　肱二头肌解剖示意图

（喙突、肩胛骨、肱二头肌长头、肱二头肌短头、肱骨、桡骨粗隆、尺骨）

79

笔记

【临床表现】

患者多表现为肩部喙突处疼痛,也可蔓延至全肩部,肩关节外展后伸活动时疼痛加剧,内收、内旋位时疼痛可以缓解。随着疼痛的发展,肩关节逐渐僵硬,活动功能障碍,肩臂上举、外展、后伸及旋后摸背功能受限。

【诊断要点】

1. 肩部有急慢性损伤史。

2. 在喙突处有明显疼痛和压痛。

3. 上肢后伸、摸背和上举受限。

4. 注意和肩周炎及肩部其他软组织损伤疾患相鉴别。

5. X线检查排除肩部其他病变。

【针刀治疗】

1. 治疗原则　针刀治疗本病的关键点在于松解肱二头肌短头在喙突附着点处的粘连、瘢痕、挛缩,使肱二头肌的力学平衡得到恢复,达到缓解疼痛的效果。

2. 操作方法

（1）体位:端坐位。

（2）体表定位:喙突顶点外下 1/3。

（3）消毒:常规消毒铺巾。

（4）麻醉:用 1%利多卡因局部浸润麻醉,每个治疗点注药 1ml。

（5）刀具:Ⅰ型 4 号直形针刀。

（6）针刀操作(图 6-2)

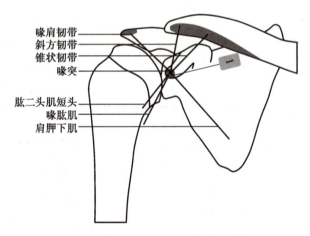

图 6-2　针刀松解肱二头肌短头示意图

1) 针刀松解肱二头肌短头的起点,即喙突顶点外 1/3 处的粘连、瘢痕。针刀体与皮肤垂直,刀口线与肱骨长轴一致,严格按四步进针刀规程进针刀,针刀经皮肤、皮下、筋膜,直达喙突顶点外 1/3 骨面,向外下铲剥 2~3 刀,范围 0.5cm,然后针刀再向内下方提插,切开 2~3 刀,范围 0.5cm,以松解肱二头肌短头与喙肱肌的粘连、瘢痕。

2) 术毕,拔出针刀,局部压迫止血 3 分钟,创可贴覆盖针刀口。

（7）注意事项:肩胛骨喙突顶点范围只有 0.8cm² 左右,却有 5 个解剖结构:喙突外 1/3 为肱二头肌短头起点、中 1/3 为喙肱肌起点、内 1/3 为胸小肌起点、外上缘为喙肩韧带、内上缘为喙锁韧带(即锥状韧带和斜方韧带)。针刀松解短头起点在喙突外1/3处,如果在中1/3或内1/3处松解则难以起效,还可能损伤其他组织。

【针刀术后手法】

针刀术后,将肘关节屈曲,肩关节外展、后伸,略外旋,在肱二头肌短头肌腱拉紧的情况下,用另一手拇指在喙突部用弹拨理筋法。接着在局部按压5分钟,再摇动肩关节。治疗后,应鼓励患者做肩关节功能锻炼。

## 第二节　肱二头肌长头腱鞘炎

【概述】

本病又称为肱二头肌长头肌腱炎,好发于40岁以上的中年人,多因外伤或劳损后急性发病,是肩痛的常见原因之一。其临床表现主要为肩部疼痛、压痛明显,肩关节活动受限等;若不及时治疗,可发展为肩周炎。

【针刀应用解剖】

肱二头肌长头起于肩关节盂上粗隆,肌腱通过关节囊内,关节囊滑膜在肌腱的表面包绕,形成结节间沟滑液鞘,经结节间沟穿出后,滑膜附着于囊外。在肱骨结节间沟部,由肱二头肌长头滑液鞘、肱横韧带和肱骨结节间沟共同形成一个骨纤维管道(图6-1)。

【病因病理】

肱二头肌长头肌腱位于肱骨结节间沟内,上有肱横韧带附着,使肱二头肌长头保持在结节间沟内活动。上肢活动时,肱二头肌长头除了在腱鞘内做上下滑动外,还做外展、内收的横向运动,腱鞘因此常受到摩擦力和横向应力的损伤。肱二头肌长头肌腱损伤,引起肱二头肌肌力平衡失调,人体为了自我代偿,在肩关节盂上粗隆或肱横韧带处产生粘连、瘢痕和挛缩,时间一长即出现临床症状。

【临床表现】

患病初期患肢活动时,在肩前内下方,约肩峰下3cm处,相当于肱骨结节间沟处疼痛不适。随病程的延长,症状逐渐加剧,疼痛明显,上肢活动受限,患肢携物、外展、内旋时,症状加剧,有时局部尚有轻度肿胀。

【诊断要点】

1. 肩关节疼痛和关节活动受限。

2. 结节间沟及其上方的肱二头肌长头肌腱压痛。

3. Yergason征阳性(抗阻力屈肘及前臂旋后时,在肱二头肌长头肌腱处出现剧烈疼痛)。

4. X线肩部前后位片无异常。

【针刀治疗】

1. 治疗原则　针刀治疗本病的关键点在于松解肱二头肌腱鞘在肱骨结节间沟处的粘连、瘢痕和挛缩,使肱二头肌的力学平衡得到恢复,达到缓解疼痛及恢复其功能的效果。

2. 操作方法

(1)体位:端坐位。

(2)体表定位:肱骨结节间沟处。

（3）消毒：常规消毒铺巾。

（4）麻醉：用1%利多卡因局部浸润麻醉，每个治疗点注药1ml。

（5）刀具：Ⅰ型4号直形针刀。

（6）针刀操作（图6-3）

1）针刀松解肱二头肌腱鞘在肱骨结节间沟处的粘连、瘢痕。刀口线和肱二头肌长头方向平行，针刀体与皮肤垂直，严格按四步进针刀规程进针刀，经皮肤、皮下、筋膜到达结节间沟骨面，沿结节间沟前、后壁，向后、向前分别铲剥2~3刀，范围0.5cm，以切开部分肱横韧带的粘连和挛缩。

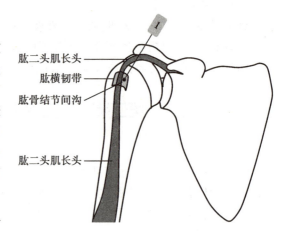

图6-3 针刀松解肱横韧带

2）术毕，拔出针刀，局部压迫止血3分钟，创可贴覆盖针刀口。

（7）注意事项：针刀操作时，刀口线要保持与肱二头肌长头肌腱方向一致，松解肱横韧带的粘连要在结节间沟骨面操作。

【针刀术后手法】

针刀术后，用推、按、擦法作用于肩前部肱二头肌长头肌腱处，或于局部轻轻弹拨。令患者屈曲肘关节，医生握住患肢腕上部做对抗牵拉，将患肢拉至伸直位。

## 第三节 冈上肌损伤

【概述】

本病好发于体力劳动者或运动员，多由摔跤、抬重物或肩部长期过度活动导致。主要临床表现为局部疼痛和活动受限，若损伤在冈上窝起点时，常被诊为背痛；若损伤位于该肌在肱骨大结节的止点处，三角肌深面，常被误诊为肩周炎；若损伤在肌腹，常被笼统诊断为肩痛。

【针刀应用解剖】

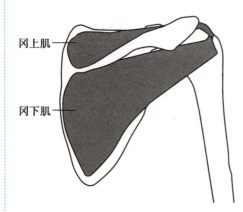

图6-4 冈上肌、冈下肌解剖示意图

冈上肌起自冈上窝内2/3及冈上筋膜，止于肱骨大结节上面，是肩袖的组成部分。冈上肌的作用是使上臂外展（图6-4）。

【病因病理】

冈上肌损伤大多由上肢突然猛力外展造成，严重者可致冈上肌断裂。损伤之后，日久会造成损伤处粘连、瘢痕。上肢外展时，瘢痕处受到牵拉，引起急性发作，产生临床症状。

【临床表现】

外伤后，冈上肌发生肌腱断裂，有剧烈疼痛，肩关节外展受限（仅能达到70°）。急慢性均有此临床表现。慢性期,有持续性疼痛,受凉加重,甚至影响睡眠。

【诊断要点】

1. 起病较慢,主诉有肩胛骨不适或酸痛,以冈上窝部较为明显,有肩背部沉重感,部分患者肩外侧渐进性疼痛,多为钝痛,疼痛可放射至三角肌止点、前臂,甚至手指。

2. 肩外展时疼痛较明显,出现"疼痛弧"现象,即肩外展 60°～120°时发生疼痛。

3. 肱骨大结节处或肩峰下压痛。

【针刀治疗】

1. 治疗原则　针刀治疗本病的关键点在于松解冈上肌在冈上窝内 2/3、肱骨大结节附着点的粘连、瘢痕和挛缩,使冈上肌的力学平衡得到恢复,达到缓解疼痛的效果。

2. 操作方法

(1) 体位:端坐位。

(2) 体表定位:冈上窝内 2/3,肱骨大结节。

(3) 消毒:常规消毒铺巾。

(4) 麻醉:用 1%利多卡因局部浸润麻醉,每个治疗点注药 1ml。

(5) 刀具:Ⅰ型 4 号直形针刀。

(6) 针刀操作(图 6-5)

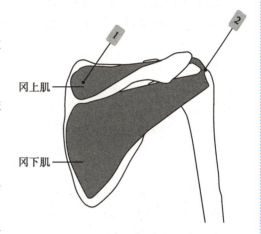

图 6-5　针刀松解冈上肌示意图

1) 第 1 支针刀松解冈上肌在冈上窝起点的粘连、瘢痕。在冈上窝内 2/3 定位,刀口线与冈上肌肌纤维走行方向一致,针刀体与皮肤呈 90°,严格按四步进针刀规程进针刀,经皮肤、皮下组织、筋膜、肌肉,达冈上窝骨面,调转刀口线 90°,向外铲剥 2～3刀,范围 0.5cm。

2) 第 2 支针刀松解冈上肌在肱骨大结节止点的粘连、瘢痕。在肱骨大结节处定位,刀口线与冈上肌肌纤维方向走行一致,针刀体与皮肤呈 90°,严格按四步进针刀规程进针刀,经皮肤、皮下组织、筋膜、肌肉,直达骨面,调转刀口线 90°,向上铲剥 2～3刀,范围 0.5cm。

3) 术毕,拔出针刀,局部压迫止血 3 分钟,创可贴覆盖针刀口。

(7) 注意事项:进针刀时,刀口线要保持与冈上肌肌纤维方向一致。

【针刀术后手法】

应用阻抗抬肩手法。患者端坐位,医生用手掌压住患侧肘关节,嘱患者用力抬肩,当抬到最大位置时,医生突然放开按压的手掌,使冈上肌最大限度地收缩,1 次即可。

## 第四节　冈下肌损伤

【概述】

本病大多由于上肢突然过度外展或内旋而遭受损伤。主要表现为局部疼痛和活动受限,慢性期疼痛非常剧烈,患者常诉在肩胛冈下有钻心样疼痛。冈下肌损伤在临床较为常见,且损伤多位于该肌起点。

【针刀应用解剖】

冈下肌起自冈下窝内 2/3 及冈下筋膜,止于肱骨大结节后面,是肩袖的组成部分。冈下肌的作用是使上臂外旋(图 6-4)。

【病因病理】

冈下肌大多由于上肢突然过度外展或内旋而遭受损伤,起点的损伤多于止点,损伤初期,在冈下窝处有电击样疼痛,常累及肩峰前方。止点损伤,在肱骨大结节后面有明显疼痛。腱下滑液囊,大多数也是由损伤引起,可以一并治疗。冈下肌损伤,慢性期疼痛较剧烈,其原因为肩胛上神经止于冈下窝,冈下肌起始部神经末梢较多,对疼痛较敏感。

【临床表现】

损伤初期,在冈下窝及肱骨大结节处多有明显胀痛,若冈下肌起始部损伤,冈下窝处常发作钻心样疼痛。上肢活动受限,若被动活动患侧上肢,有时会引起冈下肌痉挛性疼痛。

【诊断要点】

1. 多有劳损或受凉史。

2. 肩背部和上臂酸胀不适,逐渐发展为疼痛、剧痛。

3. 肩关节收展与旋转活动受限,逐渐加重。

4. 部分患者有肩背部沉重或背部、上臂凉麻及蚁行感,也有些患者上臂内侧有麻木感。

5. 冈下窝触及块状或条索状物,压痛明显。

6. 肩外展,内旋牵拉冈下肌而疼痛加重,内收、外旋阻抗力试验阳性,冈下窝处有压痛点,相当于肩胛冈中点下 3~4cm,即天宗穴处。

【针刀治疗】

1. 治疗原则　针刀治疗本病的关键点在于松解冈下肌在冈下窝内 2/3,肱骨大结节附着点的粘连、瘢痕和挛缩,使冈下肌的力学平衡得到恢复,达到缓解疼痛的效果。

2. 操作方法

(1) 体位:端坐位。

(2) 体表定位:冈下窝内 2/3,肱骨大结节。

(3) 消毒:常规消毒铺巾。

(4) 麻醉:用 1% 利多卡因局部浸润麻醉,每个治疗点注药 1ml。

(5) 刀具:Ⅰ型 4 号直形针刀。

(6) 针刀操作(图 6-6)

1) 第 1 支针刀松解冈下肌在冈下窝内 2/3 起点的粘连、瘢痕。刀口线和冈下肌肌纤维平行,针刀体和肩胛骨平面呈 90°,严格按四步进针刀规程进针刀,经皮肤、皮下、筋膜、肌肉达冈下窝骨面后,调转刀口线 90°,向外铲剥 2~3 刀,范围 0.5cm。

2) 第 2 支针刀松解冈下肌在肱

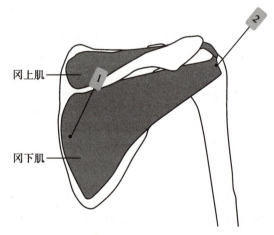

冈上肌

冈下肌

**图 6-6　针刀松解冈下肌示意图**

骨大结节止点的粘连、瘢痕。刀口线与冈下肌肌纤维方向一致,针刀体与皮肤呈90°,严格按四步进针刀规程进针刀,经皮肤、皮下、筋膜、肌肉达肱骨大结节骨面后,调转刀口线90°,向内铲剥2~3刀,范围0.5cm。

3）术毕,拔出针刀,局部压迫止血3分钟,创可贴覆盖针刀口。

（7）注意事项:进针刀时,刀口线要保持与冈下肌肌纤维方向一致。

【针刀术后手法】

应用阻抗抬肩手法。患者端坐位,医生用手掌压住患侧肘关节,嘱患者用力抬肩,当抬到最大位置时,医生突然放开按压的手掌,使冈下肌最大限度地收缩,1次即可。

# 第五节　肩　周　炎

【概述】

肩周炎是肩关节周围炎的简称,俗称肩凝症,好发于50岁左右的人群,女性多于男性,多见于体力劳动者。肩关节活动时疼痛和功能受限为主要临床表现。

【针刀应用解剖】

肩关节解剖示意图见图6-7。

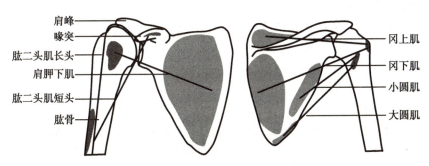

图6-7　肩关节解剖示意图

1. 肱二头肌　肱二头肌长头起于肩胛骨的盂上结节,通过肩关节囊,经肱骨结节间沟内穿过下降,肱二头肌短头起于肩胛骨喙突,两头在下部合成一个肌腹,共同止于桡骨粗隆。作用:屈肘关节,当前臂处于旋前位,能使其旋后。

2. 肩胛下肌　起于肩胛下窝,止于肱骨小结节。作用:上臂内收和旋内。

3. 冈上肌　起于冈上窝,止于肱骨大结节最上面。作用:外展肩关节。

4. 冈下肌　起于冈下窝,止于肱骨大结节中部。作用:肩关节外展,外旋。

5. 小圆肌　起于冈下窝的下部,止于肱骨大结节最下面。作用:上臂后伸。

肩胛下肌、冈上肌、冈下肌和小圆肌在经过肩关节前方、上方、后方时,与关节囊紧贴,并有许多腱纤维与关节囊相交织形成肩袖。

【病因病理】

肩周炎主要为肩关节囊和肩关节周围的软组织(肌肉、肌筋膜、韧带、滑囊和肌腱等)因各种因素产生非菌性慢性炎症改变所致。肩周炎是一种典型的具有自限性特点的疾病。目前关于肩周炎的发病机制有慢性炎症学说、微循环障碍学说、组织退变增生学说、蛋白多糖和自由基失调学说等。而针刀临床实践表明,肩周炎的产生与肩关节周围软组织生物力学失调密切相关。肩关节局部早期产生软组织损伤后,人体启动自我保护和修复机制,必然限制肩关节活动,但肩关节周围的结构如肱二头肌长头、冈上肌、冈下肌、小圆肌及滑液囊却因此修复保护而长期异常受力,久之不变,则形成广泛的粘连、瘢痕和挛缩,进一步发展导致肩关节功能严重障碍,甚至关节强直。根据初期软组织损伤程度不同,有的患者症状轻,经过一段时间自我修复,肩关节功能得以恢复,临床症状消失,此便为肩周炎自愈。肩周炎生物力学失衡发病的关键部位是肱二头肌短头的附着点喙突处、肩胛下肌在小结节的止点处、肱二头肌长头经过结节间沟处和小圆肌的止点处等。

【临床表现】

1. 症状　患者主诉肩部疼痛,活动时疼痛加剧,严重者肩关节的任何活动都受限制。某些患者的疼痛在夜间会加重,影响睡眠。

2. 体征　肩关节肱二头肌短头的附着点喙突处、肩胛下肌在小结节止点处、肱二头肌长头经过结节间沟处、小圆肌的止点处有明显压痛。

【诊断要点】

1. 慢性劳损,外伤筋骨所致。

2. 好发年龄在 50 岁左右,女性发病率高于男性,右肩多于左肩,多见于体力劳动者,多为慢性发病。

3. 肩周疼痛,以夜间为甚,常因天气变化及劳累而诱发,肩关节活动功能障碍。

4. 肩部肌肉萎缩,肩前、后、外侧均有压痛,外展功能受限明显,出现典型的"扛肩"现象。

5. X 线检查多为阴性,病程久者可见骨质疏松。

【针刀治疗】

1. 治疗原则　依据针刀医学基础理论,针刀整体松解肩关节周围关键部位的粘连、瘢痕组织,恢复肩关节的力学平衡,从而治愈该病。

2. 操作方法

方法 1:根据肩部外侧顽固性痛点及条索进行治疗。

(1)体位:端坐位。

(2)体表定位:肩关节外侧压痛点。

(3)消毒:常规消毒铺巾。

(4)麻醉:用 1% 利多卡因局部浸润麻醉,每个治疗点注药 1ml。

(5)刀具:Ⅰ型 4 号直形针刀。

(6)针刀操作(图 6-8)

1)第 1 支针刀松解肩峰部压痛点及条索的粘连和瘢痕。在肩峰压痛点定位,刀口线与上肢纵轴方向一致,针刀体与皮肤垂直,针刀经皮肤、皮下组织,刀下有韧性感,提插切开 2~3 刀,范围 0.5cm,然后调转刀口线 90°,提插切开 2~3 刀,范围 0.5cm。

2)第 2 支针刀松解肩峰下滑囊压痛点及条

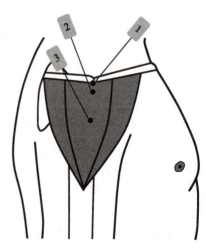

图 6-8　针刀松解肩部压痛点及条索示意图

索的粘连和瘢痕。在肩峰下滑囊压痛点定位,操作同第 1 支针刀。

3)第 3 支针刀松解三角肌肌腹压痛点及条索的粘连和瘢痕。在三角肌肌腹压痛点定位,操作同第 1 支针刀。

方法 2:根据针刀经典术式进行治疗,即 C 形针刀松解术。

（1）体位:端坐位。

（2）体表定位:喙突点,肱骨小结节点, 肱骨结节间沟点,肱骨大结节后面。将选定的治疗点用记号笔标明(图6-9)。

（3）消毒:常规消毒铺巾。

（4）麻醉:用 1% 利多卡因局部浸润麻醉,每个治疗点注药 1ml。

（5）刀具:Ⅰ型 4 号直形针刀。

（6）针刀操作(图 6-10)

1)第 1 支针刀松解肱二头肌短头在喙突顶点的粘连和瘢痕。针刀体与皮肤垂直, 刀口线与肱骨长轴一致,严格按四步进针刀规程进针刀,经皮肤、皮下、筋膜,直达喙突顶点外 1/3 骨面,调转刀口线 90°,向外下铲剥 2~3 刀,范围 0.5cm。

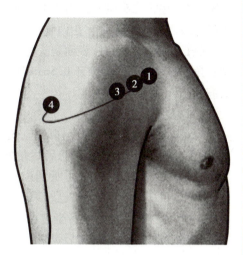

图 6-9　肩关节 C 形针刀松解术体表定位示意图

2)第 2 支针刀松解肩胛下肌在肱骨小结节点处的粘连和瘢痕。针刀体与皮肤垂直,刀口线与肱骨长轴一致,严格按四步进针刀规程进针刀,经皮肤、皮下、筋膜,直达肱骨小结节骨面,调转刀口线 90°,向内铲剥 2~3 刀,范围 0.5cm。

3)第 3 支针刀松解肱二头肌长头在结节间沟处的粘连和瘢痕。针刀体与皮肤垂直,刀口线与肱骨长轴一致,严格按四步进针刀规程进针刀,经皮肤、皮下、筋膜,直达肱骨结节间沟前面的骨面,提插切开 2~3 刀,范围 0.5cm,切开肱横韧带,然后顺结节间沟前壁,向后做弧形铲剥 2~3 刀,范围 0.5cm。

4)第 4 支针刀松解小圆肌在肱骨大结节后方的粘连和瘢痕。针刀体与皮肤垂

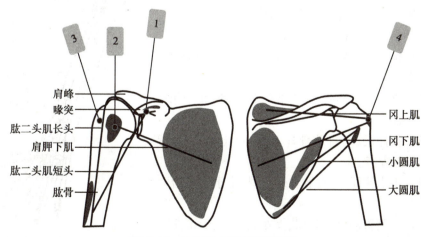

图 6-10　针刀治疗肩周炎示意图

直,刀口线与肱骨长轴一致,严格按四步进针刀规程进针刀,经皮肤、皮下、筋膜,达肱骨大结节后下方骨面,向内铲剥2~3刀,范围0.5cm。

5)术毕,拔出针刀,局部压迫止血3分钟,创可贴覆盖针刀口。

(7)注意事项:防止头静脉损伤,头静脉起于手背静脉网的桡侧,沿前臂桡侧上行至肘窝,在肱二头肌外侧沟内继续上行,经过三角肌胸大肌间沟,再穿锁胸筋膜汇入腋静脉或者锁骨下静脉。在做肱骨小结节处肩胛下肌止点松解及肱骨结节间沟处肱二头肌长头起点松解时,表面是头静脉的走行路线。预防头静脉损伤的方法是先摸清楚三角肌胸大肌间沟,旁开0.5cm进针刀,严格按照四步进针刀规程,即可避免损伤头静脉。

【针刀术后手法】

1. 上举外展手法  患者仰卧位,充分放松,医者站于患侧,左手按住患肩关节上端,右手托扶患肢肘关节,嘱患者尽量外展上举患肢,当达到最大限度,不能再上举时,右手迅速向上提拉肘关节,可听到患肩关节有软组织"咝咝"的撕裂声。推弹速度要快,待患者反应过来时,手法已结束。

2. 后伸内收手法  患者坐位,医生站在患者背后,单膝顶在患者的脊背中央,双手握住患者的双肘关节,向后牵引到最大位置时,再向肩关节后内方弹压1次。

# 第六节　肱骨外上髁炎

【概述】

本病又称网球肘,网球运动员等长期反复用力做肘部活动者好发。本病的主要原因是伸肌总腱起始部(即肱骨外上髁部)慢性积累性损伤所致,也有学者通过开放性手术观察到,穿出伸肌总腱处的血管、神经束受到卡压亦可导致本病发生。

【针刀应用解剖】

1. 肱骨外上髁形态扁平,位于肱骨下端的外侧、肱骨小头的外上方,与内踝不在一条水平线上,而略高于内上髁。外上髁未包于关节囊内,其前外侧有一浅压迹,为前臂伸肌总腱的起始部。

2. 伸指伸腕肌(图6-11)

(1)桡侧腕长伸肌:起自肱骨外上髁,止于第2掌骨底背面。

(2)桡侧腕短伸肌:起自肱骨外上髁,止于第3掌骨底背面。

(3)指伸肌:起自肱骨外上髁,止于第2~5指中节远节指骨底。

(4)小指伸肌:起自肱骨外上髁,止于小指指背腱膜。

(5)尺侧腕伸肌:起自肱骨外上髁,止于第5掌骨底。

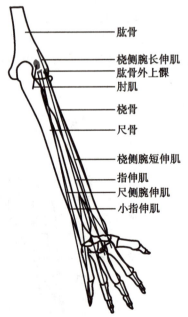

肱骨
桡侧腕长伸肌
肱骨外上髁
肘肌
桡骨
尺骨
桡侧腕短伸肌
指伸肌
尺侧腕伸肌
小指伸肌

图6-11 肱骨外上髁解剖示意图

笔记

【病因病理】

该病好发于经常做前臂旋转、伸屈肘关节运动的劳动者或运动员,大多由积累性损伤引起。伸腕肌、伸指总肌、旋后肌附着点处肌腱内部轻度撕裂和局部轻微出血、机化,在自我修复过程中产生粘连、瘢痕,挤压该处的神经血管束,引起疼痛。

【临床表现】

一般起病缓慢,因急性损伤而发病者较为少见。发病后疼痛涉及肩前部和前臂,局部有时会出现轻度肿胀,活动前臂后疼痛加重,不能做握拳、旋转前臂动作,握物无力,严重者握在手中的东西会自行掉落。

【诊断要点】

1. 肱骨外上髁处疼痛,压痛。

2. 密耳(Mill)征阳性。

3. 前臂伸肌紧张试验阳性。

4. X线片检查阴性。

【针刀治疗】

1. 治疗原则 针刀治疗本病的关键点在于松解伸腕伸指肌群在肱骨外上髁处附着点及伸腕伸指肌行径路线的粘连、瘢痕、挛缩,使伸腕伸指肌群的力学平衡得到恢复,达到缓解疼痛的效果,从而治愈该病。

2. 操作方法

(1) 体位:坐位,将肘关节屈曲90°平放于治疗桌面上。

(2) 体表定位:肱骨外上髁顶点,肱骨外上髁远端桡侧腕长、短伸肌间隙定第2点,桡侧腕短伸肌与指总伸肌肌间隙定第3点。

(3) 消毒:常规消毒铺巾。

(4) 麻醉:用1%利多卡因局部浸润麻醉,每个治疗点注药1ml。

(5) 刀具:Ⅰ型4号直形针刀。

(6) 针刀操作(图6-12)

1) 第1支针刀松解伸指伸腕肌总起点的粘连和瘢痕。针刀刀口线和前臂纵轴方向一致,针刀体与皮肤呈90°垂直,严格按四步进针刀规程进针刀,针刀经皮肤、皮下组织,至肱骨外上髁顶点,先纵横分离2~3刀,然后调转刀口线90°向下沿肱骨外上髁骨面铲剥2~3刀,范围0.5cm。

2) 第2支针刀松解桡侧腕长、短伸肌之间的粘连和瘢痕。在第2定点处进针刀,针刀刀口线和前臂纵轴方向一致,针刀体与皮肤呈90°垂直,严格按四步进针刀规程进针刀,针刀经皮肤、皮下组织,达桡侧腕长、短伸肌肌间隙,纵横分离2~3刀,范围0.5cm。

3) 第3支针刀松解桡侧腕短伸肌与指总伸肌之间的粘连和瘢痕。在第3定点处进针刀,针刀刀口线和前臂纵轴方向一致,针刀体与皮肤呈90°垂直,严格按四步进针刀规程进针刀,针刀经皮肤、皮下组织,达桡侧腕短伸肌与指总伸肌肌间隙,纵横分离3刀,范围0.5cm。

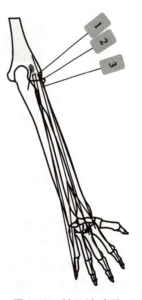

图6-12 针刀治疗肱骨外上髁炎示意图

笔记

4）术毕,拔出针刀,局部压迫止血 3 分钟,创可贴覆盖针刀口。

（7）注意事项:肱骨外上髁炎 1 次针刀治疗可痊愈,若 1 次针刀治疗后无明显疗效,就应考虑是否合并颈椎病,再仔细询问病史,检查患侧上肢有无感觉过敏或感觉迟钝,如有颈椎病等其他表现,应按颈椎病进行治疗。

【针刀术后手法】

患者正坐,医生坐于患者患侧,右手持患侧腕部使患者前臂处于旋后位,左手用屈曲的拇指端压于肱骨外上髁前方,其他四指放于肘关节内侧,医生以右手逐渐屈曲患者肘关节至最大限度,左手拇指用力按压患者肱骨外上前方,然后再伸直肘关节,同时医生左手拇指推至患肢桡骨头前面,沿桡骨头前外缘向后弹拨腕伸肌起点,术后患者有桡侧 3 指麻木感及疼痛减轻的现象。

# 第七节　桡骨茎突狭窄性腱鞘炎

【概述】

本病多发生于新产妇及照顾婴幼儿的中老年妇女。桡骨茎突部骨-纤维管道的急慢性损伤,导致局部粘连、瘢痕和挛缩,腱鞘管壁增厚、间隙变窄,以该部位疼痛为主要表现,可放射到手指和前臂。

【针刀应用解剖】

在腕部桡骨下端茎突的外侧,有 1 条浅沟,拇长展肌腱及拇短伸肌腱共同经此沟外面的骨纤维性腱管到达拇指,腕背韧带附着于桡骨下端的外侧缘及桡骨茎突。

【病因病理】

桡骨茎突部狭窄性腱鞘炎的病因与桡骨茎突腱鞘的解剖结构和内容物有着直接联系。手的任何用力动作都涉及拇短伸肌和拇长展肌的收缩,动作频率多而用力幅度大,也是此处腱鞘炎的好发因素。拇短伸肌和拇长展肌通过鞘管后折成一定角度分别止于拇指近节指骨和第 1 掌骨。因此,肌腱滑动时产生较大的摩擦力,当拇指及腕部活动时,此折角增大,从而更增加了肌腱和腱鞘的摩擦,久之可发生腱鞘炎,鞘管壁变厚,肌腱局部变粗,逐渐形成狭窄,引发腕部剧烈疼痛和功能障碍。

【临床表现】

一般发病缓慢,桡骨茎突周围疼痛,可放射到手指和前臂。常见腕部有肿胀或肿块,拇指和腕部活动受限。

【诊断要点】

1. 有劳损史,好发于家庭妇女及长期从事腕部劳动者。

2. 桡骨茎突部疼痛、肿胀隆起、压痛,腕部劳累、寒冷刺激后疼痛加剧,局部腱鞘增厚,握物无力,活动受限。

3. 握拳尺偏试验阳性。

【针刀治疗】

1. 治疗原则　针刀治疗本病的关键点在于切开桡骨茎突处拇长展肌腱及拇短伸肌腱腱鞘,松解腱鞘和肌腱的粘连、瘢痕和挛缩,达到缓解疼痛、改善腕关节功能的效果。

2. 操作方法

（1）体位：坐位，患者握拳，将患侧腕部放于治疗桌面上。

（2）体表定位：桡骨茎突。

（3）消毒：常规消毒铺巾。

（4）麻醉：用1%利多卡因局部浸润麻醉，每个治疗点注药1ml。

（5）刀具：Ⅰ型4号直形针刀。

（6）针刀操作

1）针刀松解桡骨茎突处的粘连、瘢痕。针刀刀口线和桡动脉平行，严格按四步进针刀规程进针刀，针刀体与皮肤垂直刺入，经皮肤、皮下，感觉刀下有韧性感，用提插刀法在纤维鞘管上切2~3刀，范围0.5cm。然后针刀达骨面，在腱鞘内纵横分离2~3刀，范围0.5cm（图6-13）。

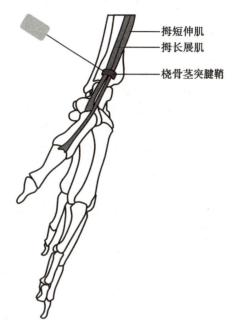

拇短伸肌
拇长展肌
桡骨茎突腱鞘

2）术毕，拔出针刀，局部压迫止血3分钟，创可贴覆盖针刀口。用小夹板将腕关节固定在尺偏位3天。

（7）注意事项

1）找准解剖位置，勿伤及桡动脉。

2）如肿胀粘连严重，应注意勿损伤桡神经皮支，方法是进针刀速度不可太快，只要按四步进针刀规范操作，在进针过程中，完全可以避开桡神经皮支。

图6-13 桡骨茎突狭窄性腱鞘炎针刀治疗示意图

【针刀术后手法】

医者先用拇指重点揉按桡骨茎突部及其上下方，达到舒筋活血的目的。然后一手握住患侧腕部，另一手食指及中指夹持拇指，其余手指紧握患者其他四指进行对抗牵引，并使患者腕部向尺侧和掌侧屈曲，同时，缓缓旋转推按桡骨茎突。重复操作4次。

# 第八节 弹 响 指

【概述】

本病又称屈指肌腱腱鞘炎，多见于妇女及手工劳动者。是由于屈指肌腱与掌指关节处的屈指肌腱纤维鞘管反复摩擦，局部出现渗出、水肿和纤维化，鞘管壁变厚，肌腱局部变粗，阻碍了肌腱在该处的滑动而引起临床症状。其临床表现主要为手掌部疼痛、压痛和患指伸屈活动受限。

【针刀应用解剖】

1. 屈指肌腱腱鞘包绕指浅屈肌肌腱和指深屈肌肌腱，此腱鞘由外层腱纤维鞘及内层滑液鞘组成。腱纤维鞘是由掌侧深筋膜增厚所形成的管道，附着于指骨关节囊的两侧，对肌腱起固定和润滑作用。肌腱滑液鞘是包绕肌腱的双层套管状滑液鞘，分脏层和壁层。脏层包绕肌腱，壁层紧贴腱纤维鞘的内侧面。滑液鞘起保护和润滑肌腱、避免摩擦的作用。

笔记

2. 手指屈肌

（1）拇短屈肌：起自屈肌支持带和大多角骨，止于拇指近节指骨底。

（2）拇长屈肌：起自桡、尺骨上端的前面和骨间膜，止于拇指远节指骨底。

（3）指浅屈肌：起自肱骨内上髁，尺桡骨前面，止于第2~5指的中节指骨体两侧。

（4）指深屈肌：起自桡、尺骨上端的前面和骨间膜，止于第2~5指的远节指骨底。

【病因病理】

屈指肌腱腱鞘的发病部位在与掌骨头相对应的屈指肌腱纤维管的起始部，此处由较厚的环形纤维性腱鞘与掌骨头构成相对狭窄的纤维性骨管，手指长期快速的用力活动，如打字、玩游戏、演奏乐器等，容易造成屈指肌腱慢性劳损。急慢性损伤后，屈指肌腱和腱鞘均可产生水肿、增生，此时骨纤维管的管径不变，压迫从中穿过的肌腱和腱鞘成葫芦状，用力伸屈手指时，葫芦状的膨大在环状韧带处强行挤过，产生弹拨动作和响声，阻碍肌腱滑动，产生疼痛。

【临床表现】

患指伸屈受限，多在指掌侧、指横纹处疼痛，或有肿胀，严重者不能执筷子和扣纽扣，病程日久者，患者多诉指关节处有弹响声。在压痛点处多可触及条索、块状硬结。

【诊断要点】

1. 有手部劳损病史，多见于妇女及手工劳动者，好发于拇指、中指、环指。

2. 手指活动不灵活，局限性酸痛，晨起或劳累后症状明显。

3. 掌指关节掌侧压痛，可触及结节，指伸屈活动困难，有弹响现象。

【针刀治疗】

1. 治疗原则　针刀治疗本病的关键点在于松解拇指及2~5指掌指关节掌侧触到的串珠状硬结处骨纤维管、腱鞘和肌腱的粘连瘢痕，解除卡压，使屈指肌腱的力学平衡得到恢复，达到缓解疼痛及恢复手指屈伸功能的效果，从而治愈该病。

2. 操作方法

（1）体位：坐位，掌心向上平放于治疗台上。

（2）体表定位：在拇指及2~5指掌指关节掌侧触到的串珠状硬结处。

（3）消毒：常规消毒铺巾。

（4）麻醉：用1%利多卡因局部浸润麻醉，每个治疗点注药1ml。

（5）刀具：Ⅱ型4号斜刃针刀。

（6）针刀操作：以示指屈指肌腱腱鞘炎为例（图6-14）。

1）针刀松解示指屈指肌腱腱鞘。摸清楚增厚的串珠状腱鞘，从串珠的近端进针刀，斜面刀刃向上，刀口线与示指屈指肌腱走行方向一致，严格按四步进针刀规程进针刀，针刀体与皮肤呈90°刺入，针刀经皮肤、皮下组织即有一落空感，此时，将针刀体向示指近端倾斜，使针刀体与示指皮肤面呈0°，刀下寻找到环状卡压腱鞘近侧后，

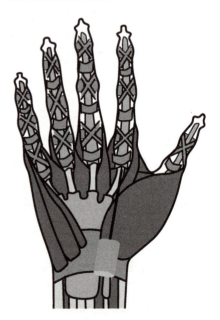

图6-14　针刀松解示指屈指肌腱腱鞘炎示意图

将针刀推入腱鞘,边推边切,直到有落空感为止。

2)其他屈指肌腱腱鞘炎的治疗方法同示指。

3)术毕,拔出针刀,局部压迫止血3分钟,创可贴覆盖针刀口。用小夹板固定患指,制动3天。

(7)注意事项

1)针刀松解拇指纤维鞘时,由于拇指处于外展位,肌腱的走行方向与其他4指不一样,因此针刀体要与拇指的肌腱走行一致。

2)针刀不可穿过肌腱到骨面进行切开,因为环状卡压纤维鞘较厚,如想通过在骨面上的纵横切开将卡压环铲开,针刀必然要经过肌腱到骨面,纵横切开对肌腱的损伤就会明显加大,造成术后反应加重,功能恢复的时间明显延长。

【针刀术后手法】

嘱患者过度掌屈背屈手指3下。

# 第九节  腕背侧腱鞘囊肿

【概述】

本病是指关节囊或腱鞘附近某些组织黏液变性所形成的囊肿,可分为单房性和多房性,囊肿壁的外壁由纤维组织构成,内壁与关节滑膜相似,囊内充满无色透明胶样黏液,与滑囊不同。囊腔可与关节腔或腱鞘相通,但也有与关节腔及腱鞘不相通而形成闭锁。穿刺抽吸后注药是一种简便易行的治疗手段,但复发率较高。

【针刀应用解剖】

手背深筋膜可分为浅深两层,浅层是腕背侧韧带的延续,其与伸指肌腱相结合,构成了手背腱膜。手背浅筋膜、手背腱膜和手背深筋膜深层三者之间构成两个筋膜间隙,即腱膜下间隙和手背皮下间隙。

【病因病理】

腕背侧腱鞘囊肿与关节腔或滑膜腔密切相关,多数学者认为是由关节囊或腱鞘中多余的结缔组织发生黏液样变性所致,腕部反复屈伸活动造成腕背侧腱鞘损伤,从而引起相应症状。

【临床表现】

囊肿生长缓慢,患者自觉局部酸痛或疼痛,发生于皮下,呈圆形或椭圆形,大小不一,发生于腕部背侧的一般在2~3cm。

【诊断要点】

1.多见于中青年女性。

2.囊肿突起于皮面,质软而伴有张力感,呈圆形或椭圆形,手握物或按压时疼痛。

【针刀治疗】

1.治疗原则  针刀治疗本病的关键点在于松解手腕背侧囊肿突出处的粘连、瘢痕、挛缩,针刀切开部分腱鞘,并挤压囊肿,使囊肿内容物进入组织间隙,被组织吸收。

2.操作方法

(1)体位:坐位,患肢屈腕位。

(2)体表定位:用记号笔在手腕背侧囊肿突出处定位。

（3）消毒：常规消毒铺巾。

（4）麻醉：用1%利多卡因局部浸润麻醉,每个治疗点注药1ml。

（5）刀具：Ⅰ型4号直形针刀。

（6）针刀操作（图6-15）

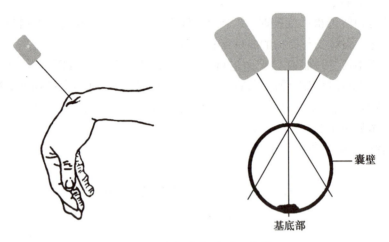

图6-15　针刀松解囊肿示意图

1）针刀松解腕背侧腱鞘囊肿。于定位点进针刀,刀口线与伸指伸腕肌腱走行方向一致,严格按四步进针刀规程进针刀,针刀体与皮肤呈90°刺入。针刀经皮肤、皮下,刺破囊壁,即有一落空感,此时,缓慢进针刀,感觉刀下有轻微阻塞感时,即达腱鞘囊肿的基底部,也是囊肿的生发组织层,纵横分离2~3刀,范围0.5cm,以破坏囊肿的生发细胞层,然后稍提针刀,按"十"字形分别穿破囊壁四周后出针刀。

2）术毕,拔出针刀,局部压迫止血3分钟,创可贴覆盖针刀口。

（7）注意事项：针刀操作时不仅要刺破囊壁,更要到达囊肿基底部,对腱鞘囊肿生发层进行松解。

【针刀术后手法】

针刀术后于屈腕位,医生用拇指强力按压囊肿2次,用纱布块压在囊肿表面,加压包扎5天。

# 第十节　弹　响　髋

【概述】

本病是指髋关节在做屈曲、内收或内旋等动作时,紧张的筋膜束在股骨大转子隆凸上滑动,在此用手可感触到滑动,甚至可听到弹响。本病多发于青壮年,尤其是女性,常为双侧性,多由慢性劳损引起髂胫束后缘或臀大肌肌腱前缘增厚等病理改变所致。

【针刀应用解剖】

1. 阔筋膜　为全身最强厚的筋膜。其上缘附着于腹股沟韧带以及髂嵴的外唇,并向下与臀筋膜相延续。阔筋膜于大腿的外侧增厚而移行为纵行纤维,形成髂胫束。

2. 髂胫束　起自髂嵴外唇处,向下移行止于胫骨外侧髁处。髂胫束前部的纤维系由阔筋膜张肌的腱膜移行而成,其后部纤维为臀大肌肌腱的延续部分。因此,髂胫束系阔筋膜张肌与臀大肌肌腱相结合而形成的腱膜性结构,股骨大转子位于其深部。

3. 臀大肌　起自髂骨、骶、尾骨及骶结节韧带的背面,肌束斜向下外方,以一厚腱板越过髋关节的后方,止于臀肌粗隆和髂胫束(图 6-16)。

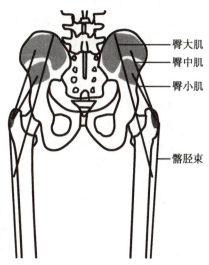

图 6-16　髋关节解剖示意图

臀大肌
臀中肌
臀小肌
髂胫束

【病因病理】

本病的发生可分为关节外原因和关节内原因。

关节外原因主要与臀大肌及髂胫束的病变有关。臀大肌的抵止部分覆盖在股骨大转子上面;髂胫束向下穿过股骨大转子后方,与大腿外侧肌间隔紧密连接,再向下止于胫骨外侧髁。由于慢性损伤引起臀大肌或髂胫束出现炎症,在髋关节活动时与大转子相互接触、摩擦而发出弹响。另外,有的女性因骨盆大,两大转子间距离较宽,股骨后中线倾斜度加大,两侧大转子突出显著,使大转子与髂胫束摩擦诱发弹响。此外,大转子骨疣生长亦可导致弹响。

关节内原因如大转子滑囊炎可使囊壁增厚,引起纤维粘连;或髋关节囊和周围韧带等组织的粘连、瘢痕、挛缩、钙化等,使得活动时彼此之间相互摩擦而发出弹响声。另外,凡是引起股骨头和髋臼接触不良的因素,如臼缘破损、髋臼变形、臼窝内游离体、股骨头变形等,都可因活动时不合槽而发出弹响声。

【临床表现】

本病临床一般无特殊症状,只是活动时髋部有弹响。有时伴轻度酸胀感,患者常常感到精神紧张。弹响的产生可成随意性或习惯性,后者常出现疼痛。患者主动屈曲、内收或内旋髋关节时,可以触觉到大转子部有肥厚腱性组织的弹跳感。绝大多数患者没有自觉症状,少数患者在发出声响时有轻微钝痛。部分合并大粗隆滑囊炎患者,局部可有压痛。

【诊断要点】

1. 患者在屈伸髋关节时于大转子后常有弹响发生。

2. 患侧下肢酸、胀、痛,有时向外下方放射,转体、伸髋等活动时尤为明显。

3. 臀部及转子后有压痛,压痛点皮下可触及条索状硬结。

4. 严重者髂胫束挛缩试验阳性(患者侧卧屈膝,使患腿外展背伸,内收大腿,不能并拢膝关节者为阳性)。

5. X 线片一般为阴性。

【针刀治疗】

1. 治疗原则　针刀治疗本病的关键点在于松解臀大肌与髂胫束之间的粘连、瘢痕、挛缩,以及髂胫束行径路线上的粘连、瘢痕、挛缩。应用特型弹响髋专用针刀,切断增厚及挛缩的部分肌腱及纤维结缔组织,使髋关节的力学平衡得到恢复,达到消除弹

笔记

响和缓解疼痛的效果。

2. 操作方法

第1次:针刀松解臀大肌与髂胫束之间的粘连、瘢痕。

（1）体位:健侧卧位。

（2）体表定位:股骨大转子。

（3）消毒:常规消毒铺巾。

（4）麻醉:用1%利多卡因局部浸润麻醉,每个治疗点注药1ml。

（5）刀具:弹响髋专用针刀。

（6）针刀操作(图6-17)

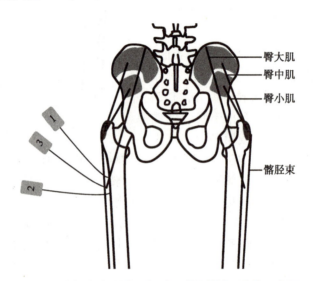

臀大肌
臀中肌
臀小肌

髂胫束

图6-17　针刀松解臀大肌与髂胫束的粘连和瘢痕示意图

1）第1支针刀松解臀大肌与髂胫束结合部前部的瘢痕挛缩点。将髋关节置于最大内收位,在股骨大粗隆上后方找到圆形的粘连、挛缩点的前部。刀口线与髂胫束走行方向一致,严格按四步进针刀规程进针刀,针刀经皮肤、皮下组织,刀下有坚韧感时,即到达臀大肌与髂胫束结合部挛缩点的前部,此时,调转刀口线90°,向后提插切开粘连挛缩部位,直到刀下有松动感。一般切开范围为3cm,这是病变最关键的粘连瘢痕点,必须在第1次手术时完全松解。

2）第2支针刀松解臀大肌与髂胫束结合部后部的瘢痕挛缩点。将髋关节置于最大内收位,在股骨大粗隆上后方找到圆形的粘连、挛缩点的后部。刀口线与髂胫束走行方向一致,严格按四步进针刀规程进针刀,针刀经皮肤、皮下组织,刀下有坚韧感时,即到达臀大肌与髂胫束结合部挛缩点的后部,此时,调转刀口线90°,向前提插切开粘连挛缩部位,直到刀下有松动感。一般切开范围为3cm。

3）第3支针刀松解臀大肌止点的挛缩点。在股骨的臀肌粗隆部定位。刀口线与髂胫束走行方向一致,严格按四步进针刀规程进针刀,针刀经皮肤、皮下组织、髂胫束,到达股骨骨面,向上铲剥2~3刀,范围2cm。

4）术毕,拔出针刀,局部压迫止血3分钟,创可贴覆盖针刀口。

（7）注意事项:第1次针刀手术必须松解到位,判断是否彻底松解臀大肌延续为

笔记

髂胫束时的挛缩点的标志,是针刀松解后髋关节的内收和屈髋功能几乎恢复正常,弹响声消失。未达到功能角度,则需在硬膜外麻醉下继续松解,否则,第2次及以后的针刀松解都在局部麻醉下进行,很难达到预期松解效果。

第2次:针刀松解髂胫束行径路线的粘连、瘢痕。

(1)体位:健侧卧位。

(2)体表定位:髂胫束行径路线(股骨大转子尖部、大腿外侧中段、大腿外侧中下段)。

(3)消毒:常规消毒铺巾。

(4)麻醉:用1%利多卡因局部浸润麻醉,每个治疗点注药1ml。

(5)刀具:Ⅰ型3号直形针刀。

(6)针刀操作(图6-18)

1)第1支针刀松解髂胫束在股骨大转子部的粘连和瘢痕。在股骨大转子尖部定位。刀口线与髂胫束走行方向一致,针刀体与皮肤垂直,严格按四步进针刀规程进针刀,针刀经皮肤、皮下组织,当刀下有韧性感时,即到达髂胫束,调转刀口线90°,提插切开2~3刀,范围0.5cm。

2)第2支针刀松解髂胫束中上段的粘连和瘢痕,在大腿外侧中段定位,操作同第1支针刀。

3)第3支针刀松解髂胫束中段的粘连和瘢痕,在大腿外侧中下段定位,操作同第1支针刀。

4)术毕,拔出针刀,局部压迫止血3分钟,创可贴覆盖针刀口。

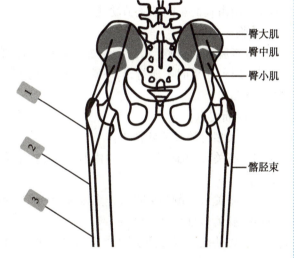

图6-18　针刀松解髂胫束示意图

(7)注意事项:熟悉局部解剖,准确掌握髂胫束及臀大肌的起点、止点及行径路线是手术成功的基础。

【针刀术后手法】

针刀治疗后,手法拔伸牵引髋关节并旋转髋关节3次,当髋关节在最大内收内旋位时,术者再向相同方向弹压2次。在病床上进行间断下肢牵引1周,牵引重量为30kg,以进一步拉开残余的粘连和瘢痕。

## 第十一节　膝关节内侧副韧带损伤

【概述】

本病以运动损伤最常见,多为旋转暴力所致,内侧副韧带受撞击、挤压和牵拉后,造成部分韧带撕裂、渗出及肿胀等急性损伤,由于没有得到正确及时的治疗,在应力集中处产生粘连、瘢痕,日久遗留下来以股骨内侧髁至胫骨内侧髁顽固性疼痛为主要表现。

【针刀应用解剖】

膝关节内侧副韧带又名胫侧副韧带,呈扁宽的三角形,基底向前,尖端向后,分为前纵部、后上斜部和后下斜部。前纵部起于股骨内上髁,向下斜行,止于胫骨上端内侧缘;后上斜部自前纵部后缘向后下,止于胫骨内侧关节边缘,并附着于内侧半月板的内缘;后下斜部自前纵部后缘斜向后上,止于胫骨髁后缘和内侧半月板的后缘(图 6-19)。

在膝关节完全伸直时,内侧副韧带最紧张,可阻止膝关节的任何外翻与小腿旋转活动。

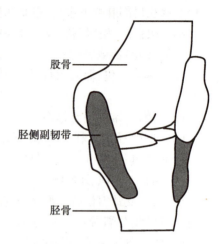

图 6-19　膝关节内侧副韧带解剖示意图

【病因病理】

多由膝关节内侧副韧带在急慢性损伤后,日久未得到正确治疗而发病,韧带局部弹性降低,不能自由滑动而影响膝关节功能。

【临床表现】

患者膝部内侧疼痛,活动后加重。患腿伸直受限,跛行,严重时不能行走,下蹲困难。在股骨内侧髁或胫骨内侧髁,有时可摸到小的皮下结节。

【诊断要点】

1. 大多有膝关节外伤史。

2. 膝关节肿胀、疼痛,以膝内侧为著,皮下有瘀血,膝关节活动受限,活动时疼痛加重。

3. 膝关节内侧副韧带起止点及关节间隙有明显压痛。

4. 膝关节分离试验阳性。

5. 磁共振检查可证实膝关节内侧副韧带损伤。

【针刀治疗】

1. 治疗原则　针刀治疗本病的关键点在于松解胫骨上端内侧面鹅足囊、内侧副韧带在股骨内上髁起点和胫骨内侧髁止点的粘连、瘢痕和挛缩,使膝关节的力学平衡得到恢复,达到缓解疼痛的效果。

2. 操作方法

(1) 体位:仰卧位,膝关节屈曲 60°。

(2) 体表定位:鹅足囊(在内侧膝关节间隙下 4cm、后 3cm 定点),股骨内上髁,胫骨内侧髁。

(3) 消毒:常规消毒铺巾。

(4) 麻醉:用 1% 利多卡因局部浸润麻醉,每个治疗点注药 1ml。

(5) 刀具:Ⅰ型 4 号直形针刀。

(6) 针刀操作(图 6-20)

1) 第 1 支针刀松解胫骨上端内侧面鹅足囊的粘连、瘢痕。在内侧膝关节间隙下 4cm、后 3cm 定点,针刀体与皮肤垂直,刀口线与小腿纵轴平行,严格按四步进针刀规程进针刀,针刀经皮肤、皮下组织达鹅足囊部骨面,调转刀口线 90°,铲剥 2~3 刀,范

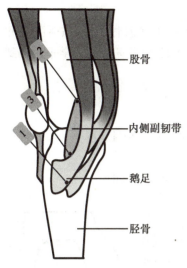

**图6-20　针刀松解膝关节内侧副韧带损伤示意图**

围0.5cm。

2）第2支针刀松解膝内侧副韧带在股骨内上髁起点的粘连、瘢痕。针刀体与皮肤垂直,刀口线与大腿纵轴平行,严格按四步进针刀规程进针刀,针刀经皮肤、皮下组织到达韧带起点骨面,向上、向下各铲剥2~3刀,范围0.5cm。

3）第3支针刀松解膝内侧副韧带在胫骨内侧髁止点的粘连、瘢痕。针刀体与皮肤垂直,刀口线与大腿纵轴平行,严格按四步进针刀规程进针刀,针刀经皮肤、皮下组织到达胫骨内侧髁内侧面该韧带止点的骨面上,铲剥2~3刀,范围0.5cm。

4）术毕,拔出针刀,局部压迫止血3分钟,创可贴覆盖针刀口。

（7）注意事项:膝内侧副韧带损伤时,位于韧带止点附近的鹅足滑囊也有粘连和瘢痕,需要同时松解。

【针刀术后手法】

患者仰卧,患肢伸直并外旋,医生在损伤部位及其上下方施揉、摩、擦等手法。

# 第十二节　髌韧带损伤

【概述】

本病常由于股四头肌猛力收缩或急性外伤引起髌韧带自胫骨粗隆处撕脱而分离,引发膝关节前侧疼痛、活动受限等临床表现。由于髌韧带肥厚而坚韧,故急性损伤者髌韧带也不会离断,只有从胫骨结节处撕脱,慢性损伤较为多见。

【针刀应用解剖】

髌韧带是股四头肌延续的筋膜,由髌骨上面至髌骨下缘,收缩为髌韧带,止于胫骨粗隆。此韧带肥厚而坚韧,位于膝关节囊的前面,当股四头肌收缩时,髌韧带受到牵拉,使膝关节伸直。

【病因病理】

在以猛力突然伸腿时,股四头肌急剧收缩,致使髌韧带拉伤,或膝关节受到外力发生强制性屈曲,也容易拉伤髌韧带。但髌韧带肥厚而坚韧,一般不易被拉断。髌韧带被拉伤后,在该韧带的胫骨粗隆附着点处,有部分纤维撕脱或撕裂,可导致慢性少量出血,病程日久,造成局部血运和代谢受阻,引起慢性顽固性疼痛。

【临床表现】

髌韧带的附着点胫骨粗隆处有明显疼痛。膝关节不易伸直,走路跛行。

【诊断要点】

1. 患者有外伤史。

2. 髌韧带附着点胫骨粗隆处有疼痛或压痛。

3. 股四头肌收缩时,引起疼痛加剧。

4. X线检查可对本病辅助诊断,并排除膝关节其他病变。

【针刀治疗】

1. 治疗原则　针刀治疗本病的关键点在于松解髌韧带在髌骨下缘,髌骨下缘和胫骨粗隆连线中点,胫骨粗隆等附着点的粘连、瘢痕和挛缩,使髌韧带的力学平衡得到恢复,达到缓解疼痛的效果。

2. 操作方法

（1）体位:仰卧位,膝关节屈曲60°。

（2）体表定位:髌骨下缘,髌骨下缘和胫骨粗隆连线中点,胫骨粗隆。

（3）消毒:常规消毒铺巾。

（4）麻醉:用1%利多卡因局部浸润麻醉,每个治疗点注药1ml。

（5）刀具:Ⅰ型4号直形针刀。

（6）针刀操作(图6-21)

1）第1支针刀在髌骨下缘髌韧带起点处定位。刀口线与下肢纵轴方向一致,按四步进针刀规程进针刀,经皮肤、皮下组织,针刀紧贴髌骨下缘骨面,当刀下有韧性感时即到达髌韧带起点,此时调转刀口线90°,向下铲剥2~3刀,范围0.5cm。

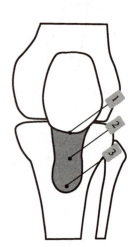

2）第2支针刀在髌骨下缘和胫骨粗隆中点定位。刀口线与下肢纵轴方向一致,严格按四步进针刀规程进针刀,针刀经皮肤、皮下组织,当刀下有韧性感时即到达髌韧带,在此处再进针刀0.5cm,提插切开2~3刀,范围0.5cm。

3）第3支针刀在胫骨粗隆中点定位,刀口线与下肢纵轴方向一致,严格按四步进针刀规程进针刀,针刀经皮肤、皮下组织,当刀下有韧性感时即到达髌韧带止点,穿过髌韧带,达胫骨粗隆骨面,调转刀口线90°,向上铲剥2~3刀,范围0.5cm。

图 6-21　针刀松解髌韧带示意图

4）术毕,拔出针刀,局部压迫止血3分钟,创可贴覆盖针刀口。

（7）注意事项:针刀松解髌韧带时,进针刀不可过深,以防刺入关节囊。

【针刀术后手法】

患者仰卧,术者双手握持患者小腿上部,嘱患者尽量屈膝,在屈膝至最大限度时,术者向相同方向弹压膝关节2次。

## 第十三节　慢性跟腱炎

【概述】

慢性跟腱炎是一种以跟腱及其周围部位疼痛为主要临床表现的疾病,多因外伤、劳损、感染等刺激所致,好发于运动员和体力劳动者。

【针刀应用解剖】

小腿三头肌:由比目鱼肌与腓肠肌共同组成。比目鱼肌是深层肌肉,起自胫骨后上方,止于跟骨结节,功能是使足跖屈;腓肠肌是表层肌肉,覆盖在比目鱼肌上方,起自股骨内外侧髁,止于跟骨结节,功能是屈膝关节、使足跖屈。

跟腱:上端起始于小腿中部,由腓肠肌和比目鱼肌组成,向下止于跟骨结节后面中点,是人体中最粗、最强大的肌腱(图6-22)。

【病因病理】

由于跟腱的慢性劳损如长距离行走、慢跑、跟腱处的外伤，以及穿太紧的鞋长期摩擦刺激等，引起跟腱及其轴位组织充血、水肿、炎性渗出，病程迁延日久可致纤维性增生，跟腱轴位组织粘连或增厚。

【临床表现】

主要表现为跟腱处疼痛。当走路或跑跳时跟腱紧张，可使疼痛明显加重。

【诊断要点】

1. 跑跳时跟腱疼痛，重者走路时也会疼痛。

2. 跟腱周围变粗，呈梭形变形。

3. 跖屈抗阻痛。

4. 跟腱周围压痛。

5. 主动背伸或主动跖屈痛。

6. 足尖蹬地痛。

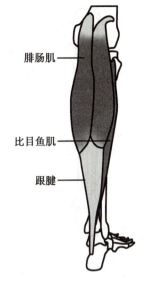

腓肠肌

比目鱼肌

跟腱

图 6-22　跟腱解剖示意图

【针刀治疗】

1. 治疗原则　针刀治疗本病的关键点在于松解跟腱及小腿三头肌在跟骨结节后面和股骨内、外侧髁后面骨面附着点，以及其与周围组织之间的粘连、瘢痕、挛缩，使跟腱的力学平衡得到恢复，达到缓解疼痛的效果，从而治愈该病。

2. 操作方法

第 1 次：针刀松解跟腱周围的粘连、瘢痕。

（1）体位：俯卧位。

（2）体表定位：跟骨结节后面，跟腱内、外缘。

（3）消毒：常规消毒铺巾。

（4）麻醉：用 1% 利多卡因局部浸润麻醉，每个治疗点注药 1ml。

（5）刀具：Ⅰ型 4 号直形针刀。

（6）针刀操作（图 6-23）

1）第 1 支针刀松解跟腱止点中部的粘连、瘢痕。在跟腱止点中部定位。刀口线与下肢纵轴平行，针刀体与皮肤呈 90°，严格按四步进针刀规程进针刀，针刀经皮肤、皮下组织，当刀下有阻力感时即到达跟腱，继续进针刀 1cm，调转刀口线 90°，提插切开 2~3 刀，范围 0.5cm，以松解跟腱内部的粘连和瘢痕，然后再进针刀达跟骨骨面，在骨面上向上铲剥 2~3 刀，范围 0.5cm，以松解跟腱止点的粘连和瘢痕。

2）第 2 支针刀松解跟腱止点内侧的粘连、瘢痕。在第 1 支针刀内侧 0.5cm 处定位，余操作同第 1 支针刀。

3）第 3 支针刀松解跟腱止点外侧的粘连、瘢痕。在第 1 支针刀外侧 0.5cm 处定位，余操作同第 1 支针刀。

4）第 4 支针刀松解跟腱与内侧软组织之间的粘连、瘢痕。在第 2 支针刀上面 2cm 处定位。刀口线与下肢纵轴平行，针刀体与皮肤呈 90°，严格按四步进针刀规程进针刀，针刀经皮肤、皮下组织，当刀下有阻力感时即到达跟腱，针刀沿跟腱内缘向外探寻，当刀下有落空感时，即到达跟腱与内侧软组织的粘连瘢痕处，提插切开 2~3 刀，深度 1cm，然

笔记

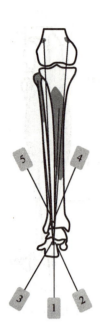

图 6-23 针刀松解跟腱周围组织示意图

后纵横分离 2~3 刀,范围 0.5cm。

5) 第 5 支针刀松解跟腱与外侧软组织之间的粘连、瘢痕。在第 3 支针刀上面 2cm 处定位。刀口线与下肢纵轴平行,针刀体与皮肤呈 90°,严格按四步进针刀规程进针刀,针刀经皮肤、皮下组织,当刀下有阻力感时即到达跟腱,针刀沿跟腱外缘向内探寻,当刀下有落空感时,即到达跟腱与外侧软组织的粘连瘢痕处,提插切开 2~3 刀,范围 0.5cm,然后纵横分离 2~3 刀,范围 0.5cm。

6) 术毕,拔出针刀,局部压迫止血 3 分钟,创可贴覆盖针刀口。

(7) 注意事项:针刀松解跟腱周围时,要调转刀口线与跟腱走行呈垂直,沿骨面施行铲剥刀法,以达到彻底松解的目的。

第 2 次:针刀松解腓肠肌内外侧头起点的粘连、瘢痕,以及腓肠肌与比目鱼肌肌腹之间的粘连、瘢痕。

(1) 体位:俯卧位。

(2) 体表定位:股骨内、外侧髁后面骨面,小腿后侧腓肠肌与比目鱼肌肌腹之间,跟腱止点内、外侧上方 5cm。

(3) 消毒:常规消毒铺巾。

(4) 麻醉:用 1% 利多卡因局部浸润麻醉,每个治疗点注药 1ml。

(5) 刀具:Ⅰ 型 4 号直形针刀。

(6) 针刀操作(图 6-24)

1) 第 1 支针刀松解股骨外侧髁后面腓肠肌外侧头的粘连、瘢痕。在股骨外侧髁后面骨面定点,刀口线与下肢纵轴平行,针刀体与皮肤呈 90°,严格按四步进针刀规程进针刀,针刀经皮肤、皮下组织、筋膜、肌肉,直达骨面,纵横分离 2~3 刀,范围 0.5cm,然后调转刀口线 90°,在骨面上向下铲剥 2~3 刀,范围 0.5cm。

2) 第 2 支针刀松解股骨内侧髁后面腓肠肌内侧头的粘连、瘢痕。在股骨内侧髁后面骨面定点,余操作同第 1 支针刀。

3) 第 3 支针刀松解小腿上段腓肠肌与比目鱼肌肌腹之间的粘连、瘢痕。在小腿后侧上段定位。刀口线与下肢纵轴平行,针刀体与皮肤呈 90°,严格按四步进针刀规程进针刀,针刀经皮肤、皮下组织、筋膜,当刀下有阻力感时,即到达腓肠肌,继续进针刀,当刀下有突破感时,即到达腓肠肌与比目鱼肌间隙,在此纵横分离 2~3 刀,范围 0.5cm。

4) 第 4 支针刀松解小腿中段腓肠肌与比目鱼肌肌腹之间的粘连、瘢痕。在小腿后侧中段定位,余操作同第 3 支针刀。

5) 第 5 支针刀松解小腿下段跟腱内侧前缘与比目鱼肌肌腹之间的粘连、瘢痕。在跟腱止点内侧上方 5cm 处定点。刀口线与下肢纵轴平行,针刀体与皮肤呈 90°,严格按四步进针刀规程进针刀,针刀经皮肤、皮下组织,当刀下有阻力感时即到达跟腱,针刀沿跟腱内缘向内下探寻,当刀下

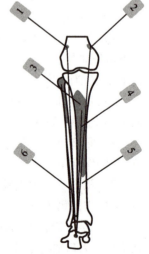

图 6-24 针刀松解腓肠肌和比目鱼肌示意图

笔记

有落空感时,即到达跟腱内缘,向内侧转动针刀体,使针刀体与冠状面平行,针刀刃端从内向外,沿跟腱内侧前缘与比目鱼肌的肌间隙进针刀,一边进针刀,一边纵横分离,每次纵横分离范围0.5cm,直至小腿后正中线。

6) 第6支针刀松解小腿下段跟腱外侧前缘与比目鱼肌肌腹之间的粘连、瘢痕。在跟腱止点外侧上方5cm处定点。刀口线与下肢纵轴平行,针刀体与皮肤呈90°,严格按四步进针刀规程进针刀,针刀经皮肤、皮下组织,当刀下有阻力感时即到达跟腱,针刀沿跟腱外缘向外下探寻,当刀下有落空感时,即到达跟腱外缘,将针刀体与冠状面平行,针刀刃端从外向内,沿跟腱外侧前缘与比目鱼肌的肌间隙进针刀,一边进针刀,一边纵横分离,每次纵横分离范围0.5cm,直至小腿后正中线,与第5支针刀会合。

7) 术毕,拔出针刀,局部压迫止血3分钟,创可贴覆盖针刀口。

(7) 注意事项:针刀松解腓肠肌与比目鱼肌时,进针刀要慢,实施刀法动作要轻柔,以防损伤神经和血管。

【针刀术后手法】

针刀术毕,嘱患者仰卧位,医生双手握足底前部,嘱患者踝关节尽量背伸,在背伸到最大位置时,术者用力将踝关节背伸1次。

# 第十四节　跟　痛　症

【概述】

本病多发生于中老年人,以行走或站立时足底部疼痛为主要症状,多因足部慢性劳损引起,可伴有跟骨结节前缘骨刺。目前以封闭等保守治疗为主,但病情容易反复,严重的需要开放性手术切除骨质增生。

【针刀应用解剖】

跖腱膜又称为足底腱膜,由纵行排列的致密结缔组织构成,其间有横向纤维交织,分为内外侧部和中央部,内外侧部分别覆盖踇趾和小趾的固有肌,中央部最强最厚,起于跟骨结节内侧突,继而呈腱膜状分为5个束支至各趾骨(图6-25)。

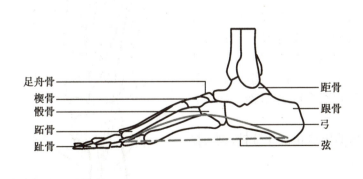
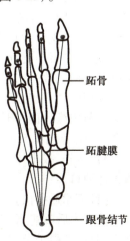

图6-25　跟骨解剖示意图

【病因病理】

长时间久站和行走,会使跖腱膜处于绷紧状态,日久即产生劳损性病变,病变最容易发生在跖腱膜的跟骨附着部位。老年人跖腱膜趋于老化,弹性较差,长期站立或行走,也容易引发跟痛症。

【临床表现】

晨起踏地行走时足跟刺痛,行走片刻后疼痛可缓解,行走过多时又会加重。病程日久者,足跟局部可有肿胀或呈持续性疼痛,甚至每走一步都疼痛难忍,尤其是在不平路面或踩在石头上,疼痛更甚。

【诊断要点】

1. 本病起病缓慢,可有数月至数年的病史。

2. 查体见足跟部软组织坚韧,跟骨结节的中点及内侧有压痛。

3. X线摄片初期无异常改变,后期可有鸟嘴状骨质增生形成。

【针刀治疗】

1. 治疗原则　针刀治疗本病的关键点在于松解跖腱膜在跟骨结节前下缘中点及中点内侧2cm附着点的粘连、瘢痕和挛缩,使足部力学平衡得到恢复,达到缓解疼痛的效果。

2. 操作方法

(1) 体位:仰卧位。

(2) 体表定位:跟骨结节前下缘中点,跟骨结节前下缘中点内侧2cm。

(3) 消毒:常规消毒铺巾。

(4) 麻醉:用1%利多卡因局部浸润麻醉,每个治疗点注药1ml。

(5) 刀具:Ⅰ型4号直形针刀。

(6) 针刀操作(图6-26)

1) 第1支针刀松解跟骨结节跖腱膜中央部的粘连、瘢痕。从跟骨结节前下缘中点进针刀,刀口线与跖腱膜方向一致,针刀体与皮肤呈90°,严格按四步进针刀规程进针刀,针刀经皮肤、皮下组织、脂肪垫,到达跟骨结节前下缘骨面,调转刀口线90°,在骨面上向前铲剥2~3刀,范围0.5cm。若此处有骨质增生,则在骨质增生周围铲剥2~3刀,使部分跖腱膜与骨质增生分离。

2) 第2支针刀松解跟骨结节跖腱膜内侧部的粘连、瘢痕。在第1支针刀内侧2cm处定位。刀口线与跖腱膜方向一致,针刀体与皮肤呈90°,严格按四步进针刀规程进针刀,针刀经皮肤、皮下组织、脂肪垫,到达跟骨结节内缘骨面,调转刀口线90°,在骨面上向前铲剥2~3刀,范围0.5cm。

3) 术毕,拔出针刀,局部压迫止血3分钟,创可贴覆盖针刀口。

【针刀术后手法】

针刀术后嘱患者仰卧位,医生双手握住患者足底前部,嘱患者踝关节尽量背伸,在最大位置时,用力将踝关节背伸1次。

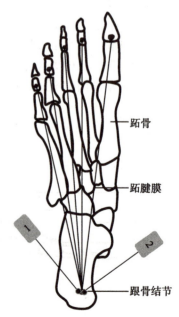

跖骨

跖腱膜

跟骨结节

图6-26　针刀松解跖腱膜示意图

## 学习小结

### 1. 学习内容

```
                        ┌─ 肱二头肌短      概述；针刀应用解剖；病因病理；临床表现；
                        │  头肌腱炎        诊断要点；针刀治疗；针刀术后手法
                        │
                        ├─ 肱二头肌长      概述；针刀应用解剖；病因病理；临床表现；
                        │  头腱鞘炎        诊断要点；针刀治疗；针刀术后手法
                        │
                        ├─ 冈上肌损伤      概述；针刀应用解剖；病因病理；临床表现；
                        │                  诊断要点；针刀治疗；针刀术后手法
                        │
                        ├─ 冈下肌损伤      概述；针刀应用解剖；病因病理；临床表现；
                        │                  诊断要点；针刀治疗；针刀术后手法
                        │
                        ├─ 肩周炎          概述；针刀应用解剖；病因病理；临床表现；
     四                 │                  诊断要点；针刀治疗；针刀术后手法
     肢                 │
     慢                 ├─ 肱骨外上        概述；针刀应用解剖；病因病理；临床表现；
     性                 │  髁炎            诊断要点；针刀治疗；针刀术后手法
     软                 │
     组                 ├─ 桡骨茎突狭      概述；针刀应用解剖；病因病理；临床表现；
     织                 │  窄性腱鞘炎      诊断要点；针刀治疗；针刀术后手法
     损                 │
     伤                 ├─ 弹响指         概述；针刀应用解剖；病因病理；临床表现；
     疾                 │                 诊断要点；针刀治疗；针刀术后手法
     病                 │
                        ├─ 腕背侧腱鞘     概述；针刀应用解剖；病因病理；临床表现；
                        │  囊肿           诊断要点；针刀治疗；针刀术后手法
                        │
                        ├─ 弹响髋        概述；针刀应用解剖；病因病理；临床表现；
                        │                诊断要点；针刀治疗；针刀术后手法
                        │
                        ├─ 膝关节内侧     概述；针刀应用解剖；病因病理；临床表现；
                        │  副韧带损伤     诊断要点；针刀治疗；针刀术后手法
                        │
                        ├─ 髌韧带损伤     概述；针刀应用解剖；病因病理；临床表现；
                        │                 诊断要点；针刀治疗；针刀术后手法
                        │
                        ├─ 慢性跟腱炎     概述；针刀应用解剖；病因病理；临床表现；
                        │                 诊断要点；针刀治疗；针刀术后手法
                        │
                        └─ 跟痛症        概述；针刀应用解剖；病因病理；临床表现；
                                          诊断要点；针刀治疗；针刀术后手法
```

### 2. 学习方法

学习四肢慢性软组织损伤疾病,在了解针刀应用解剖、病因病理、临床表现、诊断要点的基础上,坚持理论课程学习与临床实习并重,掌握针刀治疗的正确操作和针刀术后手法。

(周钰　郁金岗)

笔记

## 复习思考题

1. 简述肱二头肌短头肌腱的局部解剖。
2. 简述肱二头肌长头腱鞘炎的临床表现及诊断要点。
3. 简述冈上肌损伤的诊断要点。
4. 简述冈下肌损伤的临床表现及诊断要点。
5. 简述肩周炎的临床表现及诊断要点。
6. 简述肱骨外上髁炎的针刀治疗原则。
7. 简述桡骨茎突狭窄性腱鞘炎的针刀操作方法。
8. 简述弹响指的病因病理、临床表现及诊断。
9. 简述腕背侧腱鞘囊肿的病因病理、临床表现及诊断。
10. 弹响髋的病因病理和临床表现是什么？
11. 膝关节内侧副韧带损伤的临床表现及诊断要点是什么？
12. 简述髌韧带损伤的临床表现及诊断要点。
13. 简述慢性跟腱炎的临床表现及诊断要点。
14. 简述跟痛症的临床表现及诊断要点。

# 第七章

# 骨关节疾病

**学习目的**

通过对针刀治疗颈椎病、腰椎间盘突出症、膝关节骨性关节炎、股骨头坏死、强直性脊柱炎、类风湿关节炎等骨关节病的学习,认识针刀医学从力学角度对以上疾病病因病理的阐述,熟练掌握针刀治疗以上疾病的原理、选点、操作及术后手法,为临床诊治骨关节疾病提供有效手段。

**学习要点**

重点掌握颈椎病、腰椎间盘突出症、膝关节骨性关节炎、股骨头坏死、强直性脊柱炎和类风湿关节炎的定义、临床表现、诊断要点和针刀治疗。

## 第一节 颈 椎 病

【概述】

颈椎病是指各种原因导致颈项部软组织损伤,出现颈椎间盘退变及其继发性改变,刺激压迫邻近组织,并引起各种症状或体征的疾病。是与现代社会相伴的一种常见病和多发病,病程缠绵难愈,严重影响患者的生活质量,也给整个家庭和社会带来沉重的经济负担。

【针刀应用解剖】

1. 骨骼

(1) 枕骨:枕骨位于顶骨之后,并延伸至颅底。在枕骨的下面中央有一个大孔,称枕骨大孔,脑和脊髓在此处相续。以枕骨大孔为中心,枕骨可分为四部分:后为鳞部,前为基底部,两侧为侧部。枕骨与顶骨、颞骨及蝶骨相接。在枕骨骨面上有众多软组织的附着点(图7-1)。

(2) 颈椎骨:共有 7 块,第 1、2、7 颈椎结构特殊,属于特殊颈椎,第 3~6 颈椎为普通颈椎。

1) 普通颈椎(图7-2):组成包括椎体、椎弓两部分。椎体是支持体重的主要结构,颈椎

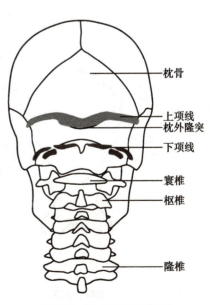

图 7-1 头-颈骨骼示意图

枕骨
上项线
枕外隆突
下项线
寰椎
枢椎
隆椎

椎体较胸、腰椎小,一般下位颈椎较上位颈椎大。椎弓是连于椎体后方的弓形骨板,与椎体相连的部分较细,称椎弓根,颈椎弓根短而细,与椎体外后缘呈45°相连接,上下的凹陷分别称为椎骨上切迹和椎骨下切迹。相邻颈椎上下切迹之间形成椎间孔,有脊神经和伴行血管通过。由椎弓向两侧伸出1对横突,向上伸出1对上关节突,向下伸出1对下关节突,向后伸出1个棘突。颈椎横突比较特殊,有横突孔,第1~6颈椎横突孔有椎动脉、椎静脉从中通过。横突有许多肌肉附着,自前向后分别为颈长肌、头长肌、前斜角肌、中斜角肌、后斜角肌、肩胛提肌、颈夹肌、颈髂肋肌、颈最长肌、头最长肌、头半棘肌、颈半棘肌、多裂肌(图7-3)。横突终端分成前后结节,前结节和后结节之间为结节间沟,有脊神经经此穿出,故又称脊神经沟。颈椎相邻的上下关节突关节面形成关节突关节。颈椎棘突位于椎弓正中,第3~6颈椎棘突多有分叉。

2)特殊椎体:第1颈椎又称寰椎,由一对侧块和前后两弓组成。上与枕骨髁构成寰枕关节,下与枢椎的齿突构成寰枢关节。第2颈椎又称枢椎,椎体向上伸出一

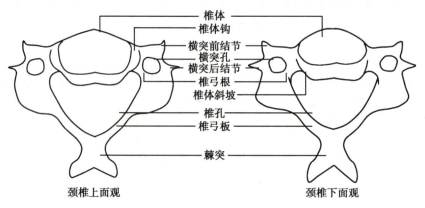

图7-2 第4颈椎上、下面观示意图

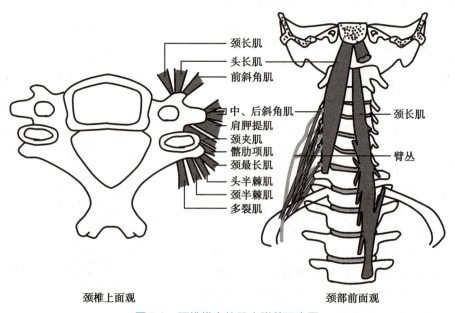

图7-3 颈椎横突的肌肉附着示意图

齿状突起,称齿突,与寰椎前弓后面的关节面相关节,即寰枢关节(图7-4)。第7颈椎又称隆椎,其棘突长而粗大,无分叉。因明显隆起于颈项部皮下,在临床上常以此作为辨认椎体顺序的标志(图7-5)。

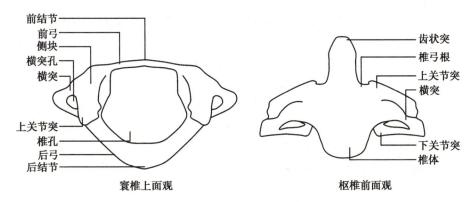

图7-4　寰椎、枢椎示意图

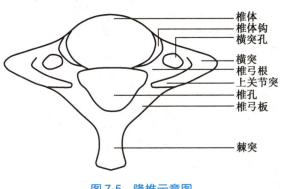

图7-5　隆椎示意图

(3)颈部关节:颈部关节包括寰枕关节、寰枢关节、钩椎关节和关节突关节。

1)寰枕关节:由枕骨的枕髁和寰椎的上关节凹构成,可使头做俯仰和侧屈运动。

2)寰枢关节:包括寰枢外侧关节和寰枢正中关节,可使头做俯仰、侧屈和旋转运动。

3)关节突关节:由相邻椎骨上、下关节突的关节面组成,可做微量运动。

2. 软组织

(1)韧带:包括项韧带、棘间韧带、黄韧带、横突间韧带、关节囊韧带、后纵韧带和前纵韧带(图7-6)。

(2)筋膜:颈筋膜由浅至深可分为封套筋膜、气管前筋膜、椎前筋膜3层。封

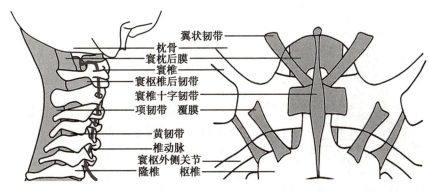

图7-6　颈部韧带示意图

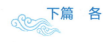

套筋膜围绕整个颈部，形成一个完整的封套结构；气管前筋膜又称内脏筋膜，位于舌骨下肌群深面，包裹咽、食管颈部、喉、气管颈部、甲状腺和甲状旁腺等器官，并借疏松结缔组织与颈筋膜的浅、深层融合；椎前筋膜位于颈深肌群浅面，向上附于颅底，向下续于前纵韧带和胸内筋膜。

（3）肌肉：颈部肌肉包括颈部固有肌和外来肌。颈部固有肌是指内外侧的颈肌，外来肌为来自背肌向上附于颈部的肌肉，又称项部肌肉。颈部肌肉可为颈部运动提高动力。颈部运动模式包括矢状面上的屈与伸、额状面上的侧弯，以及水平面上的旋转等，每个方向的运动均依赖于主动肌、固定肌及拮抗肌的协同作用。其中，头长肌、颈长肌、斜角肌等为使头颈前屈的主动肌群，斜方肌、胸锁乳突肌、头夹肌、头最长肌、头半棘肌、头后大小直肌等为使头颈后仰的主动肌群。头颈部侧弯为同侧颈部屈肌和伸肌共同作用的结果，头颈部旋转为同侧头夹肌、头最长肌、头下斜肌和对侧胸锁乳突肌共同作用的结果（图7-7、图7-8）。

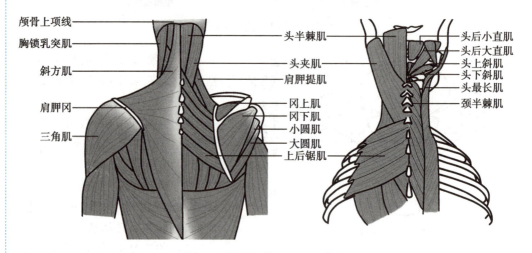

图 7-7 颈段解剖后面观示意图

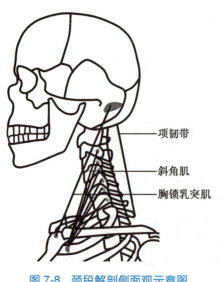

图 7-8 颈段解剖侧面观示意图

1）斜方肌：起自上项线、枕外隆凸、项韧带、第7颈椎和全部胸椎棘突，止于锁骨外1/3、肩峰、肩胛冈。

2）肩胛提肌：起自第1~4颈椎横突的后结节，止于肩胛骨上角和肩胛骨脊柱缘上部。

3）菱形肌：小菱形肌起自下位2个颈椎的棘突，止于肩胛骨脊柱缘上部。大菱形肌起自上位4个胸椎的棘突，向外下止于肩胛骨脊柱缘。

4）竖脊肌：起自骶骨背面及髂嵴后部，向上沿途止于椎骨和肋骨，并达颞骨乳突。从外侧向内侧依次分为髂肋肌、最长肌和棘肌。

5）椎枕肌：椎枕肌共4块，即头后大、小

直肌,头上、下斜肌。

6) 夹肌:起自项韧带下部(约第 3 颈椎以下)至第 3 胸椎棘突,止于上项线的外侧部分;颈夹肌为头夹肌下方少数肌束,起自第 3~6 胸椎棘突,止于第 2~3 颈椎横突后结节。

7) 半棘肌:头半棘肌起自上位胸椎横突和下位数个颈椎的关节突,向上止于枕骨上、下项线间的骨面;颈半棘肌起自上位数个胸椎横突,跨越 4~6 个脊椎骨,止于上位数个颈椎棘突顶部,大部分肌束止于枢椎的棘突顶部。

8) 颈部多裂肌:起自下位颈椎关节突,止于第二颈椎以下全部椎骨棘突。

9) 颈部回旋肌:起止于上位与下位椎骨的横突与棘突之间。

10) 棘间肌:棘间肌起止于上、下相邻棘突的分叉部。

11) 横突间肌:起止于相邻的横突。

12) 胸锁乳突肌:起于胸骨柄前面和锁骨胸骨端,止于颞骨乳突。

13) 斜角肌:共 3 块,分别是前、中、后斜角肌,前斜角肌起于横突前结节,中、后斜角肌起于颈椎横突后结节,止于第 1、2 肋。

3. 神经血管

(1) 颈部神经

1) 颈丛:由第 1~4 颈神经前支组成,位于胸锁乳突肌上部深面,肩胛提肌与中斜角肌浅面。分支有皮支、肌支和膈神经。主要皮支有枕小神经、耳大神经、颈横神经和锁骨上神经,分别分布到枕部、耳部、颈前区和肩部皮肤。膈神经由 3~5 颈神经前支组成,其运动纤维支配膈肌,感觉纤维主要分布到胸膜和心包。

2) 臂丛:由第 5~8 颈神经前支和第 1 胸神经前支的大部分组成,经颈根部,行于锁骨下动脉的上方,经锁骨之后进入腋窝,围绕腋动脉,并形成内侧束、外侧束和后束,由束发出分支,主要分支有肌皮神经、正中神经、尺神经、桡神经、腋神经。

(2) 颈部血管

1) 颈总动脉及其分支:右颈总动脉起自头臂干,左颈总动脉直接起自主动脉弓。两侧颈总动脉均沿食管、气管和喉的外侧上升,到甲状软骨上缘处分为颈内动脉和颈外动脉。颈总动脉外侧有颈内静脉,两者间的后方有迷走神经,三者共同包于颈血管鞘内。

2) 椎动脉:椎动脉由锁骨下动脉发出,左右各一,穿过颈椎两侧 6 个横突孔,经枕骨大孔上升到颅内后,与颈内动脉形成脑底动脉环。椎动脉在颈段走行过程中有 4 个生理弯曲,其中 1 个在下颈段,3 个在上颈段,当颈椎旋转时,会导致一侧椎动脉曲度增加,血流减少(图 7-9)。

【病因病理】

颈椎病的基本病理变化是椎间盘的

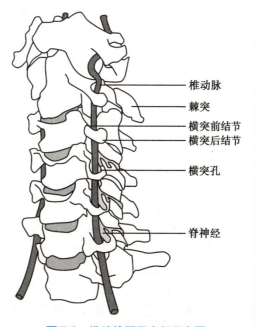

椎动脉
棘突
横突前结节
横突后结节
横突孔
脊神经

图 7-9　椎动脉颈段走行示意图

退行性变。早期颈椎间盘变性,髓核的含水量减少和纤维环的纤维肿胀、变粗,继而发生玻璃样变性,甚至破裂。一方面退行性病变的髓核后突,穿过破裂的纤维环直接压迫脊髓。另一方面髓核脱水使椎间隙高度降低,椎体间松动,刺激椎体后缘骨赘形成,而且椎节的松动还使钩椎关节、后方小关节突以及黄韧带增生。椎体前后韧带的松弛,又使颈椎不稳定,更增加了受创伤的机会,当颈椎长期处于这种异常的姿态,就会导致颈椎周围软组织受力异常,软组织的慢性劳损导致充血、肿胀,毛细血管内的红细胞堆积,血浆纤维素渗出,大量的白细胞等炎性因子浸润,严重者肌纤维断裂,发生机化,形成软组织的粘连、瘢痕和挛缩。这本是人体的一种自我代偿方式,只有当这种代偿无法修复、分解异常应力时,才会变为一种损伤形式,此时便会出现颈肩部的疼痛、功能障碍等临床症状,若粘连、瘢痕和挛缩的软组织卡压神经、血管,便会引起神经支配区域麻木、功能障碍和血管供应区域的供血不足等一系列临床症状。

【分型】

1. 软组织损伤型颈椎病 包括颈型颈椎病、轻度椎动脉型颈椎病和轻度神经根型颈椎病。主要为颈段复合性软组织损伤的表现,如斜方肌损伤加上肩胛提肌损伤,头夹肌损伤加上项韧带损伤,以及神经、血管轻度受压的表现。但颈椎 X 线片示颈椎骨骼、生理曲度均正常。

2. 骨关节错位型颈椎病 包括椎动脉型颈椎病、神经根型颈椎病、脊髓型颈椎病、交感神经型颈椎病和混合型颈椎病。临床上以出现一型或多型颈椎病症状为主,影像学检查示颈椎骨骼有异常表现,如生理曲度变化、骨质增生、椎间盘突出、韧带钙化等。

该分型解决了临床表现与影像学表现脱节的问题,建立了针刀诊断与治疗的内在联系。软组织损伤型只需要 1 次 T 形针刀整体松解术即可治愈;骨关节错位型是在 T 形针刀整体松解术的基础上,再松解关节突关节韧带,颈椎横突处软组织的粘连、瘢痕和挛缩。

【临床表现】

1. 软组织损伤型

(1) 症状

1) 早期可有头颈、肩背部疼痛,有的疼痛剧烈,颈项部肌肉可有肿胀和痉挛。

2) 眩晕:多伴有复视、眼震、耳鸣、恶心呕吐等症状。

3) 头痛:呈间歇性,每次疼痛可持续数分钟或数小时。疼痛多位于枕部,呈跳痛,可向枕顶部放射。

4) 感觉障碍:可有面部、舌体、四肢或半身麻木,有的伴有针刺感、蚁行感。

(2) 体征:枕外隆凸、枕骨上项线、颈椎棘突及棘旁有压痛,触诊检查颈项部肌肉痉挛或出现硬结条索。

(3) 脑血流图:显示流入时间延长,主峰角增大,形成平顶或三峰波,提示脑血流量减少。

2. 骨关节错位型

(1) 症状

1) 椎动脉受压:中重度颈椎病患者可有体位性眩晕,头颈部活动和姿势改变诱发或加重眩晕是本病的一个重要特点,严重者可发生晕厥或猝倒。眼部症状如视力减退、一过性黑矇、暂时性视野缺损、复视、幻视以及失明等。

2）枕大神经受压：持续性头痛，疼痛多位于枕部、枕顶部或颞部，呈跳痛（搏动性痛）、灼痛或胀痛，可向耳后、面部、牙齿、枕顶部放射，往往在晨起、头部活动、乘车颠簸时出现或加重，持续数小时甚至数日。

3）臂丛神经根受压：颈项肩臂疼痛，上肢放射痛，同时可伴有与臂丛神经分布区相一致的感觉、运动及反射障碍，如以前根受压为主者，肌力改变较明显；以后根受压为主者，则感觉障碍症状较重。感觉障碍与运动障碍两者往往同时出现，但由于感觉神经纤维的敏感性较高，因而更早地表现出症状。

4）颈脊髓受压：单侧受压表现为肌力减弱，浅反射减弱，腱反射亢进，并出现病理反射；对侧肢体无运动障碍，但浅感觉减退。双侧受压表现为进行性双下肢麻木、疼痛和行走不稳，如踩棉花感，症状可逐渐加剧并转为持续性。后期可引起偏瘫、四肢瘫和交叉瘫等多种类型。

（2）体征：斜方肌、菱形肌、冈上肌、冈下肌、肩胛提肌或大、小圆肌起点与止点及肌腹部位有压痛点。

（3）脑血流图：显示流入时间明显延长，主峰角增大，形成平顶或三峰波，提示脑血流量明显减少。

（4）影像学表现：颈椎正位 X 线片显示颈椎生理曲度变直或者反弓，单一或者多个颈椎错位，钩椎关节骨质增生，椎间隙变窄。MRI 显示颈椎管狭窄或颈椎间盘突出，压迫脊髓。

【诊断要点】

1. 软组织损伤型

（1）具有较典型的根型症状（麻木、疼痛），且范围与颈脊神经所支配的区域相一致。

（2）压颈试验或臂丛牵拉试验阳性。

（3）影像学所见与临床表现相符合。

（4）痛点封闭无显效（诊断明确者可不做此试验）。

（5）排除颈椎外病变（胸廓出口综合征、网球肘、腕管综合征、肘管综合征、肩周炎、肱二头肌腱鞘炎）所致以上肢疼痛为主的疾患。

2. 骨关节错位型

（1）患者有体位性眩晕或眼部症状。

（2）枕大神经、臂丛神经根、颈脊髓受压症状，可兼见软组织损伤体征。

（3）脑血流图及影像学表现可辅助诊断。

【针刀治疗】

1. 治疗原则　依据颈椎病是否产生颈段骨关节的增生、移位，运用针刀治疗颈椎病的关键目标是松解颈段软组织，调节力学平衡，消除软组织对神经、血管的卡压，从而治愈该病。

2. 操作方法

方法1：根据颈椎病局部压痛点进行治疗。以第4~5颈椎钩椎关节移位引起的颈椎病为例加以介绍。针刀松解第3~4颈椎、第4~5颈椎、第5~6颈椎及冈上肌局部压痛点及条索。

笔记

（1）体位：俯卧低头位。

（2）体表定位：第3~4颈椎、第4~5颈椎、第5~6颈椎及冈上肌局部压痛点及条索。

（3）消毒：常规消毒铺巾。

（4）麻醉：用1%利多卡因局部浸润麻醉，每个治疗点注药1ml。

（5）刀具：Ⅰ型4号直形针刀。

（6）针刀操作（图7-10）

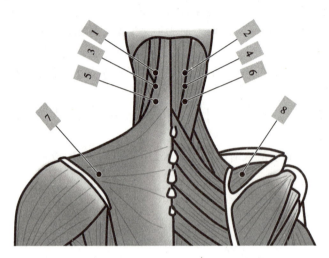

图7-10 针刀松解颈椎局部压痛点及条索示意图

1）第1支针刀松解第3~4颈椎左侧压痛点及条索的粘连和瘢痕。在第3~4颈椎左侧压痛点进针刀，刀口线与人体纵轴一致，针刀体向头侧倾斜45°，针刀经皮肤、皮下组织，刀下有韧性感，提插切开2~3刀，范围0.5cm，然后调转刀口线90°，提插切开2~3刀，范围0.5cm。

2）第2支针刀松解第3~4颈椎右侧压痛点及条索的粘连和瘢痕。在第3~4颈椎右侧压痛点进针刀，余操作同第1支针刀。

3）第3支针刀松解第4~5颈椎左侧压痛点及条索的粘连和瘢痕。操作同第1支针刀。

4）第4支针刀松解第4~5颈椎右侧压痛点及条索的粘连和瘢痕。操作同第1支针刀。

5）第5支针刀松解第5~6颈椎左侧压痛点及条索的粘连和瘢痕。操作同第1支针刀。

6）第6支针刀松解第5~6颈椎右侧压痛点及条索的粘连和瘢痕。操作同第1支针刀。

7）第7支针刀松解左侧冈上肌压痛点及条索的粘连和瘢痕。在左侧冈上肌压痛点进针刀，刀口线与人体纵轴一致，针刀体与皮肤垂直，针刀经皮肤、皮下组织，刀下有韧性感，提插切开2~3刀，范围0.5cm，然后调转刀口线90°，提插切开2~3刀，范围0.5cm。

8）第8支针刀松解右侧冈上肌压痛点及条索的粘连和瘢痕。在右侧冈上肌压痛点进针刀,余操作同第 7 支针刀。

　　(7) 注意事项:针刀松解颈椎压痛点及条索时,针刀体向头侧倾斜45°,与棘突呈60°,不得和人体纵轴垂直,以免针刀刺入椎管。

　　方法 2:根据针刀经典术式进行治疗。

　　【软组织损伤型】

　　(1) 术式设计:T 形针刀整体松解术。这种术式包括了枕部及颈后侧主要软组织损伤的松解,即项韧带部分起点及止点、头夹肌起点、斜方肌起点、部分椎枕肌起点与止点、颈夹肌起点以及项韧带。各松解点的排列与英文字母 T 相似,故称之为"T 形针刀整体松解术"(图 7-11)。

　　(2) 体位:俯卧低头位。

　　(3) 体表定位:横线为 5 个点,中点为枕外隆凸,在上项线上距离后正中线向两侧分别旁开 2.5cm 定两点,旁开 5cm 再定两点。竖线为 6 个点,分别为第 2~7 颈椎棘突顶点。

　　(4) 消毒:常规消毒铺巾。

　　(5) 麻醉:用 1% 利多卡因局部浸润麻醉,每个治疗点注药 1ml。

　　(6) 刀具:Ⅰ型 4 号直形针刀。

　　(7) 针刀操作(图 7-12)

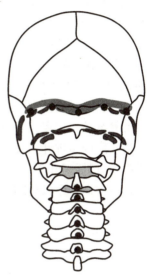

图 7-11　T 形针刀整体松解术体表定位示意图

　　1) 第 1 支针刀松解斜方肌、项韧带在枕骨上项线的粘连、瘢痕。在枕外隆凸定点。刀口线与人体纵轴一致,针刀体向脚侧倾斜45°,与枕骨垂直,严格按照四步进针刀规程进针刀。针刀经皮肤、皮下组织、项筋膜达枕骨骨面后,提插切开 2~3 刀,范围0.5cm,然后调转刀口线90°,向下铲剥 2~3 刀,范围 0.5cm。然后提针刀于皮下组织,向左右呈 45°达枕骨,向下铲剥 2~3 刀,范围 0.5cm,以松解斜方肌起点和头半棘肌止点。

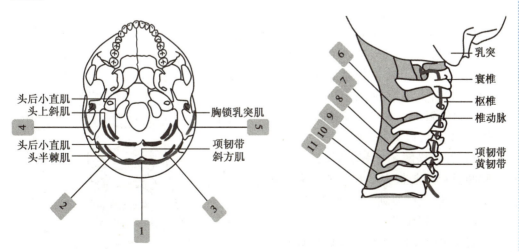

图 7-12　T 形针刀整体松解术示意图

2）第 2 支针刀松解右侧头半棘肌在枕骨上、下项线之间的粘连、瘢痕。在上项线上枕外隆凸向右 2.5cm 处定点。刀口线与人体纵轴一致，针刀体向脚侧倾斜 45°，与枕骨垂直，严格按照四步进针刀规程进针刀。针刀经皮肤、皮下组织、项筋膜达枕骨骨面后，提插切开 2~3 刀，范围 0.5cm，然后调转刀口线 90°，向下铲剥 2~3 刀，范围 0.5cm。

3）第 3 支针刀松解左侧头半棘肌在枕骨上、下项线之间的粘连、瘢痕。在上项线上枕外隆凸向左 2.5cm 处定点，余操作同第 2 支针刀。

4）第 4 支针刀松解右侧枕肌、胸锁乳突肌、头夹肌、头最长肌在枕骨上项线的粘连、瘢痕。在上项线上枕外隆凸向右 5cm 处定点，余操作同第 2 支针刀。

5）第 5 支针刀松解左侧枕肌、胸锁乳突肌、头夹肌、头最长肌在枕骨上项线的粘连、瘢痕。在上项线上枕外隆凸向左 5cm 处定点，余操作同第 2 支针刀。

6）第 6 支针刀松解项韧带、棘间韧带在第 2 颈椎棘突顶点的粘连、瘢痕。在第 2 颈椎棘突顶点定点。刀口线与人体纵轴一致，针刀体向头侧倾斜 45°，与棘突呈 60°，严格按照四步进针刀规程进针刀。针刀经皮肤、皮下组织、筋膜达第 2 颈椎棘突顶点骨面后，提插切开 2~3 刀，范围 0.5cm，然后将针刀体逐渐向脚侧倾斜，与第 2 颈椎棘突走行方向一致，调转刀口线 90°，沿棘突上缘向内铲剥 2~3 刀，范围 0.5cm，以切开棘间韧带。

7）第 7 支针刀松解项韧带、棘间韧带在第 3 颈椎棘突顶点的粘连、瘢痕。在第 3 颈椎棘突顶点定点，余操作与第 6 支针刀相同。

8）第 8 支针刀松解项韧带、棘间韧带在第 4 颈椎棘突顶点的粘连、瘢痕。在第 4 颈椎棘突顶点定点，余操作与第 6 支针刀相同。

9）第 9 支针刀松解项韧带、棘间韧带在第 5 颈椎棘突顶点的粘连、瘢痕。在第 5 颈椎棘突顶点定点，余操作与第 6 支针刀相同。

10）第 10 支针刀松解项韧带、棘间韧带在第 6 颈椎棘突顶点的粘连、瘢痕。在第 6 颈椎棘突顶点定点，余操作与第 6 支针刀相同。

11）第 11 支针刀松解项韧带、上后锯肌、头夹肌、菱形肌、棘间韧带在第 7 颈椎棘突顶点的粘连、瘢痕。在第 7 颈椎棘突顶点定点，余操作与第 6 支针刀相同。

12）术毕，拔出针刀，局部压迫止血 3 分钟，创可贴覆盖针刀口。

（8）注意事项

1）T 形针刀整体松解术操作过程中，针刀松解上项线的软组织时，针刀体要向脚侧倾斜 45°，到达颅骨骨面，不得和人体纵轴垂直，以免针刀刺入枕骨大孔。

2）针刀松解颈椎棘突时，针刀体向头侧倾斜 45°，与棘突呈 60°，不得和人体纵轴垂直，以免针刀刺入椎管（图 7-13）。

【骨关节错位型】

第 1 次：采用 T 形针刀整体松解术。

第 2 次：针刀松解两侧颈椎横突后结

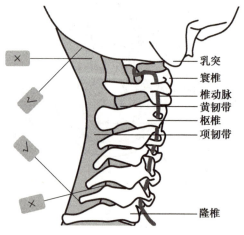

乳突
寰椎
椎动脉
黄韧带
枢椎
项韧带

隆椎

图 7-13 T 形针刀术式注意事项

节及结节间沟软组织附着处的粘连。

（1）体位：仰卧位，做左侧横突松解时，头偏向右侧，做右侧横突松解时，头偏向左侧。

（2）体表定位：在颞骨乳突与锁骨中点连线上。从乳突向下 2cm 为寰椎横突，然后每间隔 1.5cm 为下一个颈椎横突。

（3）消毒：常规消毒铺巾。

（4）麻醉：用 1% 利多卡因局部浸润麻醉，每个治疗点注药 1ml。

（5）刀具：Ⅰ型 4 号直形针刀。

（6）针刀操作：以右侧为例（图 7-14）。

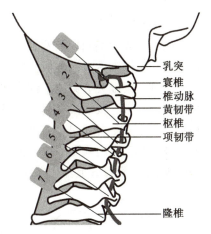

图 7-14　横突后结节软组织松解示意图

1）第 1 支针刀松解右侧寰椎横突处组织的粘连和瘢痕。在右侧寰椎横突体表定位处定点。刀口线与人体纵轴一致，严格按照四步进针刀规程进针刀，针刀经过皮肤、皮下组织、筋膜、肌肉达寰椎横突骨面，然后沿骨面调转刀口线 90°，贴骨面向前、后铲剥 2~3 刀，范围 0.5cm。

2）第 2 支针刀松解右侧枢椎横突处组织的粘连和瘢痕。在右侧枢椎横突体表定位处定点，余操作与第 1 支针刀相同。

3）第 3 支针刀松解右侧第 3 颈椎横突处的软组织粘连和瘢痕。在右侧第 3 颈椎横突体表定位处定点，余操作与第 1 支针刀相同。

4）第 4 支针刀松解右侧第 4 颈椎横突处的软组织粘连和瘢痕。在右侧第 4 颈椎横突体表定位处定点，余操作与第 1 支针刀相同。

5）第 5 支针刀松解右侧第 5 颈椎横突处的软组织粘连和瘢痕。在右侧第 5 颈椎横突体表定位处定点，余操作与第 1 支针刀相同。

6）第 6 支针刀松解右侧第 6 颈椎横突处的软组织粘连和瘢痕。在右侧第 6 颈椎横突体表定位处定点，余操作与第 1 支针刀相同。

7）第 7 支针刀松解右侧第 7 颈椎横突处的软组织粘连和瘢痕。在右侧第 7 颈椎横突体表定位处定点，余操作与第 1 支针刀相同。

8）左侧颈椎横突松解方法与右侧相同。

9）术毕，拔出针刀，局部压迫止血 3 分钟，创可贴覆盖针刀口。

（7）注意事项：初学针刀，不宜做颈椎横突针刀松解，因为颈部横突周围神经血管多，结构复杂，由于对解剖关系不熟悉，勉强做针刀造成的严重并发症和后遗症在临床上时有发生。熟悉颈部的局部解剖，牢记神经、血管走行方向，针刀操作均在骨面上进行，针刀手术的安全性才有保证。

【针刀术后手法】

针刀术后，嘱患者俯卧位，一助手牵拉肩部，术者正对头项，右肘关节屈曲并托住患者下颌，左手前臂尺侧压在患者枕骨上，随颈部的活动施按揉法。用力不能过大，以免造成新的损伤。最后，提拿两侧肩部，并搓患者肩部至前臂，反复 3 次。

## 第二节 腰椎间盘突出症

【概述】

腰椎间盘突出症是指腰椎间盘因外伤或腰部软组织慢性劳损所致纤维环破裂,髓核从破裂处突出或脱出,压迫脊神经或者马尾神经,出现的以腰腿放射性疼痛,下肢及会阴区感觉障碍为主要症状的疾病。

【针刀应用解剖】

1. 骨骼

(1) 腰椎:由椎体、椎弓组成(图7-15)。腰椎椎体因为负重大,在所有脊椎中体积最大。腰椎椎弓包括椎板及椎弓根。椎弓根上方有一较浅的上切迹,下方有一较深的下切迹。腰椎关节突位于椎管的后外方,相邻上下关节突关节面构成关节突关节,呈矢状位分布。腰椎横突起于椎弓根后部,由椎弓根与椎板汇合处向外突出形成。第3腰椎横突最长,第2、4、5腰椎横突最短。第3腰椎椎体弯度大,活动度大,其上附着的筋膜、韧带、肌肉承受的拉力大,损伤机会相对较多。腰椎的棘突宽,且水平向后,众多肌肉、韧带附着其上。相邻棘突间空隙较大,适于穿刺。

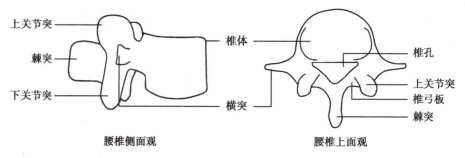

图7-15 腰椎示意图

(2) 腰部关节:包括关节突关节和腰骶关节。关节突关节由上下相邻关节突的关节面构成,左右各有1个。腰骶关节由第5腰椎椎体与骶骨底以及第5腰椎两侧下关节突与骶1上关节突的关节面构成。关节面的方向较其他腰椎的关节面倾斜,近似额状面。

2. 软组织

(1) 韧带

1) 前纵韧带:在椎体前面,位于椎体和椎间盘前方,上端起于枕骨大孔底部和寰椎前结节,向下经寰椎前结节及各椎体的前面,止于骶椎上部。

2) 后纵韧带:在椎管内椎体后方,起自第2颈椎,向下沿各椎体的后面至骶管,与骶尾后深韧带相移行。

3) 黄韧带:又名弓间韧带,主要由黄色弹性纤维构成。在上附着于上一椎弓板下缘的前面,向外至下关节突,构成椎间关节囊的一部分,再向外附于横突根部,向下附着于下一椎板上缘的后面及上关节突前下缘的关节囊。

4) 棘上韧带:起自第7颈椎棘突,细长而坚韧,向下沿各椎骨的棘突尖部,止于骶正中嵴,向上移行于项韧带。

5) 棘间韧带:位于棘突间,沿棘突根部至尖部,连接相邻两个棘突,前方与黄韧带愈合,后方移行于棘上韧带。

6) 横突间韧带:位于两相邻的横突之间。

7) 髂腰韧带:起自第4~5腰椎横突尖,纤维斜向外下方,向后止于髂嵴。

8) 腰骶韧带:上部与髂腰韧带相连,起自第5腰椎椎体与横突,纤维呈扇形,向下附于髂骨和骶骨的盆面(图7-16)。

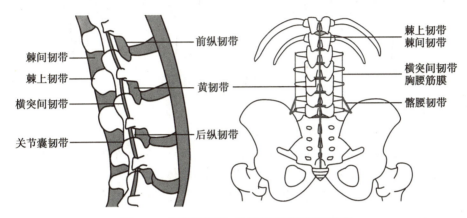

图7-16　腰段关节囊、韧带及筋膜解剖示意图

(2) 筋膜:胸腰筋膜在胸背部较为薄弱,覆于竖脊肌表面。向上连接于项筋膜,内侧附于胸椎棘突和棘上韧带,外侧附于肋角和肋间筋膜,向下至腰部增厚,并分为前、中、后3层。前层又称腰方肌筋膜,覆盖于腰方肌前面,内侧附于腰椎横突尖,向下附于髂腰韧带和髂嵴后份。前层在腰方肌外侧缘处同胸腰筋膜中、后层愈合,形成筋膜板,由此向外侧方,是腹横肌的起始腱膜。中层位于竖脊肌与腰方肌之间,内侧附于腰椎横突尖和横突之间韧带,外侧在腰方肌外侧缘与前层愈合,形成腰方肌肌鞘,向上附于第12肋下缘,向下附于髂嵴。后层在竖脊肌表面,与背阔肌和下后锯肌腱膜愈着,向下附着于髂嵴和骶外侧嵴,内侧附于腰椎棘突、棘上韧带和骶正中嵴,外侧在竖脊肌外侧缘与中层愈合,形成竖脊肌肌鞘,后层与中层联合成一筋膜板续向外侧方,至腰方肌外侧缘前层也加入,共同形成腹横肌及腹内斜肌的腱膜性肌肉起始。

(3) 肌肉:分布于腰骶部的肌肉主要有背阔肌、下后锯肌、竖脊肌、横突棘肌、横突间肌、腰方肌、腰大肌、腰小肌等(图7-17)。

1) 背阔肌:起自下6个胸椎棘突、全部腰椎棘突、骶正中嵴和髂嵴,止于肱骨小结节嵴。

2) 下后锯肌:起自下位两个胸椎棘突及上位两个腰椎棘突,止于下4肋骨肋角外面。

3) 竖脊肌:起自骶骨背面及髂嵴的后部,向上分出许多肌束,沿途止于椎骨和肋骨,并到达颞骨乳突。从外侧向内侧依次分为髂肋肌、最长肌和棘肌。

4) 横突棘肌:横突棘肌由多数斜行的肌束组成,被竖脊肌所覆盖,其肌纤维起自下位椎骨的横突,斜向内上方止于上位椎骨棘突。由浅入深可分为3层,即半棘肌、多

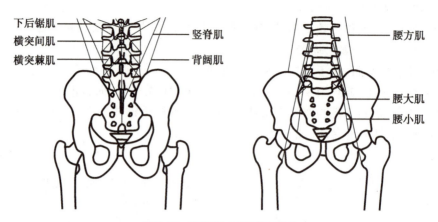

图 7-17　腰段肌肉解剖示意图

裂肌和回旋肌。

5）横突间肌：起止于椎骨横突之间的肌肉。

6）腰方肌：起自髂嵴后部的内唇、髂腰韧带及下方 3~4 个腰椎横突，止于第 12 肋骨内侧半下缘和上方 4 个腰椎横突及第 12 胸椎椎体。

7）髂腰肌：由髂肌和腰大肌组成。髂肌呈扇形，起自髂窝；腰大肌长形，起自腰椎体侧面及横突。向下两肌相合，止于股骨小转子。

8）腰小肌：位于腰大肌的前面，上端起自第 12 胸椎椎体及第 1 腰椎椎体的侧面，下端止于髂耻隆起，并以腱移行于髂筋膜和耻骨梳韧带。

（4）神经

1）腰丛：由第 12 胸神经前支的一部分、第 1~3 腰神经前支及第 4 腰神经前支的大部组成。腰丛位于腰大肌后侧，腰椎横突前侧。除发出分支支配髂腰肌和腰方肌外，还发出下列分支分布于腹股沟区及大腿的前部和内侧部：髂腹下神经、髂腹股沟神经、股外侧皮神经、股神经、闭孔神经和生殖股神经（图 7-18）。

2）骶丛：由腰骶干以及全部骶神经和尾神经的前支组成。骶丛位于盆腔内，在骶骨及梨状肌前面，髂内动脉的后方。骶丛分支分布于盆壁、臀部、会阴、股后部、小腿以及足部。骶丛除直接发出许多短小的肌支支配梨状肌、闭孔内肌、股方肌等外，还发出以下分支：臀上神经、臀下神经、阴部神经、股后神经和坐骨神经。

【病因病理】

腰椎间盘突出症主要是腰椎间盘各部分（髓核、纤维环及软骨板）产生一定程度的退行性改变后，在外力因素的作用下，椎间盘纤维环破裂，髓核组织从破裂处突出（或脱出）于椎管内，导致相邻脊神经根遭受刺激或压迫，从而产生腰部疼痛，一侧或双侧下肢麻木、疼痛的临床表现。

从生物力学方面分析，腰椎间盘突出症的发病原因是腰段解剖结构的力平衡失调。脊柱腰段软组织的急慢性劳损通过粘连、瘢痕和挛缩进行自我代偿和调节。若代偿不了腰段的异常应力，应力集中部位的软组织则产生硬化、钙化和骨化，进一步失代偿后形成以软组织的起止点为点、以各软组织的行径路线为线、以软组织覆盖范围为面的的立体网络状病理构架，最终导致腰椎间盘膨出、突出或脱出，若卡压、牵拉到支配下肢的神经根，就会出现该神经根支配区域的疼痛、麻木和感觉障碍

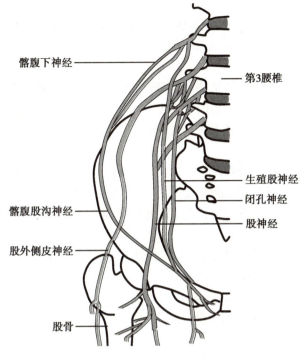

图 7-18 腰丛的构成示意图

髂腹下神经

第3腰椎

生殖股神经

闭孔神经

髂腹股沟神经

股神经

股外侧皮神经

股骨

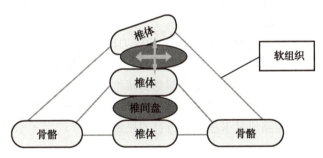

椎体

软组织

椎体

椎间盘

骨骼 椎体 骨骼

图 7-19 腰椎间盘突出力学示意图

（图 7-19）。

【临床表现】

1. 症状

（1）腰痛：常局限于腰骶部附近，程度轻重不一。

（2）坐骨神经痛：常为单侧，疼痛沿大腿后侧向下放射至小腿外侧、足跟部或足背外侧，疼痛多为间歇性，少数为持续性。

（3）劳累后加重：行走时间长、久站或咳嗽、打喷嚏、排便等腹压增高时均可使症状加重，休息后可缓解。

（4）脊柱侧弯：多数患者有程度不同的脊柱侧弯，多突向健侧。

（5）反射和感觉改变：神经根受累后，可发生运动功能和感觉功能障碍。腓肠肌、趾背伸肌肌力减弱。腰 2~3 神经根受累时，膝反射减弱；腰 4 神经受累时，膝、跟反射减弱；腰 5 和骶 1 神经根受累时，跟腱反射减弱。

121

2. 体征

（1）压痛伴放射痛:用拇指深压棘突旁,患部常有压痛,并向患侧下肢放射。

（2）直腿抬高试验和加强试验阳性。

3. 辅助检查

（1）X 线正侧位片提示腰椎侧弯,生理前凸减少或消失,椎间隙变窄等。

（2）腰椎 CT、MRI 提示腰椎间盘突出。

（3）双下肢肌电图提示腰脊神经受损。

【诊断要点】

1. 多发生于 30~50 岁的青壮年,男女无明显区别。患者多有反复腰痛发作史。

2. 具有典型的腰痛伴下肢麻痛症状,腹压增加(咳嗽、打喷嚏)时症状加重。

3. 脊柱侧弯,腰椎生理曲度消失;受累棘突间旁侧明显压痛,常伴患侧下肢放射痛。

4. 可发生运动和感觉功能障碍,如患侧下肢存在感觉障碍,大小便功能障碍,可有肌肉萎缩、肌力下降,腱反射减弱或消失。

5. 直腿抬高试验、加强试验阳性。

6. 影像学所见与临床表现相符合。

【针刀治疗】

1. 治疗原则　依据针刀医学基础理论,腰椎间盘突出症的根本病因是腰部的软组织损伤后所形成的粘连和瘢痕导致相邻椎骨的力平衡失调,挤压腰椎间盘,引起腰椎间盘突出、腰椎错位及椎管容积的改变。

应用以"回"字形针刀整体松解术为主的针刀闭合性手术,松解腰段软组织的粘连、瘢痕、挛缩,达到调节腰椎力学平衡,调节腰椎管的形态结构,从而解除神经压迫,恢复神经根的正常通道。由于胸腰结合部是胸腰椎生理曲线转折点,也是胸腰椎重要的受力点,也应对此处进行松解。腰椎间盘突出症的主要症状之一是坐骨神经痛,因此需要对坐骨神经行径路线易卡压点进行针刀松解。

2. 操作方法

方法 1:根据腰椎间盘突出症局部压痛点、坐骨神经行径路线及胸腰结合部粘连瘢痕进行治疗。

第 1 次:针刀松解腰部肋骨下部、腰椎横突周围、髂嵴后上份的压痛点及条索。

（1）体位:俯卧低头位。

（2）体表定位:在腰部肋骨下部、腰椎横突周围、髂嵴后上份的压痛点及条索定点。

（3）消毒:常规消毒铺巾。

（4）麻醉:用 1% 利多卡因局部浸润麻醉,每个治疗点注药 1ml。

（5）刀具:Ⅰ型 4 号直形针刀。

（6）针刀操作(图 7-20)

1）第 1 支针刀松解左侧腰部肋骨下部压痛点及条索的粘连和瘢痕。在腰部肋骨下部压痛点及条索进针刀,刀口线与人体纵轴一致,针刀体与皮肤垂直,针刀经皮肤、皮下组织,刀下有韧性感,提插切开 2~3 刀,范围 0.5cm,然后调转刀口线 90°,提插切开 2~3 刀,范围 0.5cm。

2）第 2 支针刀松解右侧腰部肋骨下部压痛点及条索的粘连和瘢痕。操作同第 1

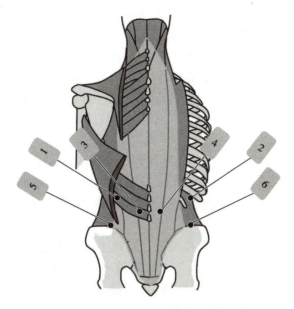

图 7-20　针刀松解腰部压痛点及条索示意图

支针刀。

3）第 3 支针刀松解左侧第 3 腰椎横突周围压痛点及条索的粘连和瘢痕。操作同第 1 支针刀。

4）第 4 支针刀松解右侧第 3 腰椎横突周围压痛点及条索的粘连和瘢痕。操作同第 1 支针刀。

5）第 5 支针刀松解左侧髂嵴后上份压痛点及条索的粘连和瘢痕。操作同第 1 支针刀。

6）第 6 支针刀松解右侧髂嵴后上份压痛点及条索的粘连和瘢痕。针刀操作同第 1 支针刀。

（7）注意事项：在松解腰部压痛点及条索时，缓慢进针刀，刀下有韧性感即到达病灶，行提插切开刀法，切忌进针刀过深，防止刺入腹腔损伤脏器。

第 2 次：针刀松解坐骨神经行径路线。

（1）体位：俯卧位。

（2）体表定位：①髂后上棘和尾骨尖连线中点与股骨大转子尖连线中内 1/3 处；②臀下横纹中点；③大腿中段后侧正中线上；④腓骨头下 3cm；⑤腓骨头下 6cm。

（3）消毒：常规消毒铺巾。

（4）麻醉：用 1% 利多卡因局部浸润麻醉，每个治疗点注药 1ml。

（5）刀具：Ⅰ 型 3 号、4 号直形针刀。

（6）针刀操作：以左侧针刀松解为例（图 7-21）。

1）第 1 支针刀松解左侧梨状肌处坐骨神经的粘

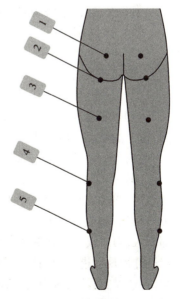

图 7-21　针刀松解坐骨神经行径路线体表定位示意图

连、瘢痕。在髂后上棘和尾骨尖连线中点与股骨大转子尖连线中内 1/3 的交点处进针刀,针刀体垂直皮肤,刀口线与人体纵轴一致,严格按四步进针刀规程进针刀,针刀经皮肤、皮下组织、筋膜、肌肉,达梨状肌下孔处,提插切开 2~3 刀,范围 0.5cm。

2)第 2 支针刀松解左侧臀下横纹处坐骨神经的粘连、瘢痕、挛缩。在股骨大粗隆与坐骨结节连线中点处进针刀,针刀体垂直皮肤,刀口线与人体纵轴一致,严格按四步进针刀规程进针刀,针刀经皮肤、皮下组织、筋膜、肌肉,达坐骨神经周围,提插切开 2~3 刀,范围 0.5cm。

3)第 3 支针刀松解左侧大腿中段坐骨神经的粘连、瘢痕。在大腿中段后侧正中线上进针刀,针刀体垂直皮肤,刀口线与人体纵轴一致,严格按四步进针刀规程进针刀,针刀经皮肤、皮下组织、筋膜、肌肉,达坐骨神经周围,提插切开 2~3 刀,范围 0.5cm。

4)第 4 支针刀松解左侧腓总神经行径路线上的粘连、瘢痕。在腓骨头下 3cm 处进针刀,针刀体垂直皮肤,刀口线与人体纵轴一致,严格按四步进针刀规程进针刀,针刀经皮肤、皮下组织、筋膜、肌肉,直达腓骨骨面,纵横分离 2~3 刀,范围 0.5cm。

5)第 5 支针刀松解左侧腓总神经行径路线上的粘连、瘢痕。在腓骨头下 6cm 处进针刀,余操作同第 4 支针刀。

6)术毕,拔出针刀,局部压迫止血 3 分钟,创可贴覆盖针刀口。

(7)注意事项:在松解坐骨神经周围粘连、瘢痕时,有时会碰到坐骨神经,此时,停止针刀操作,退针刀 2cm 后,调整针刀体的方向再进针刀即可。应该特别注意的是,针刀的刀口线一定要与人体纵轴一致,即使针刀碰到坐骨神经也不会造成该神经的明显损伤,但如果针刀的刀口线方向与人体纵轴垂直,就可能切断坐骨神经,造成严重的医疗事故。

第 3 次:针刀松解胸腰结合部的粘连和瘢痕。

(1)体位:俯卧位。

(2)体表定位:第 12 胸椎~第 1 腰椎棘突、棘间、肋横突关节及关节突关节。

(3)消毒:常规消毒铺巾。

(4)麻醉:用 1% 利多卡因局部浸润麻醉,每个治疗点注药 1ml。

(5)刀具:Ⅰ型 4 号直形针刀。

(6)针刀操作(图 7-22)

1)第 1 支针刀松解第 12 胸椎棘上韧带的粘连、瘢痕。针刀从第 12 胸椎棘突顶部刺入,刀口线与脊柱纵轴平行,严格按四步进针刀规程进针刀,针刀经皮肤、皮下组织,直达棘突骨面,调转刀口线 90°,提插切开 2~3 刀,深度 0.5cm。

2)第 2 支针刀松解第 1 腰椎棘上韧带的粘连、瘢痕。操作同第 1 支针刀。

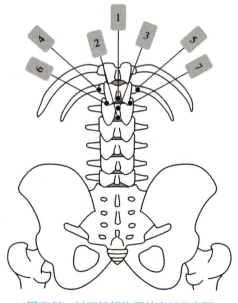

图 7-22 针刀松解胸腰结合部示意图

3）第 3 支针刀松解第 12 胸椎~第 1 腰椎棘间韧带的粘连、瘢痕。针刀从第 12 胸椎棘突下缘刺入,刀口线与脊柱纵轴平行,严格按四步进针刀规程进针刀,针刀经皮肤、皮下组织,直达棘突骨面,调转刀口线 90°,沿第 12 胸椎棘突下缘提插切开 2~3 刀,深度 0.5cm。

4）第 4 支针刀松解第 12 胸椎左侧肋横突关节囊韧带的粘连、瘢痕。从第 11~12 胸椎棘间中点向左旁开 3cm 进针刀,刀口线与人体纵轴一致,针刀体与皮肤呈 90°,严格按四步进针刀规程进针刀,针刀经皮肤、皮下组织、胸腰筋膜浅层、竖脊肌达横突骨面,沿横突骨面向外达肋横突关节囊,提插切开 3 刀,范围 0.5cm。

5）第 5 支针刀松解第 12 胸椎右侧肋横突关节囊韧带的粘连、瘢痕。从第 11~12 胸椎棘间中点向右旁开 3cm 进针刀,余操作同第 4 支针刀。

6）第 6 支针刀松解第 12 胸椎~第 1 腰椎左侧关节突关节囊韧带的粘连、瘢痕。从第 12 胸椎~第 1 腰椎棘间中点向左旁开 1.5cm 进针刀,刀口线与人体纵轴一致,针刀体与皮肤呈 90°,严格按四步进针刀规程进针刀,针刀经皮肤、皮下组织、胸腰筋膜浅层、竖脊肌达横突骨面,沿横突骨面向外达关节突关节囊,提插切开 3 刀,范围 0.5cm。

7）第 7 支针刀松解第 12 胸椎~第 1 腰椎右侧关节突关节囊韧带的粘连、瘢痕。从第 12 胸椎~第 1 腰椎棘间中点向右旁开 1.5cm 进针刀,余操作同第 6 支针刀。

8）术毕,拔出针刀,局部压迫止血 3 分钟,创可贴覆盖针刀口。

（7）注意事项:针刀松解胸腰结合部的肋横突关节和关节囊时,必须先准确定位,针刀到达骨面后再行刀法操作,若定位不准确,针刀有可能刺入椎管,造成严重后果。

方法 2:根据针刀经典式式进行治疗,即"回"字形针刀整体松解术。

（1）式式设计(图 7-23):"回"字形针刀整体松解术适用于腰椎间盘突出症、多发性腰椎管狭窄症及腰椎骨性关节炎的治疗。如为腰 3~4 椎间盘突出症,椎管内外口松解为腰 3~4、腰 4~5 间隙,腰部的整体松解包括腰 3~5 棘上韧带、棘间韧带,左右

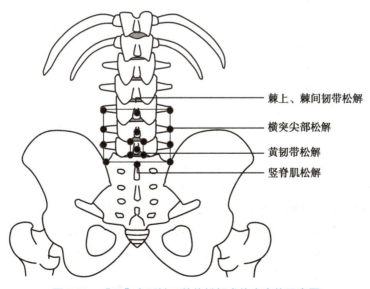

棘上、棘间韧带松解

横突尖部松解

黄韧带松解

竖脊肌松解

图 7-23 "回"字形针刀整体松解术体表定位示意图

腰3~5横突、胸腰筋膜、髂腰韧带的松解,在骶正中嵴上和两侧骶骨后面竖脊肌起点的松解,以及腰4~5、腰5~骶1两侧黄韧带的松解。从各个松解点的分布上看,很像"回"字形状。棘上韧带点、棘间韧带点、左右第3~5腰椎横突点、骶正中嵴上和两侧骶骨后面竖脊肌起点的连线共同围成"回"字外面的"口",而两侧4点黄韧带松解点的连线围成"回"字中间的"口",故将腰部的针刀松解称为"回"字形针刀松解术。

(2)体位:俯卧位,腹部置棉垫,使腰椎前屈缩小。

(3)体表定位:第3~5腰椎棘突及棘间,第3~5腰椎横突,骶正中嵴及骶骨后面,第4~5腰椎、第5腰椎~第1骶椎之间的黄韧带。

(4)消毒:常规消毒铺巾。

(5)麻醉:用1%利多卡因局部浸润麻醉,每个治疗点注药1ml。

(6)刀具:I型4号直形针刀。

(7)针刀操作

1)第1支针刀松解第3腰椎棘突棘上韧带的粘连、瘢痕。在第3棘突顶点定点,刀口线与脊柱纵轴平行,严格按四步进针刀规程进针刀,针刀经皮肤、皮下组织,直达棘突骨面,在骨面上铲剥2~3刀,范围0.5cm,然后,贴骨面向棘突两侧分别提插切开2~3刀,以松解两侧棘肌的粘连、瘢痕,深度0.5cm。

2)第2支针刀松解第3~4腰椎棘突棘间韧带的粘连、瘢痕(图7-24)。在第3腰椎棘突下缘定点,刀口线与脊柱纵轴平行,严格按四步进针刀规程进针刀,针刀经皮肤、皮下组织,直达棘突骨面,调转刀口线90°,沿棘突下缘提插切开2~3刀,深度0.5cm。

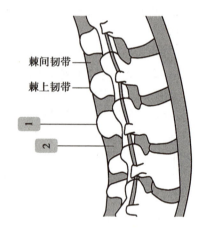

棘间韧带
棘上韧带

图7-24 针刀松解棘上韧带、棘间韧带示意图

3)第3支针刀松解第4腰椎棘突棘上韧带的粘连、瘢痕。在第4棘突顶点定点,操作同第1支针刀。

4)第4支针刀松解第4~5腰椎棘间韧带的粘连、瘢痕。在第4腰椎棘突下缘定点,操作同第2支针刀。

5)第5支针刀松解第5腰椎棘突棘上韧带的粘连、瘢痕。在第5棘突顶点定点,操作同第1支针刀。

6)第6支针刀松解腰5~骶1棘间韧带的粘连、瘢痕。在第5腰椎棘突下缘定点,操作同第2支针刀。

7)第7支针刀松解左侧第3腰椎横突软组织的粘连、瘢痕。在第3腰椎棘突上缘向左旁开3cm定位。刀口线与脊柱纵轴平行,严格按四步进针刀规程进针刀,针刀经皮肤、皮下组织,直达横突骨面,针刀体向外移动,当有落空感时,即达第3腰椎横突尖,在此用提插刀法切开横突尖的粘连、瘢痕3刀,深度0.5cm,以松解腰肋韧带在横突尖部的粘连和瘢痕,然后,调转刀口线90°,沿第3腰椎横突上下缘用提插刀法切开2~3刀,深度0.5cm,以切开横突间韧带。

8)第8支针刀松解右侧第3腰椎横突软组织的粘连、瘢痕。在第3腰椎棘突上缘向右旁开3cm定位。余操作同第7支针刀。

9）第9支针刀松解左侧第4腰椎横突软组织的粘连、瘢痕。在第4腰椎棘突上缘向左旁开3cm定位。操作同第7支针刀。

10）第10支针刀松解右侧第4腰椎横突软组织的粘连、瘢痕。在第4腰椎棘突上缘向右旁开3cm定位。操作同第8支针刀。

11）第11支针刀松解左侧第5腰椎横突软组织的粘连、瘢痕。在第5腰椎棘突上缘向左旁开3cm定位。操作同第7支针刀。

12）第12支针刀松解右侧第5腰椎横突软组织的粘连、瘢痕。在第5腰椎棘突上缘向右旁开3cm定位。操作同第8支针刀。

13）第13支针刀松解第4~5腰椎左侧黄韧带的粘连、瘢痕（图7-25）。在第4~5腰椎棘突间隙中点向左旁开1cm定位，刀口线与脊柱纵轴平行，针刀体向内，与矢状轴呈20°。严格按四步进针刀规程进针刀，针刀经皮肤、皮下组织、胸腰筋膜浅层、竖脊肌，当刺到有韧性感时，即达黄韧带。稍提针刀，寻找到第5腰椎椎板上缘，调转刀口线90°，在第5腰椎椎板上缘切开部分黄韧带。当有明显落空感时，停止进针刀。

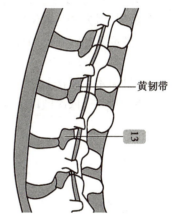

黄韧带

13

图7-25　针刀松解黄韧带示意图

14）第14支针刀松解第4~5腰椎右侧黄韧带的粘连、瘢痕。在第4~5腰椎棘突间隙中点向右旁开1cm定位，刀口线与脊柱纵轴平行，针刀体向内，与矢状轴呈20°。余操作同第13支针刀。

15）第15支针刀松解腰5~骶1左侧黄韧带的粘连、瘢痕。在腰5~骶1棘突间隙中点向左旁开1cm定位，操作同第13支针刀。

16）第16支针刀松解腰5~骶1右侧黄韧带的粘连、瘢痕。在腰5~骶1棘突间隙中点向右旁开1cm定位，操作同第14支针刀。

17）第17支针刀松解骶正中嵴竖脊肌起点的粘连、瘢痕（图7-26）。从骶正中嵴顶点进针刀，刀口线与脊柱纵轴平行，严格按四步进针刀规程进针刀，针刀经皮肤、皮下组织，直达骶正中嵴骨面，在骨面上铲剥2~3刀，范围0.5cm，然后，贴骨面向骶正中嵴两侧分别提插切开2~3刀，深度0.5cm。

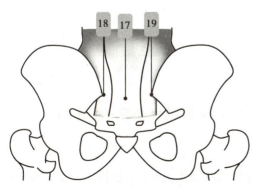

18　17　19

图7-26　针刀松解竖脊肌起点示意图

18）第18支针刀松解竖脊肌、髂腰肌在左侧髂后上棘的粘连、瘢痕。从左侧髂后上棘进针刀，刀口线与脊柱纵轴平行，严格按四步进针刀规程进针刀，针刀经皮肤、皮下组织，直达骨面，调转刀口线90°，沿骨面向髂骨内面铲剥2~3刀，范围0.5cm。

19）第19支针刀松解竖脊肌、髂腰肌在右侧髂后上棘的粘连、瘢痕。从右侧髂后上棘进针刀，余操作同第18支

笔记

针刀。

20）术毕，拔出针刀，局部压迫止血 3 分钟，创可贴覆盖针刀口。

（8）注意事项

1）切断部分黄韧带，可以扩大椎管容积，降低椎管内压，从而缓解神经根周围的粘连、瘢痕。但在具体操作时，第一要注意刀口线的方向。针刀进入皮肤、皮下组织时，刀口线与人体纵轴一致，在椎板上缘切开黄韧带时，需调转刀口线 90°，否则不能切开黄韧带，切开黄韧带有落空感以后，不能再进针刀。第二是在切断部分黄韧带时，针刀始终在椎板上进行操作，不能离开椎板骨面。为防止针刀不慎刺破硬脊膜，引起低颅压性头痛，"回"字形针刀整体松解术后，要求患者 6 小时内不能翻身，绝对卧床7 日。

2）"回"字形针刀整体松解术的第 1 步是要求定位准确，特别是腰椎棘突的定位十分重要，因为棘突定位直接关系到椎间隙的定位和横突的定位。所以若棘突定位错误，将直接影响疗效。如果摸不清腰椎棘突，可先在透视下将棘突定位后，再做针刀松解。

【针刀术后手法】

针刀术毕，依次做以下 3 种手法：①腰部拔伸牵引法；②腰部斜扳法；③直腿抬高加压法。

## 第三节　膝关节骨性关节炎

【概述】

膝关节骨性关节炎是指各种因素引起的膝关节劳损变性，从关节软骨开始，逐步累及骨质、滑膜、关节囊及关节其他结构的退变、炎症、变形，出现关节疼痛、肿胀、僵硬，或者关节活动功能障碍的慢性疾病。临床上以中老年发病最常见，女性多于男性。本病的病因尚不十分明确，但与年龄、性别、职业、代谢、损伤等关系密切。

【针刀应用解剖】

1. 骨骼

（1）股骨：股骨下端膨大，形成股骨内、外侧髁，在股骨内侧髁的内侧面及外侧髁的外侧面的凸隆，分别为股骨内上髁和股骨外上髁。内上髁的顶部有一三角形的小结节，为收肌结节。外上髁较小，有膝关节腓侧副韧带附着。

（2）髌骨：是人体最大的籽骨，位于膝关节前方皮下，可向上、下及左、右适当活动。

（3）胫骨：胫骨上端内外侧的膨大为胫骨内、外侧髁，均在皮下可触及，在外侧髁表面可触及一明显的结节，为髂胫束结节。胫骨上端与胫骨体的连接处有一三角形的骨性隆起，为胫骨粗隆。

（4）腓骨：腓骨上端的锥形膨大为腓骨小头，位于胫骨外侧髁后外稍下方。

2. 软组织

（1）韧带

1）胫侧副韧带：扁宽呈带状，起自股骨收肌结节下方，止于胫骨内侧髁内侧，可加强和保护膝关节内侧部。

2）腓侧副韧带:起自股骨外上髁,止于腓骨头尖部的稍前方,可加强和保护膝关节外侧部。

3）髌韧带:它在近端起于髌骨下极,在远端止于胫骨粗隆,其位于髌骨前面的浅层纤维,与股四头肌肌腱的纤维相连续(图7-27)。

（2）肌肉

1）股四头肌:股四头肌是膝关节周围最强大的肌肉,股四头肌附着在髌骨的近端,为伸膝装置。它包括股直肌、股外侧肌、股内侧肌及股中间肌四个不同的部分。起于髂前上棘及髋臼缘,股骨体前面上 3/4 部,股骨粗线外、内侧唇;止于髌骨,胫骨粗隆。其功能为伸膝关节,股直肌助屈髋关节。

2）缝匠肌:全身最长的肌肉,起自髂前上棘,止于胫骨上端内侧面。缝匠肌肌腱扩展部较表浅,覆盖股薄肌和半腱肌的止点,共同形成鹅足。

3）股二头肌:长头起于坐骨结节,短头起于股骨粗线外侧唇的下半部,二者融合一起,止于腓骨头。

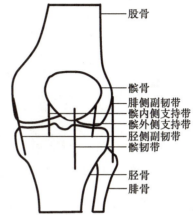

图 7-27　膝关节韧带示意图

4）半腱肌与半膜肌:半腱肌起于坐骨结节,半膜肌起于坐骨结节上部和外侧凹陷处,二肌下行,止于胫骨粗隆内侧、胫骨内侧髁下缘,与缝匠肌、股薄肌形成鹅足。

5）阔筋膜张肌:起自髂前上棘、髂嵴的一部分,肌腹被包在阔筋膜的两层之间,向下移行为髂胫束,止于胫骨外侧髁(图7-28)。

（3）辅助装置:膝关节周围分布着众多的滑囊,滑囊属于人体重要的辅助装置,有分离、润滑软组织的作用。主要有髌上囊、腘肌腱囊、腓肠肌囊、髌前囊、髌下浅囊、髌下深囊和鹅足囊、半膜肌囊(图7-29)。

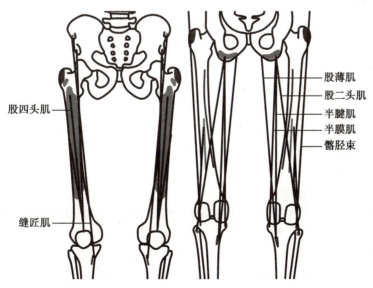

图 7-28　膝关节肌肉解剖示意图

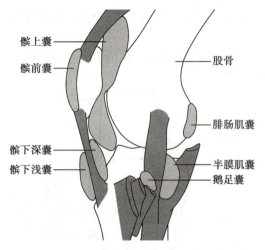

髌上囊
髌前囊
髌下深囊
髌下浅囊

股骨
腓肠肌囊
半膜肌囊
鹅足囊

图7-29 膝关节滑囊示意图

【病因病理】

本病的病因尚未完全明了,主要与膝关节积累性机械损伤和膝关节退行性改变有关。因体重过重或膝关节超负荷等因素反复持久刺激而引起关节软骨面和相邻软组织的慢性积累性损伤,同时使膝关节内容物的耐受应力降低,当关节应力集中的部位受到持续损害,导致膝关节腔逐渐变窄,关节腔内容物相互磨擦,产生炎性变,使腔内压增高。异常的腔内压刺激局部血管、神经,使之反射性地调节减弱,应力下降,形成作用于关节的应力和对抗应力的组织性能失调。另老年人软骨基质中的黏多糖减少,纤维成分增加,使软骨的弹性减低而遭受力学伤害产生退行性改变。由于上述原因,早期因关节软骨积累性损伤导致关节软骨的原纤维变性,而使关节软骨变薄或消失,关节活动时产生疼痛与受限;后期关节囊形成纤维化、增厚,滑膜充血肿胀肥厚,软骨呈象牙状骨质增生。同时膝关节周围肌肉因受到刺激而表现为先痉挛后萎缩。总之,其病理改变是一种因软骨退行性变化引起的骨质增生,滑膜的炎症是继发的。

【临床表现】

1. 症状

(1) 疼痛:膝关节疼痛,时间持续一个月以上。

(2) 活动障碍:行走不便,关节伸屈受限,下蹲及上下楼困难,或突然活动时有刺痛,并常伴有腿软的现象。

(3) 关节弹响声:膝关节伸直到一定程度时引起疼痛,并且在膝关节的伸屈过程中往往发出捻发音。

(4) 严重者甚至有肌肉萎缩,关节屈曲内翻畸形等。

2. 体征

(1) 膝关节周围压痛,可触及骨性肥大。

(2) 伴关节腔积液时关节肿胀,浮髌试验阳性。

(3) 髌骨研磨试验阳性。

3. 影像学表现 膝关节X线片(站立或负重位)示关节间隙变窄,软骨下骨硬化或囊性变,关节缘骨赘形成。

【诊断要点】

1. 近1个月内反复膝关节疼痛。

2. X线片(站立或负重位)示关节间隙变窄、软骨下骨硬化或囊性变、关节缘骨赘形成。

3. 关节液(至少2次)清亮、黏稠,白细胞小于$2.0 \times 10^9$/L。

4. 中老年患者(大于40岁)。

5. 晨僵小于3分钟。

6. 活动时有骨擦音(感)。

综合临床、实验室及 X 线检查,符合 1+2 条或 1+3+5+6 条或 1+4+5+6 条,可诊断膝关节骨性关节炎。

【针刀治疗】

1. 治疗原则　针刀治疗本病是通过"五指体表定位法"松解膝关节周围的肌肉、韧带及关节囊的起点、止点,以及滑液囊等软组织的粘连、瘢痕,调节膝关节内的力平衡,以恢复膝关节正常力线,达到治疗目的。

2. 操作方法

方法 1:根据膝关节前内侧、后外侧局部压痛点及条索进行治疗。

第 1 次:针刀松解膝关节前内侧的压痛点及条索。

(1) 体位:仰卧位,膝关节屈曲 30°~45°,膝关节后方置垫。

(2) 体表定位:在髌骨上、下、外、内,股骨内侧髁、胫骨内侧髁内侧面,鹅足的压痛点及条索定点。

(3) 消毒:常规消毒铺巾。

(4) 麻醉:用 1% 利多卡因局部浸润麻醉,每个治疗点注药 1ml。

(5) 刀具:Ⅰ型 4 号直形针刀。

(6) 针刀操作(图 7-30)

1) 第 1 支针刀松解髌骨上缘压痛点及条索的粘连和瘢痕。在髌骨上缘压痛点及条索进针刀,刀口线与下肢纵轴一致,针刀体与皮肤垂直,针刀经皮肤、皮下组织,刀下有韧性感,提插切开 2~3 刀,范围 0.5cm,然后调转刀口线 90°,提插切开 2~3 刀,范围 0.5cm。

2) 第 2 支针刀松解髌骨下缘压痛点及条索的粘连和瘢痕。在髌骨下缘压痛点及条索进针刀,余操作同第 1 支针刀。

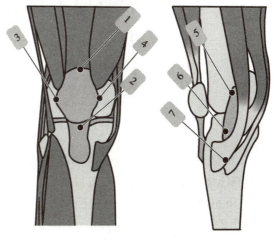

图 7-30　针刀松解膝关节前内侧压痛点及条索示意图

3) 第 3 支针刀松解髌骨外侧缘压痛点及条索的粘连和瘢痕。在髌骨外侧缘压痛点及条索进针刀,余操作同第 1 支针刀。

4) 第 4 支针刀松解髌骨内侧缘压痛点及条索的粘连和瘢痕。在髌骨内侧缘压痛点及条索进针刀,余操作同第 1 支针刀。

5) 第 5 支针刀松解股骨内侧髁内侧面压痛点及条索的粘连和瘢痕。在股骨内侧髁内侧面压痛点及条索进针刀,余操作同第 1 支针刀。

6) 第 6 支针刀松解胫骨内侧髁内侧面压痛点及条索的粘连和瘢痕。在胫骨内侧髁内侧面压痛点及条索进针刀,余操作同第 1 支针刀。

7) 第 7 支针刀松解鹅足压痛点及条索的粘连和瘢痕。在鹅足压痛点及条索进针刀,余操作同第 1 支针刀。

(7) 注意事项:在松解膝关节压痛点及条索时,缓慢进针刀,刀下有韧性感即到达病灶,行提插切开刀法。

第 2 次:针刀松解膝关节后外侧的压痛点及条索。

（1）体位:俯卧位。

（2）体表定位:在股骨内侧髁、股骨外侧髁背侧,胫骨内侧髁、胫骨外侧髁背侧,胫骨外侧髁、股骨外侧髁外侧面的压痛点及条索定点。

（3）消毒:常规消毒铺巾。

（4）麻醉:用 1% 利多卡因局部浸润麻醉,每个治疗点注药 1ml。

（5）刀具:Ⅰ型 4 号直形针刀。

（6）针刀操作(图 7-31)

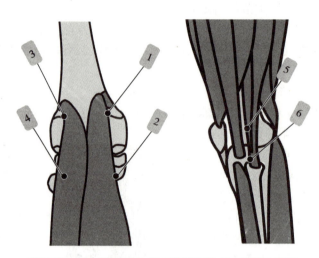

图 7-31　针刀松解膝关节后外侧压痛点及条索示意图

1）第 1 支针刀松解股骨内侧髁背侧压痛点及条索的粘连和瘢痕。在股骨内侧髁背侧压痛点及条索进针刀,刀口线与下肢纵轴一致,针刀体与皮肤垂直,针刀经皮肤、皮下组织,刀下有韧性感,提插切开 2~3 刀,范围 0.5cm,然后调转刀口线 90°,提插切开 2~3 刀,范围 0.5cm。

2）第 2 支针刀松解股骨外侧髁背侧压痛点及条索的粘连和瘢痕。在股骨外侧髁背侧压痛点及条索进针刀,余操作同第 1 支针刀。

3）第 3 支针刀松解胫骨内侧髁背侧压痛点及条索的粘连和瘢痕。在胫骨内侧髁背侧压痛点及条索进针刀,余操作同第 1 支针刀。

4）第 4 支针刀松解胫骨外侧髁背侧压痛点及条索的粘连和瘢痕。在胫骨外侧髁背侧压痛点及条索进针刀,余操作同第 1 支针刀。

5）第 5 支针刀松解股骨外侧髁外侧面压痛点及条索的粘连和瘢痕。在股骨外侧髁外侧面压痛点及条索进针刀,余操作同第 1 支针刀。

6）第 6 支针刀松解胫骨外侧髁外侧面压痛点及条索的粘连和瘢痕。在胫骨外侧髁外侧面压痛点及条索进针刀,余操作同第 1 支针刀。

（7）注意事项:在松解膝关节压痛点及条索时,缓慢进针刀,刀下有韧性感即到达病灶,行提插切开刀法,注意避开腘动脉。

方法 2:根据针刀经典式术进行治疗,即五指体表定位法。

（1）体位：仰卧位，膝关节屈曲30°～45°，膝关节后方置垫。

（2）体表定位：五指体表定位法（图7-32）。医生立于患者患侧，用同侧手做五指定位。如病变在右膝关节，医生用右手定位，左侧膝关节病变，医生用左手定位。掌心正对髌骨中心，五指尽力张开，手指半屈位，中指正对的是髌韧带中部，食指、环指分别对应髌内侧支持带和髌外侧支持带，拇指正对胫侧副韧带，小指正对腓侧副韧带和髂胫束行经线上，掌根对准髌上囊。此外，在食指下4cm处向内3cm即为鹅足囊止点。分别用记号笔在上述7点定位。

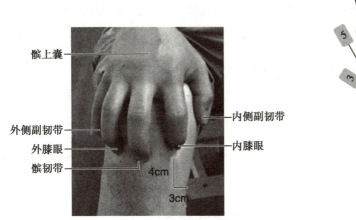

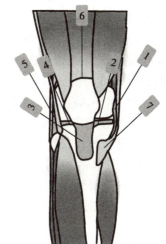

图7-32　五指体表定位法及针刀操作示意图

（3）消毒：常规消毒铺巾。

（4）麻醉：用1%利多卡因局部浸润麻醉，每个治疗点注药1ml。

（5）刀具：Ⅰ型3号、4号直形针刀。

（6）针刀操作（图7-32）

1）第1支针刀松解胫侧副韧带的粘连和瘢痕。刀口线与下肢纵轴方向一致，针刀体与皮肤垂直，严格按四步进针刀规程进针刀，针刀经皮肤、皮下组织，当刀下有韧性感时，即到达胫侧副韧带，先纵横分离2～3刀，范围0.5cm。然后调转刀口线90°，提插切开2～3刀，范围0.5cm。

2）第2支针刀松解髌内侧支持带的粘连和瘢痕。刀口线与下肢纵轴方向一致，针刀体与皮肤垂直，严格按四步进针刀规程进针刀，针刀经皮肤、皮下组织，当刀下有韧性感时，即到达髌内侧支持带，先纵横分离2～3刀，范围0.5cm。然后调转刀口线90°，提插切开2～3刀，范围0.5cm。

3）第3支针刀松解髌韧带的粘连和瘢痕。刀口线与下肢纵轴方向一致，针刀体与皮肤垂直，严格按四步进针刀规程进针刀，针刀经皮肤、皮下组织，当刀下有韧性感时，即到达髌韧带，然后调转刀口线90°，提插切开2～3刀，范围0.5cm。

4）第4支针刀松解髌外侧支持带的粘连和瘢痕。刀口线与下肢纵轴方向一致，针刀体与皮肤垂直，严格按四步进针刀规程进针刀，针刀经皮肤、皮下组织，当刀下有韧性感时，即到达髌外侧支持带，先纵横分离2～3刀，范围0.5cm。然后调转刀口线90°，提插切开2～3刀，范围0.5cm。

5）第5支针刀松解腓侧副韧带及髂胫束的粘连和瘢痕。刀口线与下肢纵轴方向一致,针刀体与皮肤垂直,严格按四步进针刀规程进针刀,针刀经皮肤、皮下组织,当刀下有韧性感时,即到达腓侧副韧带和髂胫束,先纵横分离2~3刀,范围0.5cm。然后调转刀口线90°,提插切开2~3刀,范围0.5cm。

6）第6支针刀松解股四头肌肌腱及髌上囊的粘连和瘢痕。刀口线与下肢纵轴方向一致,针刀体与皮肤垂直,严格按四步进针刀规程进针刀,针刀经皮肤、皮下组织,当刀下有韧性感时,即到达股四头肌肌腱,纵横分离2~3刀,范围0.5cm。再调转刀口线90°,提插切开2~3刀,范围0.5cm。然后继续进针刀,当刀下有落空感时即已穿过股四头肌肌腱到达髌上囊,提插切开2~3刀,范围0.5cm。

7）第7支针刀松解鹅足的粘连和瘢痕。刀口线与下肢纵轴方向一致,针刀体与皮肤垂直,严格按四步进针刀规程进针刀,针刀经皮肤、皮下组织,直达骨面,向内沿骨面铲剥2~3刀,范围0.5cm。

8）术毕,拔出针刀,局部压迫止血3分钟,创可贴覆盖针刀口。

（7）注意事项:对X线片上有关节间隙狭窄的患者,需要在硬膜外麻醉下运用特型针刀进行整体松解。

【针刀术后手法】

让患者仰卧,医生一手握住踝关节上方,另一手托住小腿上部,在牵拉状态下,摇晃、旋转伸屈膝关节,然后在牵引状态下用推拿手法,将内、外翻和轻度屈曲畸形纠正。

# 第四节　股骨头坏死

【概述】

股骨头坏死指股骨头血供受损或中断,导致骨髓成分及骨细胞死亡,随后发生修复,继而导致股骨头结构改变甚至塌陷的系列病理改变与临床表现,严重影响髋关节功能。本病可由髋关节损伤、关节手术、类风湿、饮酒过量、长期激素治疗等多种原因引起,分为创伤性和非创伤性两大类。目前以关节置换为根本治疗手段,手术创伤大,术后关节功能恢复不理想。

【针刀应用解剖】

1. 髋关节囊　髋关节囊的附着处有远近的不同。髋关节囊的远侧,其前面止于转子间线处,后面止于转子间嵴的内侧约1.25cm的地方,此处相当于股骨颈的中、外1/3交界处;而髋关节囊近侧则附着于髋臼盂缘、髋臼边缘以及髋臼横韧带等处。股骨颈前面全部被包裹在髋关节囊内;股骨颈后面有1/3的部分没有被包裹在髋关节囊内;股骨头、颈之间的横形骨骺板亦被包裹在髋关节囊内。

2. 韧带

（1）髂股韧带:起自髂前下棘及其后方2cm处的髋臼缘,向下方移行时分为两支:外支抵止于转子间线的上段;内支抵止于转子间线的下段(图7-33)。

（2）耻股韧带:位于髋关节囊的前下方,呈三角形。起自耻骨上支、耻骨体、髂耻隆起、闭孔嵴以及闭孔膜上,止于转子间线的下部。

（3）轮匝带:为髋关节囊位于股骨颈处深层纤维呈环形增厚的部分。该韧带环绕股骨颈的中部,能够约束股骨头,并防止其向外方脱出。

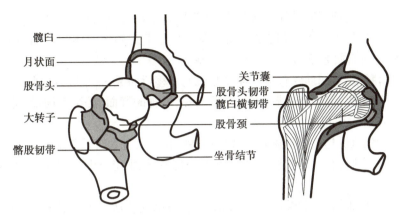

图 7-33　髋关节囊、韧带解剖示意图

（4）坐股韧带：起自髋臼的后下部，其纤维向外上方经股骨颈的后面移行至髋关节囊的轮匝带，最终抵止于大转子的根部。

（5）股骨头韧带：起于髋臼横韧带与髋臼切迹处，止于股骨头凹处。

（6）髋臼横韧带：位于髋关节腔内，实际上是属于髋臼缘的一部分。

3. 肌肉（图 7-34）

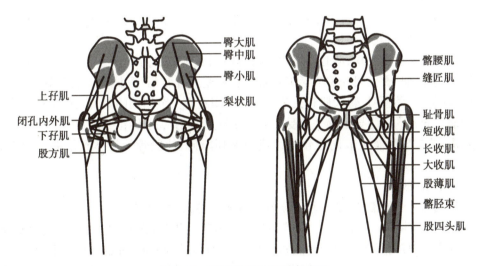

图 7-34　髋关节肌肉解剖示意图

（1）股四头肌：起于髂前上棘及髋臼缘，股骨体前面上 3/4 部，股骨粗线外、内侧唇；止于髌骨，胫骨粗隆。

（2）缝匠肌：起于髂前上棘；止于胫骨上端内侧面。

（3）耻骨肌：起于耻骨梳附近；止于股骨体耻骨肌线。作用为内收、外旋、微屈髋关节。

（4）长收肌：起于耻骨肌前面、耻骨结节下方；止于股骨粗线内侧唇中 1/3 部。

（5）短收肌：起于耻骨体与耻骨支；止于股骨粗线内侧唇上 1/3 部。

（6）大收肌：起于坐骨结节、坐骨支和耻骨下支；止于股骨粗线内侧唇上 2/3 部及股骨内上髁。

（7）股薄肌:起于耻骨体与耻骨支;止于胫骨上端的内侧面。

（8）髂腰肌:由腰大肌和髂肌构成,腰大肌起于全部腰椎体的外侧面和横突,止于股骨小转子;髂肌起于髂窝,止于股骨小转子。

（9）髂胫束:由阔筋膜包裹阔筋膜张肌向下移行而成,止于胫骨外侧髁。

（10）臀大肌:起自髂骨翼外面、髂后上棘、尾骨的背面、骶结节韧带、部分胸腰筋膜处,止于股骨臀肌粗隆及髂胫束。

（11）臀中肌:起于髂骨翼外面、髂嵴外唇;止于股骨大转子尖端的上面、外侧面。

（12）臀小肌:起于臀前线及髋臼以上的髂骨背面;止于股骨大转子上面及其外侧面。

（13）梨状肌:起于骶骨第 2~4 骶前孔的外侧;止于股骨大转子上缘的后部。

（14）股方肌:起于坐骨结节的外侧面;止于股骨大转子后面的股方肌结节处。

（15）闭孔内肌:起自闭孔膜内面以及周围的骨面;止于闭孔内肌坐骨囊、转子窝的内侧面。

（16）上孖肌:起于坐骨小孔的上缘;止于转子窝。

（17）下孖肌:起于坐骨结节;止于转子窝。

（18）闭孔外肌:起自闭孔膜外面以及其周围的骨面;止于股骨的转子窝。

【病因病理】

无菌性股骨头坏死可由多种原因引起,除损伤后缺血性股骨头坏死发病机制较明确外,其他原因引起者多机制不明。

针刀医学研究发现,股骨头坏死的根本原因是髋关节力平衡失调。股四头肌、内收肌群、髂腰肌、臀大肌和关节囊等软组织长期受力异常后,人体为了自我修复,股四头肌、内收肌、髂腰肌、臀大肌和关节囊等软组织在髋关节周围的附着处产生粘连瘢痕和挛缩。异常的应力导致髋关节受力的力线发生变化,关节错位、关节间隙变窄,压迫股骨头,关节囊和髋关节周围软组织或微循环障碍,使股骨头得不到足够的营养而坏死。

【临床表现】

1. 疼痛  患侧髋关节疼痛,早起可能疼痛轻微或臀后疼痛。

2. 关节僵硬与活动受限  患髋关节屈伸不利、下蹲困难、不能久站、行走鸭步、髋关节发出响声甚至伴随小腿肚抽筋等现象。早期症状为外展、外旋活动受限明显。

3. 跛行  主要是进行性短缩性跛行,由于髋痛及股骨头塌陷,或晚期出现髋关节半脱位所致。早期往往出现间歇性跛行,儿童患者则更为明显。

4. 体征  局部深压痛,内收肌止点压痛,4 字试验、Allis 试验、Thomas 试验和 Trendelenburg 试验等阳性,甚至有半脱位体征。

5. 影像学特征

（1）X 线片表现:临床 X 线分期,一般以 Marcus 法分为 6 期。Ⅰ期无明显症状,X 线片有轻微密度增高,或点状密度增高区。Ⅱ~Ⅴ期疼痛逐渐加重,死骨破裂,关节间隙狭窄,骨质逐渐密度增加、硬化。Ⅵ期疼痛严重,有的较Ⅴ期疼痛减轻,但股骨头肥大变形,半脱位,髋臼不光滑,甚或硬化增加。

（2）CT 表现:CT 扫描过程中,因股骨头在髋臼中心,表面的关节软骨有时厚度不均,在中央小窝平面的骨松质中心部分可见骨小梁增厚,呈星芒状排列,故名"星芒征"。股骨头坏死时,星芒征的形状、密度及部位等皆可发生相应改变。这个特征正好与股骨头坏死的早期改变作比对,可以较早地发现股骨头坏死;CT 比 X 线片更能清晰地显示股骨头坏死区内的增生、硬化、碎裂和囊性变等病变,较早地发现股骨头坏死的征象。

（3）MRI 表现:MRI 对诊断股骨头坏死具有重要意义。在早期,患者无自觉症状,X 线无异常,此时 MRI 可有阳性表现,典型的表现为 $T_2$ 加权像上呈"双线征",负重区出现外围低信号环绕内圈高信号。间质反应区肉芽组织充血水肿成为内圈高信号,外围反应性硬化缘为增生的骨小梁,表现为低信号。

【诊断要点】

1. 主要标准

（1）临床症状、体征和病史:髋关节痛,以腹股沟和臀部、大腿为主,髋关节内旋活动受限且内旋时疼痛加重,有髋部外伤史、应用皮质类固醇史或酗酒病史。

（2）X 线改变:股骨头塌陷而无关节间隙变窄;股骨头内有分界的硬化带;软骨下骨折有透线带(新月征阳性、软骨下骨折)。

（3）骨同位素扫描显示股骨头内热区中有冷区。

（4）股骨头 MRI:$T_1$ 加权像带状低信号影或 $T_2$ 加权像显示双线征。

（5）骨活检:显示骨小梁骨细胞空陷窝超过 50%,且累及邻近多根骨小梁,骨髓坏死。

2. 次要标准

（1）X 线片显示股骨头塌陷伴关节间隙变窄,股骨头内囊性变或斑点状硬化,股骨头外上部变扁。

（2）核素骨扫描显示热区中冷区。

（3）股骨头 MRI 显示同质性或异质性低信号强度,伴加权像带状形改变。两个或两个以上主要标准阳性,即可诊断为股骨头坏死。一个主要标准阳性或三个次要标准阳性,至少包括一种 X 线片异常,即可诊断为可疑股骨头坏死。

【针刀治疗】

1. 治疗原则　针刀治疗本病的关键点在于松解髋关节周围软组织的粘连、瘢痕、挛缩,调节髋关节内外压力、拉力、张力的平衡。使髋关节的力学平衡得到恢复,达到缓解疼痛,恢复关节活动的效果。

2. 操作方法

第 1 次:针刀松解髋关节前侧关节囊及内收肌起点的粘连和瘢痕。

（1）体位:仰卧位。

（2）体表定位:髋关节前侧关节穿刺点,耻骨上支,耻骨结节,耻骨结节下外1cm。

（3）消毒:常规消毒铺巾。

（4）麻醉:用 1%利多卡因局部浸润麻醉,每个治疗点注药 1ml。

（5）刀具:Ⅱ型弧形针刀。

（6）针刀操作(图 7-35)

1）第 1 支针刀松解髋关节髂股韧带及髋关节前面关节囊。使用Ⅱ型弧形针刀,从髋关节前侧关节穿刺点进针刀,刀口线与下肢纵轴平行,针刀体与皮肤呈 90°,严格

137

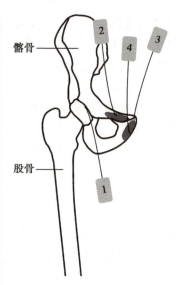

髂骨

股骨

图 7-35 针刀松解髋关节前侧示意图

按四步进针刀规程进针刀，针刀经皮肤、皮下组织，当针刀下有坚韧感时，调转刀口线 90°，弧形向上，提插切开 2~3 刀，范围 0.5cm。

2）第 2 支针刀松解耻骨肌起点。使用Ⅱ型弧形针刀，从耻骨上支的耻骨肌起点进针刀，刀口线与下肢纵轴平行，针刀体与皮肤呈 90°，严格按四步进针刀规程进针刀，针刀经皮肤、皮下组织，直接到达耻骨上支耻骨肌起点部，在骨面上左右上下各铲剥 2~3 刀，范围 0.5cm。

3）第 3 支针刀松解长收肌起点。使用Ⅱ型弧形针刀，从耻骨结节进针刀，刀口线与下肢纵轴平行，针刀体与皮肤呈 90°，严格按四步进针刀规程进针刀，针刀经皮肤、皮下组织，向耻骨下支方向行进，刀下有坚韧感时为长收肌起点，上下铲剥 2~3 刀，范围 0.5cm。

4）第 4 支针刀松解短收肌、股薄肌起点。使用Ⅱ型弧形针刀，从耻骨结节下外 1cm 处进针刀，刀口线与下肢纵轴平行，针刀体与皮肤呈 90°，严格按四步进针刀规程进针刀，针刀经皮肤、皮下组织，沿耻骨下支方向向外下行进，刀下有坚韧感时为短收肌、股薄肌起点，贴骨面上下铲剥 2~3 刀，范围 0.5cm。

5）术毕，拔出针刀，局部压迫止血 3 分钟，创可贴覆盖针刀口。

（7）注意事项：松解髋关节前方关节囊时，先标记股动脉、股神经的确切位置，再向外旁开 2cm 处进行针刀操作是安全的。

第 2 次：针刀松解髋关节后外侧关节囊及股二头肌起点的粘连和瘢痕。

（1）体位：侧俯卧位。

（2）体表定位：股骨大转子尖，髋关节外侧关节穿刺点，股骨大转子尖下后方 3cm 处。

（3）消毒：常规消毒铺巾。

（4）麻醉：用 1% 利多卡因局部浸润麻醉，每个治疗点注药 1ml。

（5）刀具：Ⅱ型直形和弧形针刀。

（6）针刀操作（图 7-36）

1）第 1 支针刀松解臀中肌止点的粘连和瘢痕。使用Ⅱ型直形针刀，在股骨大转子尖进针刀，刀口线与下肢纵轴平行，针刀体与皮肤垂直，严格按四步进针刀规程进针刀，针刀经皮肤、皮下组织、筋膜、肌肉达股骨大转子尖，提插切开 2~3 刀，范围 0.5cm。

2）第 2 支针刀松解髋关节外侧关节囊。使用Ⅱ型弧形针刀，从髋关节外侧关节穿刺点进针刀，刀口线与下肢纵轴平行，针刀体与股骨颈干角方向一致，严格按四步进针刀规程进针刀，针刀经皮肤、皮下组织、筋膜、肌肉达股

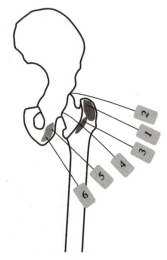

图 7-36 针刀松解髋关节后外侧示意图

骨大转子尖,提插切开 2~3 刀,范围 0.5cm,切开部分臀中肌止点,然后继续进针刀,当刀下有韧性感时,即到达髋关节外侧关节囊,提插切开 2~3 刀,范围 0.5cm。

3）第 3 支针刀松解股方肌止点的粘连和瘢痕。使用Ⅱ型直形针刀,在股骨大转子尖下后方 3cm 处定点,刀口线与下肢纵轴平行,针刀体与皮肤呈 130°,严格按四步进针刀规程进针刀,沿股骨颈干角方向进针刀,针刀经皮肤、皮下组织,达股骨大转子后侧骨面,提插切开 2~3 刀,范围 0.5cm,切开部分股方肌止点。

4）第 4 支针刀松解髋关节后侧关节囊。使用Ⅱ型弧形针刀,在股骨大粗隆平面,贴股骨后缘进针刀,针刀体与皮肤呈 130°,严格按四步进针刀规程进针刀,沿股骨颈干角方向进针刀,针刀经皮肤、皮下组织,紧贴股骨颈,当有落空感时,即达关节腔,提插切开 2~3 刀,范围 0.5cm。

5）第 5 支针刀松解大收肌起点。使用Ⅱ型直形针刀,屈髋关节 90°,在坐骨结节进针刀,刀口线与下肢纵轴平行,严格按四步进针刀规程进针刀,针刀体与皮肤呈 90°,针刀经皮肤、皮下组织,达坐骨结节骨面大收肌起点处,上下铲剥 2~3 刀,范围 0.5cm。

6）第 6 支针刀松解股二头肌、半腱肌起点。屈髋关节 90°,使用Ⅱ型直形针刀,在坐骨结节进针刀,刀口线与下肢纵轴平行,针刀体与皮肤呈 90°,严格按四步进针刀规程进针刀,针刀经皮肤、皮下组织,达坐骨结节骨面、大收肌起点处,上下铲剥 2~3 刀,范围 0.5cm;然后针刀再向上后方,当有坚韧感时即达股二头肌及半腱肌起点骨面,上下铲剥 2~3 刀,范围 0.5cm。

7）术毕,拔出针刀,局部压迫止血 3 分钟,创可贴覆盖针刀口。

（7）注意事项:做后侧髋关节囊松解时,一定要紧贴股骨颈骨面进针刀,否则,可能刺伤坐骨神经。

第 3 次:针刀松解臀中肌、缝匠肌起点的粘连和瘢痕。

（1）体位:健侧卧位。

（2）体表定位:髂嵴。

（3）消毒:常规消毒铺巾。

（4）麻醉:用 1% 利多卡因局部浸润麻醉,每个治疗点注药 1ml。

（5）刀具:Ⅰ型 4 号直形针刀。

（6）针刀操作（图 7-37）

1）第 1 支针刀松解臀中肌起点后部的挛缩点。髂骨翼上髂嵴最高点向后 8cm 处定位。刀口线与臀中肌肌纤维走行方向一致,严格按四步进针刀规程进针刀,针刀经皮肤、皮下组织,到达髂骨翼骨面,调转刀口线 90°,向下铲剥 2~3 刀,范围 0.5cm。

2）第 2 支针刀松解臀中肌起点中后部的挛缩点。髂骨翼上髂嵴最高点向后 4cm 处定位。余操作同第

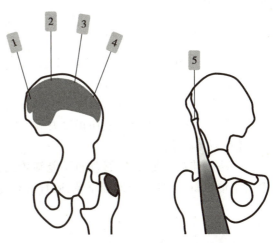

图 7-37　针刀松解臀中肌、缝匠肌起点示意图

笔记

1 支针刀。

3）第 3 支针刀松解臀中肌起点中前部的挛缩点。在髂骨翼上髂嵴最高点处定位。余操作同第 1 支针刀。

4）第 4 支针刀松解臀中肌起点前部的挛缩点。在髂骨翼上髂嵴最高点向前 3cm 处定位。余操作同第 1 支针刀。

5）第 5 支针刀松解缝匠肌起点。在髂前上棘处触摸到缝匠肌起点，刀口线与缝匠肌纤维方向一致，严格按四步进针刀规程进针刀，针刀体与皮肤垂直刺入，针刀经皮肤、皮下组织，达肌肉起点处，调转刀口线 90°，与缝匠肌肌纤维方向垂直，在骨面上向下铲剥 2~3 刀，范围 0.5cm。

6）术毕，拔出针刀，局部压迫止血 3 分钟，创可贴覆盖针刀口。

（7）注意事项：针刀松解臀中肌起点时，要注意标记坐骨神经、臀上皮神经的确切位置，避免损伤神经。

第 4 次：针刀松解臀大肌起点与止点的粘连和瘢痕。

（1）体位：健侧卧位。

（2）体表定位：髂嵴后份，股骨大转子尖外侧下 5cm 的臀肌粗隆部。

（3）消毒：常规消毒铺巾。

（4）麻醉：用 1% 利多卡因局部浸润麻醉，每个治疗点注药 1ml。

（5）刀具：Ⅰ 型 4 号直形针刀。

（6）针刀操作（图 7-38）

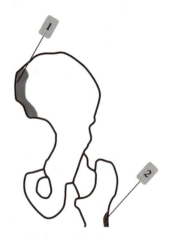

图 7-38 针刀松解臀大肌起、止点示意图

1）第 1 支针刀松解臀大肌起点的挛缩点。在髂嵴后份定位，刀口线与下肢纵轴方向一致，严格按四步进针刀规程进针刀，针刀经皮肤、皮下组织达髂嵴后份的骨面，贴骨面铲剥 2~3 刀，范围 0.5cm。

2）第 2 支针刀松解臀大肌止点的挛缩点。在股骨大转子尖外侧下 5cm 的臀肌粗隆部定位，刀口线与下肢纵轴方向一致，严格按四步进针刀规程进针刀，针刀经皮肤、皮下组织、髂胫束，到达股骨骨面，贴股骨后侧骨面铲剥 2~3 刀，范围 0.5cm。

3）术毕，拔出针刀，局部压迫止血 3 分钟，创可贴覆盖针刀口。

（7）注意事项：由于股骨头坏死患者下肢负重能力减弱，需要用腰椎进行代偿，所以，一般股骨头坏死的患者均有腰部劳损，故在针刀松解髋关节周围的病变组织时，如有脊柱侧弯或者腰部有阳性体征时，需按腰部的劳损做相应的针刀松解，才能彻底纠正髋关节的力平衡失调。

【针刀术后手法】

手法拔伸牵引髋关节后（注意不能旋转关节），在病床上进行间断下肢牵引 6 周，牵引重量 30kg，以使关节间隙增宽，股骨头有生长空间。

## 第五节　强直性脊柱炎

【概述】

本病是一种自身免疫性、慢性、进行性炎症性疾病,是血清阴性脊柱关节病的原型。病变主要累及骶髂关节、髋关节、脊柱骨突滑膜关节、脊柱旁软组织,还可累及周围关节及关节外器官(眼、心、肺)。本病病因不明,发病机制认为与遗传、感染、免疫、内分泌、理化等因素有关。本病特征性的病理变化为关节囊、肌腱、韧带骨附着点的非细菌性炎症、侵蚀性肉芽增生、纤维骨化、韧带骨赘形成,最终发生脊柱的骨性强直。由于病因不明,故目前缺乏特异的治疗方法;晚期出现脊柱强直、关节畸形后,病情逆转困难。

【针刀应用解剖】

参见颈椎病和腰椎间盘突出症的针刀应用解剖。

【病因病理】

强直性脊柱炎病因虽有多种学说,但迄今仍不十分清楚,西医关于本病病因及发病机制主要有以下几种学说:

1. 感染学说　过去认为本病直接或间接与细菌、病毒感染有关。不少病例因感冒、扁桃体炎等感染引起。但从患者齿、鼻窦等病灶所分离出来的细菌种类很不一致,患者血液、关节中也从未培养出致病菌株。用大量抗生素消除感染病灶后,对症状和病程发展并无直接影响。也有人提及 A 组溶血性链球菌与本病发生有关,但并未能提出充分有力的证据。

2. 自身免疫学说　起病时关节腔内有感染源侵入,作为抗原刺激骨膜或局部淋巴结中的浆细胞,产生特殊抗体。另一方面,抗原抗体复合物能促进中性粒细胞、巨噬细胞和滑膜细胞的吞噬作用,吞噬抗原抗体的复合物成为类风湿细胞。为消除这种复合物,类风湿细胞中的溶酶体向细胞内释放出多种酶(如葡萄糖酶、胶原酶、蛋白降解酶),细胞一旦破裂,这种酶外流,导致关节软组织滑膜、关节囊、软骨、软骨下骨质的损坏,从而引起局部病变。

3. 其他　内分泌失调和代谢障碍学说认为本病的性别差异也许与内分泌有关;神经学说认为本病为中毒性神经营养障碍,但不能证实;遗传学说认为强直性脊柱炎较类风湿关节炎更具有明显的遗传特点,国内外有文献报道本病为遗传性疾病,认为亲代有 HLA-B27 抗原时,子代一半人具有 HLA-B27 抗原,所以强直性脊柱炎具有明显的家族性和遗传性;其他因素如寒冷、潮湿、疲劳、营养不良、外伤、精神创伤等,也常常是本病的主要诱发因素。

针刀医学从生物力学的角度重新分析本病,认为骶髂关节、脊柱、四肢的软组织力平衡失调是强直性脊柱炎关节畸形、疼痛、强直的重要原因。

【临床表现】

患者逐渐出现臀髋部或腰背部疼痛、发僵,翻身困难,晨起或久坐起立时腰部发僵明显,但活动后减轻。疾病早期疼痛多在一侧呈间断性,数月后疼痛多在双侧呈持续性。随病情进展病变由骶髂关节向腰椎、胸颈椎发展,出现相应部位疼痛、活动受限或脊柱畸形。脊柱周围韧带的慢性炎症使韧带硬化,骨赘形成并纵向延伸,在 2 个相邻的椎体间连接形成骨桥。椎间盘纤维环与骨连接处的骨化使椎体变方,脊柱呈"竹节

141

状"。我国患者中大约有 45% 的患者是从外周关节炎开始发病。

本病的全身表现一般不重，少数重症者有发热、疲倦、消瘦、贫血或其他器官受累。1/4 的患者在病程中发生眼色素膜炎，单侧或双侧交替，反复发作可致视力障碍。神经系统症状来自压迫性脊神经炎或坐骨神经痛、椎骨骨折或不全脱位以及马尾综合征，后者可引起阳痿、夜间尿失禁、膀胱和直肠感觉迟钝、踝反射消失。极少数患者出现肺上叶纤维化。因主动脉根部局灶性中层坏死，可引起主动脉环状扩张以及主动脉瓣膜尖缩短变厚，从而导致的主动脉瓣关闭不全及传导障碍。强直性脊柱炎可并发 IgA 肾病和淀粉样变性。

【诊断要点】

1. 临床标准

（1）腰痛、晨僵 3 个月以上，活动改善，休息无改善。

（2）腰椎额状面和矢状面活动受限。

（3）胸廓活动度低于相应年龄、性别的正常人。

2. 放射学标准　双侧骶髂关节炎≥2 级或单侧骶髂关节炎 3~4 级。

3. 分级

（1）肯定强直性脊柱炎：符合放射学标准和 1 项以上临床标准。

（2）可能强直性脊柱炎：符合 3 项临床标准或符合放射学标准而不具备任何临床标准（应除外其他原因所引起的骶髂关节炎）。

【针刀治疗】

1. 治疗原则　针刀治疗本病的关键点在于松解受损关节周围软组织的粘连瘢痕，有效矫正关节畸形，部分或者完全恢复各解剖系统的应力平衡，缓解症状。

（1）针刀手术适应证：强直性脊柱炎颈、胸、腰段强直畸形。

（2）针刀手术禁忌证：X 线片示颈、胸、腰段前纵韧带钙化及骨化。

（3）对强直性脊柱炎早期只有颈、胸、腰、髋部疼痛、晨僵，X 线片没有骨性强直的患者，用Ⅰ型针刀；对有钙化、骨化的患者需用Ⅱ型针刀及根据病情和针刀手术部位制作的特型针刀。

2. 颈段病变的针刀治疗

（1）体位：俯卧低头位。

（2）体表定位：颈段第 1~7 颈椎项韧带、棘间韧带、关节突关节囊、横突间韧带。

（3）消毒：常规消毒铺巾。

（4）麻醉：用 1% 利多卡因局部浸润麻醉，每个治疗点注药 1ml。

（5）刀具：Ⅰ型 4 号和Ⅱ型直形针刀。

（6）针刀操作：以第 2~3 颈椎节段为例（图 7-39）。

1）第 1 支针刀松解项韧带、棘间韧带的粘连、瘢痕、挛缩及钙化、骨化点。使用Ⅰ型 4 号针刀，对韧带骨化的患者，需要使用Ⅱ型针刀，否则

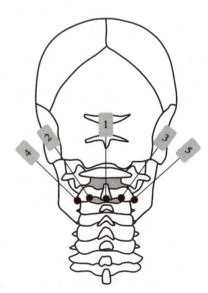

图 7-39　针刀松解第 2~3 颈椎强直示意图

笔记

容易引起针刀体断裂或者损伤重要神经血管。刀口线与人体纵轴一致,针刀体向头侧倾斜45°,与枢椎棘突呈60°,严格按四步进针刀规程进针刀,针刀经皮肤、皮下组织、筋膜直达枢椎棘突顶点下缘骨面,铲剥2~3刀,范围0.5cm,如果项韧带已经钙化或者骨化,术者紧握针刀刀柄,调转刀口线90°,针刀体与颈2~3棘间韧带垂直,助手用骨锤敲击针刀柄部,当术者感觉有落空时,即已切断骨化的韧带,停止敲击(图7-40)。

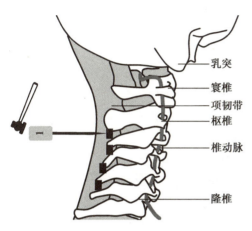

图7-40 针刀松解项韧带、棘间韧带钙化、骨化点示意图

2)第2支针刀松解左侧关节囊韧带的粘连、瘢痕、挛缩及钙化、骨化点。使用Ⅰ型4号针刀,对关节囊钙化的患者,需要使用Ⅱ型针刀,否则容易引起针刀体断裂或者损伤重要神经血管。从关节突韧带体表定位点进针刀,刀口线与人体纵轴一致,针刀体先向头侧倾斜45°,与颈椎棘突呈60°,严格按四步进针刀规程进针刀,针刀经皮肤、皮下组织、筋膜直达关节突骨面,然后将针刀体逐渐向脚侧倾斜,与颈椎棘突走行方向一致,在骨面上稍移位,寻找到落空感时,即为关节囊韧带,提插切开2~3刀,范围0.2cm。如果关节囊韧带已经钙化或者骨化,需在透视引导下行针刀松解,针刀到达硬化的关节囊韧带后,调转刀口线90°,铲剥2~3刀,范围0.2cm。

3)第3支针刀松解右侧关节囊韧带的粘连、瘢痕、挛缩及钙化、骨化点。操作同第2支针刀。

4)第4支针刀松解左侧横突间韧带的粘连、瘢痕、挛缩点及钙化、骨化点。使用Ⅰ型4号针刀,对韧带钙化的患者,需要使用Ⅱ型针刀,否则容易引起针刀体断裂或者损伤重要神经血管。在后正中线向左旁开3cm定点,或根据透视引导,刀口线与人体纵轴一致,严格按四步进针刀规程进针刀,针刀体方向与皮肤垂直,针刀经皮肤、皮下组织、筋膜直达相应的横突尖铲剥2~3刀,范围0.2cm,然后沿横突上下缘贴骨面切开横突间韧带2~3刀,范围0.2cm(图7-41)。

5)第5支针刀松解右侧横突间韧带的粘连、瘢痕、挛缩点及钙化、骨化点。操作同第4支针刀。

6)术毕,拔出针刀,局部压迫止血3分钟,创可贴覆盖针刀口。

(7)注意事项

1)针刀松解棘间韧带时,针刀体向头侧倾斜45°,要松解棘间韧带,必须退针刀于棘突顶点的上缘,将针刀体逐渐向脚侧倾斜,与颈椎棘突走行方向一致,才能进入棘突间。切棘间韧带的范围限制在0.5cm以内,不会切入椎管。如超过此范围,针

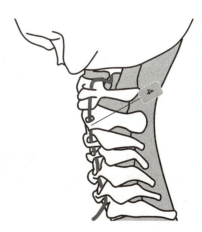

图7-41 针刀松解横突间韧带示意图

刀的危险性明显加大。

2）针刀定位要准确，如果没有把握定位，必须在透视引导下进行针刀操作，否则，容易引起脊髓或者椎动脉损伤等严重并发症。

3）针刀松解应分次进行，一次松解3~5个节段。

3. 胸段病变的针刀治疗

（1）体位：俯卧低头位。

（2）体表定位：胸椎棘上、棘间韧带，肋横突关节囊。

（3）消毒：常规消毒铺巾。

（4）麻醉：用1%利多卡因局部浸润麻醉，每个治疗点注药1ml。

（5）刀具：Ⅰ型4号针刀和Ⅱ型直形针刀。

（6）针刀操作：以第5胸椎左侧为例加以介绍（图7-42）。

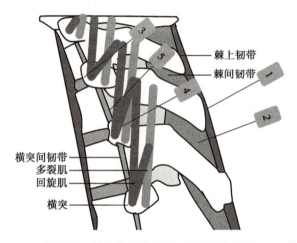

图7-42　针刀松解第5胸椎后外侧软组织

1）第1支针刀松解棘上韧带。刀口线与脊柱纵轴平行，严格按四步进针刀规程进针刀，针刀经皮肤、皮下组织、筋膜，直达棘突骨面，在骨面上铲剥2~3刀，范围0.5cm。对棘上韧带钙化或者骨化，用骨锤锤击Ⅱ型针刀柄，将针刀刃击入棘上韧带，达棘突顶点，然后铲剥2~3刀，范围0.5cm，直到刀下有松动感为止，以达到切开棘上韧带的目的。

2）第2支针刀松解棘间韧带。从棘突间隙进针刀，刀口线与脊柱纵轴平行，严格按四步进针刀规程进针刀，针刀经皮肤、皮下组织、筋膜，调转刀口线90°，提插切开2~3刀，深度0.5cm。对棘间韧带钙化或者骨化，用骨锤锤击Ⅱ型针刀柄，将针刀刃击入棘间韧带1cm，然后提插切开2~3刀，范围0.5cm，直到刀下有松动感为止，以达到切开棘间韧带的目的。

3）第3支针刀松解左侧肋横突关节囊韧带。从棘突顶点向左旁开2cm分别进针刀，刀口线与脊柱纵轴平行，针刀经皮肤、皮下组织、筋膜，直达两侧关节突关节骨面位置，提插切开关节囊韧带2~3刀，范围0.5cm。可切开部分关节囊韧带。

4）第4支针刀松解左侧多裂肌、回旋肌。从棘突顶点向左旁开0.5cm进针刀，刀口线与脊柱纵轴平行，针刀经皮肤、皮下组织、筋膜，沿棘突方向，紧贴骨面分别到两侧的棘突根部后，在骨面上向下铲剥2~3刀，范围0.5cm，直到刀下有松动感，以达到切开部分多裂肌、回旋肌的作用。

5）第 5 支针刀松解左侧横突间韧带，从棘突顶点向左旁开 2.5cm 进针刀，刀口线与脊柱纵轴平行，针刀经皮肤、皮下组织、筋膜，直达两侧横突骨面，针刀体向外移动，当有落空感时，即到达横突尖，在此提插切开 2~3 刀，深度 0.5cm，然后调转刀口线 90°，分别在横突的上下缘，提插切开 2~3 刀，深度 0.5cm，以达到切断部分横突间韧带的目的。

6）右侧松解与左侧相同，胸椎其他节段的针刀治疗与此相同。

7）术毕，拔出针刀，局部压迫止血 3 分钟，创可贴覆盖针刀口。

（7）注意事项

1）针刀定位要准确，如果没有把握定位，必须在透视引导下进行针刀操作，否则，容易引起脊髓损伤等严重并发症。

2）针刀松解棘间韧带的范围限制在 0.5cm 以内，以防止切入椎管内。如超过此范围，针刀的危险性明显加大。

3）针刀松解应分次进行，一次松解 3~5 个节段。

**4. 腰骶段病变的针刀治疗**

第 1 次：针刀松解第 1~3 腰椎的强直。

（1）体位：俯卧位。

（2）体表定位：第 1~3 腰椎棘突、棘间、关节突关节、横突尖（图 7-43）。

（3）消毒：常规消毒铺巾。

（4）麻醉：用 1% 利多卡因局部浸润麻醉，每个治疗点注药 1ml。

（5）刀具：Ⅰ 型 4 号直形针刀。

（6）针刀操作：以第 1 腰椎为例（图 7-44）。

1）第 1 支针刀松解第 1 腰椎棘上韧带、棘间韧带的粘连、瘢痕。在第 1 腰椎棘突顶点定位，使用 Ⅰ 型 4 号针刀，刀口线与人体纵轴一致，严格按四步进针刀规程进针刀，针刀经皮肤、皮下组织、筋膜达棘突骨面，铲剥 2~3 刀，范围 0.5cm。然后将针刀体逐渐向脚侧倾斜，与腰椎棘突走行方

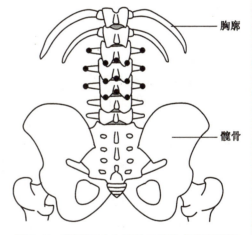

图 7-43　腰骶段病变的针刀体表定位示意图

胸廓

髂骨

向一致，从第 1 腰椎棘突下缘骨面，沿第 1~2 腰椎棘间方向提插切开 2~3 刀，范围 0.5cm。

如果棘上韧带已骨化，需用 Ⅱ 型针刀松解，刀口线与人体纵轴一致，达棘上韧带后，调转刀口线 90°，与棘上韧带垂直，骨锤敲击针刀柄部，切断该韧带，直到刀下有松动感时停止敲击。一般骨化的棘上韧带在 1cm 以内，且已与棘间韧带粘连在一起，故切断了棘上韧带，同时也松解了棘间韧带（图 7-45）。

2）第 2 支针刀松解左侧第 1~2 腰椎关节囊韧带。在第 1~2 腰椎棘间中点向左旁开 2cm 定位，使用 Ⅰ 型 4 号针刀，对关节囊钙化的患者，需使用 Ⅱ 型针刀，否则容易引起针刀体断裂或者损伤重要神经血管。刀口线与人体纵轴一致，针刀体与皮肤呈

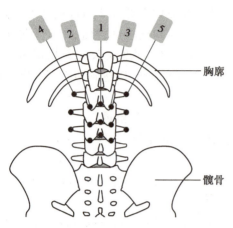

图 7-44　针刀松解第 1~3 腰椎的强直示意图

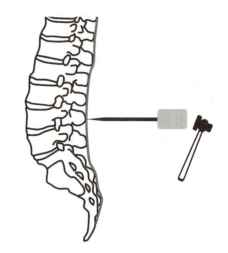

图 7-45　针刀松解骨化的棘上韧带示意图

90°,严格按四步进针刀规程进针刀,针刀经皮肤、皮下组织、筋膜、肌肉达骨面,调转刀口线 90°,沿关节突关节提插切开 2~3 刀,范围 0.5cm。

3)第 3 支针刀松解右侧第 1~2 腰椎关节囊韧带。在第 1~2 腰椎棘间中点向右旁开 2cm 定位,余操作同第 2 支针刀。

4)第 4 支针刀松解第 1 腰椎左侧横突尖的粘连、瘢痕。操作方法参考第三腰椎横突综合征第 1 支针刀操作。

5)第 5 支针刀松解第 1 腰椎右侧横突尖的粘连、瘢痕。操作方法参考第三腰椎横突综合征第 2 支针刀操作。

6)其他腰椎针刀操作同第 1 腰椎。

7)术毕,拔出针刀,局部压迫止血 3 分钟,创可贴覆盖针刀口。

第 2 次:针刀松解第 4 腰椎~第 3 骶椎的强直。针刀操作方法详见腰段病变的第 1 次针刀治疗。

第 3 次:针刀松解腰部筋膜浅层及竖脊肌腰段的粘连、瘢痕、挛缩和堵塞。

(1)体位:俯卧位。

(2)体表定位:在第 2~5 腰椎棘突下旁开 3cm 处。

(3)消毒:常规消毒铺巾。

(4)麻醉:用 1% 利多卡因局部浸润麻醉,每个治疗点注药 1ml。

(5)刀具:Ⅰ型 4 号直形针刀。

(6)针刀操作(图 7-46)

1)第 1 支针刀松解第 2 腰椎左侧胸腰筋膜浅层、竖脊肌的粘连、瘢痕。在第 2 腰椎棘突下向左旁开 3cm 处定点,刀口线与脊柱纵轴平行,严格按四步进针刀规程

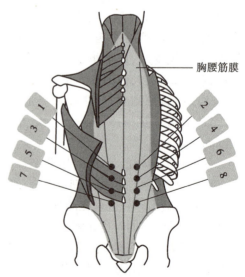

图 7-46　针刀松解腰段病变软组织示意图

进针刀,针刀经皮肤、皮下组织、筋膜、肌肉,先提插切开2~3刀,范围0.5cm。然后穿过胸腰筋膜达肌肉层内纵横分离2~3刀,范围0.5cm。

2)第2支针刀松解第2腰椎右侧胸腰筋膜浅层、竖脊肌的粘连、瘢痕。在第2腰椎棘突下向右旁开3cm处定点,刀口线与脊柱纵轴平行,严格按四步进针刀规程进针刀,针刀经皮肤、皮下组织、筋膜、肌肉,先提插切开2~3刀,范围0.5cm。然后穿过胸腰筋膜达肌肉层内纵横分离2~3刀,范围0.5cm。

3)第3支针刀松解第3腰椎左侧胸腰筋膜浅层、竖脊肌的粘连、瘢痕。在第3腰椎棘突下向左旁开3cm处定点,操作同第1支针刀。

4)第4支针刀松解第3腰椎右侧胸腰筋膜浅层、竖脊肌的粘连、瘢痕。在第3腰椎棘突下向右旁开3cm处定点,操作同第2支针刀。

5)第5支针刀松解第4腰椎左侧胸腰筋膜浅层、竖脊肌的粘连、瘢痕。在第4腰椎棘突下向左旁开3cm处定点,操作同第1支针刀。

6)第6支针刀松解第4腰椎右侧胸腰筋膜浅层、竖脊肌的粘连、瘢痕。在第4腰椎棘突下向右旁开3cm处定点,操作同第2支针刀。

7)第7支针刀松解第5腰椎左侧胸腰筋膜浅层、竖脊肌的粘连、瘢痕。在第5腰椎棘突下向左旁开3cm处定点,操作同第1支针刀。

8)第8支针刀松解第5腰椎右侧胸腰筋膜浅层、竖脊肌的粘连、瘢痕。在第5腰椎棘突下向右旁开3cm处定点,操作同第2支针刀。

9)术毕,拔出针刀,局部压迫止血3分钟,创可贴覆盖针刀口。

(7)注意事项

1)针刀定位要准确,如果没有把握定位,必须在透视引导下进行针刀操作。

2)针刀松解棘间韧带的范围限制在0.5cm以内,以防止切入椎管内。如超过此范围,针刀的危险性明显加大。

3)针刀松解应分次进行,一次松解2~3个节段。

5.针刀松解上胸腹壁软组织 强直性脊柱炎驼背患者,在脊柱周围软组织松解术的治疗过程中,由于脊柱逐渐伸直,原来挛缩的胸腹壁软组织受到牵拉而致胸腹壁疼痛,同时也限制了驼背的矫直,故应松解。

(1)体位:仰卧位。

(2)体表定位:胸肋关节、剑突、肋弓。

(3)消毒:常规消毒铺巾。

(4)麻醉:用1%利多卡因局部浸润麻醉,每个治疗点注药1ml。

(5)刀具:Ⅰ型4号直形针刀。

(6)针刀操作(图7-47)

1)第1支针刀松解右侧胸锁关节的粘连、瘢痕。刀口线与人体纵轴一致,针刀体与皮肤垂直,严格按四步进

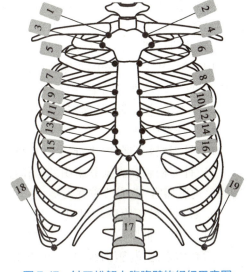

图7-47 针刀松解上胸腹壁软组织示意图

针刀规程进针刀,针刀经皮肤、皮下组织,到达胸肋关节间隙,提插切开2~3刀,范围0.5cm。

2）第2支针刀松解左侧胸锁关节的粘连、瘢痕。操作同第1支针刀。

3）第3支针刀松解右侧第1胸肋关节的粘连、瘢痕。左手拇指压住第1胸肋关节间隙,右手持针刀在左手拇指背面进针刀,刀口线与人体纵轴一致,严格按四步进针刀规程进针刀,针刀体与皮肤垂直,针刀经皮肤、皮下组织,到达胸肋关节,提插切开2~3刀,范围0.5cm。

4）第4支针刀松解左侧第1胸肋关节。左手拇指压住第1胸肋关节间隙,右手持针刀在左手拇指背面进针刀,刀口线与人体纵轴一致,严格按四步进针刀规程进针刀,针刀体与皮肤垂直,针刀经皮肤、皮下组织,到达胸肋关节,提插切开2~3刀,范围0.5cm。

5）第5支针刀松解右侧第2胸肋关节。操作同第3支针刀。

6）第6支针刀松解左侧第2胸肋关节。操作同第4支针刀。

7）第7支针刀松解右侧第3胸肋关节。操作同第3支针刀。

8）第8支针刀松解左侧第3胸肋关节。操作同第4支针刀。

9）第9支针刀松解右侧第4胸肋关节。操作同第3支针刀。

10）第10支针刀松解左侧第4胸肋关节。操作同第4支针刀。

11）第11支针刀松解右侧第5胸肋关节。操作同第3支针刀。

12）第12支针刀松解左侧第5胸肋关节。操作同第4支针刀。

13）第13支针刀松解右侧第6胸肋关节。操作同第3支针刀。

14）第14支针刀松解左侧第6胸肋关节。操作同第4支针刀。

15）第15支针刀松解右侧第7胸肋关节。操作同第3支针刀。

16）第16支针刀松解左侧第7胸肋关节。操作同第4支针刀。

17）第17支针刀松解剑突部腹直肌。摸准剑突位置,刀口线与人体纵轴一致,针刀体与皮肤垂直,严格按四步进针刀规程进针刀,针刀经皮肤、皮下组织,到达剑突部,调转刀口线90°,在骨面向下铲剥2~3刀,范围0.5cm。

18）第18支针刀松解右侧肋弓部腹内外斜肌。摸准右侧肋弓最低点,刀口线与人体纵轴一致,针刀体与皮肤垂直,严格按四步进针刀规程进针刀,针刀经皮肤、皮下组织,到达肋弓部,调转刀口线90°,在骨面上铲剥2~3刀,范围0.5cm。

19）第19支针刀松解左侧肋弓部腹内外斜肌。摸准左侧肋弓最低点,刀口线与人体纵轴一致,余操作同第18支针刀。

20）术毕,拔出针刀,局部压迫止血3分钟,创可贴覆盖针刀口。

（7）注意事项

1）针刀松解应分次进行,一次松解2~3个节段。

2）针刀松解胸腹壁软组织的操作过程中,进针刀不可太深,以免造成气胸、损伤胸腹腔内脏器官,造成严重并发症。

6.针刀松解下腹壁软组织

（1）体位:仰卧位。

（2）体表定位:腹白线中上、中下1/3处各左、右旁开3cm,耻骨联合,髂嵴前份。

（3）消毒:常规消毒铺巾。

（4）麻醉：用 1% 利多卡因局部浸润麻醉，每个治疗点注药 1ml。

（5）刀具：Ⅰ 型 4 号直形针刀。

（6）针刀操作（图 7-48）

1）第 1 支针刀松解右侧腹直肌肌腹上部。在腹白线中上 1/3 处向右旁开 3cm 定点。刀口线与人体纵轴一致，针刀体与皮肤垂直，严格按四步进针刀规程进针刀，针刀经皮肤、皮下组织，到达腹直肌肌腹部，纵横分离 2~3 刀，范围 0.5cm。

2）第 2 支针刀松解左侧腹直肌肌腹上部。在腹白线中上 1/3 处向左旁开 3cm 定点。刀口线与人体纵轴一致，针刀体与皮肤垂直，严格按四步进针刀规程进针刀，针刀经皮肤、皮下组织，到达腹直肌肌腹部，纵横分离 2~3 刀，范围 0.5cm。

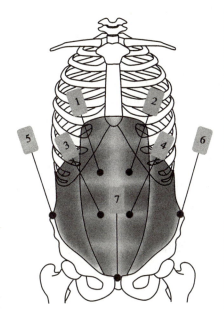

图 7-48　针刀松解下腹壁软组织示意图

3）第 3 支针刀松解右侧腹直肌肌腹下部。在腹白线中下 1/3 处向右旁开 3cm 定点。针刀操作同第 1 支针刀。

4）第 4 支针刀松解左侧腹直肌肌腹下部。在腹白线中下 1/3 处向左旁开 3cm 定点。针刀操作同第 2 支针刀。

5）第 5 支针刀松解右侧髂嵴前份腹内外斜肌。在右侧髂嵴前份定点，刀口线与人体纵轴一致，针刀体与皮肤垂直，严格按四步进针刀规程进针刀，针刀经皮肤、皮下组织，到达髂嵴前份，调转刀口线 90°，沿骨面铲剥 2~3 刀，范围 0.5cm。

6）第 6 支针刀松解左侧髂嵴前份腹内外斜肌。在左侧髂嵴前份定点，余操作同第 5 支针刀。

7）第 7 支针刀松解耻骨联合腹直肌。摸准耻骨联合位置，刀口线与人体纵轴一致，针刀体与皮肤垂直，严格按四步进针刀规程进针刀，针刀经皮肤、皮下组织，到达耻骨联合纤维软骨表面，提插切开 2~3 刀，范围 0.5cm。

8）术毕，拔出针刀，局部压迫止血 3 分钟，创可贴覆盖针刀口。

（7）注意事项：针刀松解腹壁软组织的操作过程中，进针刀不可太深，以免深入腹腔，误伤肝、肠等内脏器官。

【针刀术后手法】

颈椎针刀术后，嘱患者俯卧位，一助手牵拉肩部，术者正对头项，右肘关节屈曲并托住患者下颌，左手前臂尺侧压在患者枕骨上，随颈部的活动施按揉法。用力不能过大，以免造成新的损伤。胸椎、腰椎周围软组织针刀松解术后平卧硬板床，以 60kg 的重量做持续牵引。于床上，在医生的协助下，做被动挺腹伸腰及四肢屈伸运动，下床后在医生的协助下进行腰前屈、后仰、侧弯、旋转、被动扩胸等功能训练。

## 第六节 类风湿关节炎

【概述】

本病的病因至今并不十分明了,目前大多认为其是人体自身免疫性疾病,亦可视为一种慢性的综合征,遗传和环境因素共同影响着炎性反应的进程、范围和类型,绝大多数患者血浆中有类风湿因子(RF)及其免疫复合物存在。临床表现为外周关节的非特异性炎症,主要侵犯全身各处关节,呈多发性、对称性、慢性、增生性滑膜炎,继而引起关节囊和软骨破坏、骨侵蚀,造成关节畸形,这些是该病的特点。除关节外,全身其他器官或组织也可受累,包括心、肺、血管、脾、淋巴结、皮下组织、眼和浆膜等处。类风湿关节炎病程多样,表现为自限性到进行性破坏的临床症状,常导致关节活动受限、行动不便和残疾。类风湿关节炎的发病率女性高于男性,女性是男性的2~3倍。

【针刀应用解剖】

本节涉及全身多部位解剖结构,详见本教材其他章节人体各部位针刀解剖结构的相关内容。

【病因病理】

类风湿关节炎是一种自身免疫性疾病,病因至今不明。遗传因素造成了类风湿关节炎的易感性,感染可触发此病的发生,多种复杂的因素参与了类风湿关节炎关节和全身免疫反应的紊乱过程,主要有以下几种病理表现。

1. 关节病理表现 关节滑膜炎是类风湿关节炎的基本病理表现,滑膜微血管增生、水肿、血管损伤和血栓形成是滑膜炎的早期表现。炎症细胞和血管侵入软骨或骨组织,形成侵蚀性血管翳,软骨破坏明显,软骨细胞减少。修复期可形成纤维细胞增生和纤维性血管翳。血管翳可以自关节软骨边缘处的滑膜逐渐向软骨面延伸,覆盖于关节软骨面上,阻断软骨和滑液的接触,影响其营养。也可由血管翳中释放一些水解酶对关节软骨、软骨下骨、韧带和肌腱中的胶原成分造成侵蚀性损坏,使关节腔遭到破坏,上下关节面融合,关节发生纤维化强直、错位,甚至骨化,关节功能完全丧失。

2. 血管病理表现 基本病理表现为血管炎。主要表现为小动脉的坏死性全层动脉炎,有单核细胞浸润,内膜增生及血栓形成,还可有小静脉炎及白细胞破碎性血管炎。血管炎为关节外表现的主要病理基础,可造成皮肤、神经和多种内脏的损伤。

3. 类风湿结节的病理表现 类风湿结节的中心是在血管炎基础上形成的纤维素样坏死区,中间为呈多层放射状或栅栏状排列的组织细胞及携带HLA-DR抗原的巨噬细胞,最外层为肉芽组织及淋巴细胞、浆细胞等慢性炎症细胞,多在摩擦部位的皮下或骨膜上出现。

【临床表现】

初发时病情发展缓慢,患者先有几周到几个月的疲倦乏力、体重减轻、胃纳不佳、低热、手足麻木与刺痛等前驱症状。随后发生某一关节疼痛、僵硬,以后关节肿大日渐显著,周围皮肤温热、潮红,自动或被动运动都引起疼痛。开始时可能一个或少数几个关节受累,且往往是游走性,以后可发展为对称性多关节炎。

关节的受累常从四肢远端的小关节开始,以后再累及其他关节。主要累及有滑膜的关节、可活动的周围小关节和大关节。近侧指间关节的发病几率最高,呈梭状肿大,其次为掌指、趾、腕、膝、肘、踝、肩和髋关节等。95%的患者晨间可有关节僵硬、肌肉酸痛，表现为病变关节在静止不动后出现较长时间的僵硬，维持半小时至数小时，适度活动后僵硬现象可减轻。晨僵时间与关节炎严重性呈正比，可作为疾病活动指标之一。关节肿胀常见部位是腕、近指、掌指、膝关节等，多呈对称性分布。

由于关节肿痛和运动的限制，关节附近肌肉的僵硬和萎缩也日益显著。以后即使急性炎症消失，由于关节内已有纤维组织增生，关节周围组织也变得僵硬。病变关节最后变得僵硬而畸形，膝、肘、手指、腕部都固定在屈位。手指常在掌指关节处向外侧成半脱位，形成特征性的尺侧偏向畸形。近侧指间关节呈梭状肿大，小指指间关节屈曲畸形。10%~30%的患者在关节的隆凸部位出现皮下类风湿结节。

晚期患者多见关节畸形，这是由于滑膜炎的绒毛破坏了软骨和软骨下的骨质，形成关节纤维化或骨性强直。肌腱、韧带受损，肌肉萎缩使关节不能保持在正常位置，造成关节脱位，这样关节功能可完全丧失。关节病变只能致残，罕有致死，但关节外表现则有致死的可能。关节外病变的病理基础是血管炎。病理表现为坏死性血管炎，主要累及动脉并伴血栓形成，可出现严重的内脏损伤。临床上可出现心包炎、心内膜炎、心肌炎、冠状动脉炎或急性主动脉瓣关闭不全。侵犯肝脾可出现 Felty 综合征，侵犯胃肠道出现肠系膜动脉栓塞，侵犯神经系统表现为多发性神经病，侵犯眼部可出现巩膜炎和角膜炎。可引起坏死性肾小球肾炎、急性肾功能衰竭，还可出现指尖或甲周出血点，严重的雷诺现象，指端坏死、血栓等。

【诊断要点】

1. 晨僵持续至少 1 小时。

2. 有 3 个或 3 个以上的关节同时肿胀或有积液。这些关节包括双侧近端指间关节、掌指关节、腕关节、肘关节、膝关节、踝关节和跖趾关节。

3. 掌指关节、近端指间关节或腕关节中至少有 1 个关节肿胀或有积液。

4. 在第 2 项所列举的关节中，同时出现关节对称性肿胀或积液。

5. 皮下类风湿结节。

6. 类风湿因子阳性。

7. 手和腕的后前位 X 线照片显示有骨侵蚀、关节间隙狭窄或有明确的骨质疏松。

第 2~5 项必须由医师观察认可。第 1~4 项必需持续存在 6 周以上。此标准的敏感性为 91%~94%，特异性为 88%~89%。

【针刀治疗】

1. 治疗原则　针刀治疗本病的关键点在于松解关节周围软组织的粘连、瘢痕和挛缩，可调节关节内张力、拉力和压力平衡，恢复关节解剖结构的力平衡。达到缓解疼痛和恢复关节功能的效果。

由于本病侵犯关节较多，所以针刀需按照关节部位，分多次进行治疗。本节主要介绍类风湿关节炎腕手部病变的针刀治疗，其他部位病变请参照本教材对应关节病变的针刀治疗。

2. 腕手关节病变的针刀治疗

第 1 次：针刀松解腕关节前侧浅层软组织的粘连、瘢痕。

（1）体位：坐位，手放在手术台上，掌心向上。

（2）体表定位：先标记尺、桡动脉走行路线，在腕关节掌侧各定位点定位。

(3) 消毒:常规消毒铺巾。

(4) 麻醉:用 1% 利多卡因局部浸润麻醉,每个治疗点注药 1ml。

(5) 刀具:Ⅰ型 4 号直形针刀。

(6) 针刀操作(图 7-49)

1) 第 1 支针刀松解腕横韧带远端尺侧的粘连、瘢痕点。在腕远横纹尺动脉内侧 0.5cm 处定点。刀口线与前臂纵轴平行,针刀体与皮肤呈 90°,严格按四步进针刀规程进针刀,针刀经皮肤、皮下、筋膜,刀下有韧性感时,即到达腕横韧带远端尺侧的粘连、瘢痕点,提插切开 2~3 刀,距离 0.5cm。

2) 第 2 支针刀松解腕横韧带近端尺侧的粘连、瘢痕点。在第 1 支针刀近端 2cm 处定点。刀口线与前臂纵轴平行,针刀体与皮肤呈 90°,严格按四步进针刀规程进针刀,针刀经皮肤、皮下、筋膜,刀下有韧性感时,即到达腕横韧带近端尺侧的粘连、瘢痕点,提插切开 2~3 刀,距离 0.5cm。

3) 第 3 支针刀松解腕横韧带远端桡侧的粘连、瘢痕点。在腕远横纹桡动脉外侧 0.5cm 处定点。刀口线与前臂纵轴平行,针刀体与皮肤呈 90°,严格按四步进针

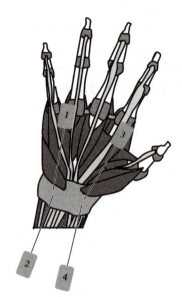

图 7-49　针刀松解腕关节前侧浅层软组织示意图

刀规程进针刀,针刀经皮肤、皮下、筋膜,刀下有韧性感时,即到达腕横韧带远端桡侧的粘连、瘢痕点,提插切开 2~3 刀,距离 0.5cm。

4) 第 4 支针刀松解腕横韧带近端桡侧的粘连、瘢痕点。在第 3 支针刀近端 2cm 处定点。刀口线与前臂纵轴平行,针刀体与皮肤呈 90°,严格按四步进针刀规程进针刀,针刀经皮肤、皮下、筋膜,刀下有韧性感时,即到达腕横韧带近端桡侧的粘连、瘢痕点,提插切开 2~3 刀,距离 0.5cm。

5) 术毕,拔出针刀,局部压迫止血 3 分钟,创可贴覆盖针刀口。

(7) 注意事项:在体表定位时,应先标出尺桡动脉的走行路线,以便选定治疗点时避开。

第 2 次:针刀松解腕关节后侧浅层软组织的粘连、瘢痕。

(1) 体位:坐位,手放在手术台上,掌心向下。

(2) 体表定位:在腕关节背侧韧带各定位点定位。

(3) 消毒:常规消毒铺巾。

(4) 麻醉:用 1% 利多卡因局部浸润麻醉,每个治疗点注药 1ml。

(5) 刀具:Ⅰ型 4 号直形针刀。

(6) 针刀操作(图 7-50)

1) 第 1 支针刀松解腕背侧韧带尺侧远端的粘连、瘢痕点。在相当于掌侧腕远横纹平面的钩骨背面定位。刀口线与前臂纵轴平行,针刀体与皮肤呈 90°,严格按四步进针刀规程进针刀,针刀经皮肤、皮下、筋膜,刀下有韧性感时,即到达腕背侧韧带远端尺侧的粘连、瘢痕点,提插切开 2~3 刀,距离 0.5cm。

2) 第 2 支针刀松解腕背侧韧带尺侧中部的粘连、瘢痕点。在第 1 支针刀上方

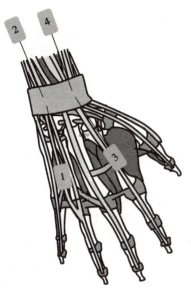

图 7-50　针刀松解腕关节背侧浅层软组织示意图

0.5cm 处定位。刀口线与前臂纵轴平行,针刀体与皮肤呈 90°,严格按四步进针刀规程进针刀,针刀经皮肤、皮下、筋膜,刀下有韧性感时,即到达腕背侧韧带尺侧中部的粘连、瘢痕点,提插切开 2～3 刀,距离 0.5cm。

3) 第 3 支针刀松解腕背侧韧带桡侧远端的粘连、瘢痕点。在相当于掌侧腕远横纹平面的桡骨茎突背面定位。刀口线与前臂纵轴平行,针刀体与皮肤呈 90°,严格按四步进针刀规程进针刀,针刀经皮肤、皮下、筋膜,刀下有韧性感时,即到达腕背侧韧带桡侧远端的粘连、瘢痕点,提插切开 2～3 刀,距离 0.5cm。

4) 第 4 支针刀松解腕背侧韧带桡侧中部的粘连、瘢痕点。在第 3 支针刀上方 0.5cm 处定位。刀口线与前臂纵轴平行,针刀体与皮肤呈 90°,严格按四步进针刀规程进针刀,针刀经皮肤、皮下、筋膜,刀下有韧性感时,即到达腕背侧韧带桡侧中部的粘连、瘢痕点,提插切开 2～3 刀,距离 0.5cm。

5) 术毕,拔出针刀,局部压迫止血 3 分钟,创可贴覆盖针刀口。

(7) 注意事项:针刀松解腕背侧韧带时,进针刀速度不可过快,以防损伤神经和血管。

第 3 次:针刀松解腕关节前侧深层软组织的粘连、瘢痕。

(1) 体位:坐位,手放在手术台上,掌心向上。

(2) 体表定位:尺桡骨茎突,在腕关节掌侧各定位点定位。

(3) 消毒:常规消毒铺巾。

(4) 麻醉:用 1% 利多卡因局部浸润麻醉,每个治疗点注药 1ml。

(5) 刀具:Ⅰ型 4 号直形针刀。

(6) 针刀操作(图 7-51)

1) 第 1 支针刀松解桡腕掌侧韧带起点。在桡骨茎突前侧定位,刀口线与前臂纵轴平行,针刀体与皮肤呈 90°,严格按四步进针刀规程进针刀,针刀经皮肤、皮下、筋膜,达桡骨茎突骨面后,沿茎突骨面向下进针刀,当刀下有落空感时,即穿过茎突边缘,退针刀至茎突边缘骨面,调转刀口线 90°,在骨面上铲剥 2～3 刀,范围 0.5cm。

2) 第 2 支针刀松解腕尺侧副韧带起点。在尺骨茎突定位,刀口线与前臂纵轴平行,针刀体与皮肤呈 90°,严格按四步进针刀规程进针刀,针刀经皮肤、皮下、筋膜,达尺骨茎突前侧骨面后,沿茎突骨面向下进针刀,当刀下有落空感时,即穿过茎突边缘,退针刀至茎突边缘骨面,调

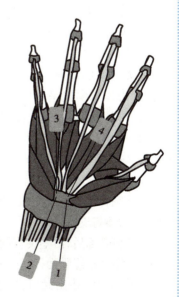

图 7-51　针刀松解腕关节前侧深层软组织示意图

转刀口线 90°,在骨面上铲剥 2~3 刀,范围 0.5cm。

3) 第 3 支针刀松解腕尺侧副韧带止点。在豌豆骨定位,刀口线与前臂纵轴平行,针刀体与皮肤呈 90°,严格按四步进针刀规程进针刀,针刀经皮肤、皮下、筋膜,达豌豆骨前侧骨面后,在骨面上铲剥 2~3 刀,范围 0.5cm。

4) 第 4 支针刀松解腕桡侧副韧带起点。在桡骨茎突外侧定位,刀口线与前臂纵轴平行,针刀体与皮肤呈 90°,严格按四步进针刀规程进针刀,针刀经皮肤、皮下、筋膜,达桡骨茎突外侧骨面后,沿茎突外侧骨面向下进针刀,当刀下有落空感时,即穿过茎突外侧边缘,退针刀至茎突外侧边缘骨面,调转刀口线 90°,在骨面上铲剥 2~3 刀,范围 0.5cm。

5) 术毕,拔出针刀,局部压迫止血 3 分钟,创可贴覆盖针刀口。

(7) 注意事项:在体表定位时,应先标出尺桡动脉的走行路线,以便选定治疗点时避开。

第 4 次:针刀松解腕关节背侧深层软组织的粘连、瘢痕。

(1) 体位:坐位,手放在手术台上,掌心向下。

(2) 体表定位:尺桡骨茎突,在腕关节背侧各定位点定位。

(3) 消毒:常规消毒铺巾。

(4) 麻醉:用 1% 利多卡因局部浸润麻醉,每个治疗点注药 1ml。

(5) 刀具:Ⅰ型 4 号直形针刀。

(6) 针刀操作(图 7-52)

1) 第 1 支针刀松解桡腕背侧韧带起点。在桡骨茎突后侧定位,刀口线与前臂纵轴平行,针刀体与皮肤呈 90°,严格按四步进针刀规程进针刀,针刀经皮肤、皮下、筋膜,达桡骨茎突后侧骨面后,沿茎突骨面向下进针刀,当刀下有落空感时,即穿过茎突边缘,退针刀至茎突边缘骨面,调转刀口线 90°,在骨面上铲剥 2~3 刀,范围 0.5cm。

2) 第 2 支针刀松解腕掌背侧韧带起点。在腕关节中部背侧定位,刀口线与前臂纵轴平行,针刀体与皮肤呈 90°,严格按四步进针刀规程进针刀,针刀经皮肤、皮下、筋膜,刀下有韧性感时,即到达腕掌背侧韧带,进针刀 1mm,纵横切开 2~3 刀,范围 0.5cm。

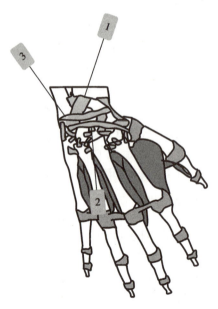

图 7-52 松解腕关节背侧深层软组织示意图

3) 第 3 支针刀松解腕尺侧副韧带起点。在尺骨茎突背侧压痛点定位,刀口线与前臂纵轴平行,针刀体与皮肤呈 90°,严格按四步进针刀规程进针刀,针刀经皮肤、皮下、筋膜,达尺骨茎突背侧骨面后,沿茎突背侧骨面向下进针刀,当刀下有落空感时,即穿过茎突边缘,退针刀至茎突边缘骨面,调转刀口线 90°,在骨面上铲剥 2~3 刀,范围 0.5cm。

4) 术毕,拔出针刀,局部压迫止血 3 分钟,创可贴覆盖针刀口。

(7) 注意事项:针刀松解腕背侧韧带时,进针刀速度不可过快,以防损伤神经和血管。

第5次:针刀松解近节、远节指间关节软组织的粘连、瘢痕。

(1) 体位:坐位,手放在手术台上,掌心向上。

(2) 体表定位:近节、远节指间关节。

(3) 消毒:常规消毒铺巾。

(4) 麻醉:用1%利多卡因局部浸润麻醉,每个治疗点注药1ml。

(5) 刀具:Ⅰ型4号直形针刀。

(6) 针刀操作(图7-53)

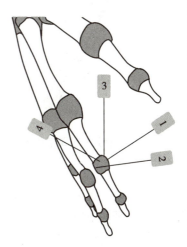

图7-53　针刀松解指关节软组织示意图

1) 第1支针刀松解指关节掌板的粘连、瘢痕。在指关节处进针刀,刀口线与手指纵轴平行,针刀体与皮肤呈90°,严格按四步进针刀规程进针刀,针刀经皮肤、皮下,刀下有韧性感时,即到达屈指肌腱,沿腱鞘边缘向下直刺,穿过腱鞘有突破感,再进针刀,刀下有明显阻力感,即到达掌板,提插切开2~3刀,范围0.5cm,然后调转刀口线90°,提插刀法松解2~3刀,范围0.5cm。

2) 第2支针刀松解指关节背侧关节囊的粘连、瘢痕和挛缩。操作方法同第1支针刀。

3) 第3支针刀松解指关节内侧副韧带的粘连、瘢痕和挛缩。在指关节处进针刀。刀口线与手指纵轴平行,针刀体与皮肤呈90°,严格按四步进针刀规程进针刀,针刀经皮肤、皮下、韧带,提插切开2~3刀,范围0.5cm,然后调转刀口线90°,提插切开2~3刀,范围0.5cm。

4) 第4支针刀松解指关节外侧副韧带的粘连、瘢痕和挛缩。操作方法同第3支针刀。

5) 其余指关节松解方法与此相同。

6) 术毕,拔出针刀,局部压迫止血3分钟,创可贴覆盖针刀口。

(7) 注意事项:针刀松解指关节软组织时,要先标记指神经和血管的走行,以防损伤神经和血管。

第6次:针刀松解掌指关节软组织的粘连、瘢痕。

(1) 体位:坐位,手放在手术台上,掌心向上。

(2) 体表定位:掌指关节。

(3) 消毒:常规消毒铺巾。

(4) 麻醉:用1%利多卡因局部浸润麻醉,每个治疗点注药1ml。

(5) 刀具:Ⅰ型4号弧形针刀。

(6) 针刀操作(图7-54)

1) 第1支针刀松解掌指关节掌板的粘连、瘢痕及掌指关节掌侧的骨性融合。在掌指关节处进针刀。刀口线与手指纵轴平行,针刀体与皮肤呈90°,严格按四步进针刀规程进针刀,经皮肤、皮下,刀下有韧性感时,即到达屈指肌腱,沿腱鞘边缘向下直刺,穿过腱鞘有突破感,再进针刀,刀下有明显阻力感,即到达掌板,提插切开2~3刀,范围0.5cm,然后调转刀口线90°,用骨锤敲击弧形针刀柄,使针刀弧形刃端贴掌骨头掌侧凸面进入关节间隙,从而切断骨性融合,深度0.5cm。

2) 第2支针刀松解掌指关节背侧关节囊的粘连、瘢痕。操作方法同第1支针刀。

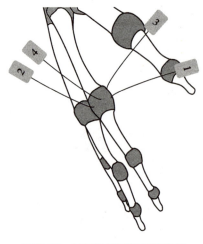

图7-54 针刀松解掌指关节软组织示意图

3）第3支针刀松解掌指关节尺侧副韧带的粘连、瘢痕及掌指关节尺侧的骨性融合。在掌指关节处进针刀。刀口线与手指纵轴平行，针刀体与皮肤呈90°，严格按四步进针刀规程进针刀，经皮肤、皮下，向下直刺到尺侧掌骨头，调转刀口线90°，沿掌骨头弧度，向关节方向铲剥3刀，范围0.5cm，然后用骨锤敲击弧形针刀柄，使针刀弧形刀端贴掌骨头侧面凸面进入关节间隙，从而切断骨性融合，深度0.5cm。

4）第4支针刀松解掌指关节桡侧副韧带的粘连、瘢痕。操作方法同第3支针刀。

5）其余掌指关节松解方法与此相同。

6）术毕，拔出针刀，局部压迫止血3分钟，创可贴覆盖针刀口。

（7）注意事项：针刀松解掌指关节软组织时，要先标记指神经和血管的走行，以防损伤神经和血管。

【针刀术后手法】

腕关节病变的患者，每次针刀术毕，医者一手握患手，一手固定腕关节近端，做被动屈伸运动5次。指关节病变的患者，每次针刀术毕，医者一手握患指病变关节远端，一手握患指病变关节近端，做被动屈伸运动3次。

## 学习小结

### 1. 学习内容

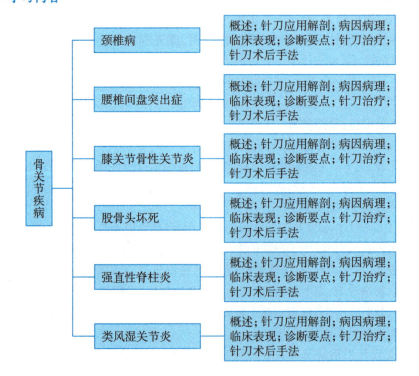

骨关节疾病

| | |
|---|---|
| 颈椎病 | 概述；针刀应用解剖；病因病理；临床表现；诊断要点；针刀治疗；针刀术后手法 |
| 腰椎间盘突出症 | 概述；针刀应用解剖；病因病理；临床表现；诊断要点；针刀治疗；针刀术后手法 |
| 膝关节骨性关节炎 | 概述；针刀应用解剖；病因病理；临床表现；诊断要点；针刀治疗；针刀术后手法 |
| 股骨头坏死 | 概述；针刀应用解剖；病因病理；临床表现；诊断要点；针刀治疗；针刀术后手法 |
| 强直性脊柱炎 | 概述；针刀应用解剖；病因病理；临床表现；诊断要点；针刀治疗；针刀术后手法 |
| 类风湿关节炎 | 概述；针刀应用解剖；病因病理；临床表现；诊断要点；针刀治疗；针刀术后手法 |

### 2. 学习方法

掌握骨关节疾病的概述、针刀应用解剖、病因病理、临床表现、诊断要点、针刀治疗和针刀术后手法,坚持理论联系实际,通过理论的学习,更好地指导临床。

（修忠标　刘西纺）

## 复习思考题

1. 简述针刀治疗骨关节疾病的研究进展。
2. 简述针刀医学对骨关节疾病病因病理的认识。
3. 简述骨关节疾病针刀治疗的选点规律。
4. 针刀治疗颈椎病的诊断要点有哪些?
5. 简述针刀医学对股骨头坏死病因病理的认识。
6. 腰椎间盘突出症的诊断要点有哪些?
7. 膝关节骨性关节炎的诊断要点有哪些?
8. 强直性脊柱炎的诊断要点有哪些?
9. 类风湿关节炎的诊断要点有哪些?

笔记

# 第八章

# 关节强直疾病

**学习目的**

通过本章学习,掌握关节强直疾病的概述、针刀应用解剖、病因病理、临床表现、诊断要点、针刀治疗和针刀术后手法。

**学习要点**

重点掌握肘关节、膝关节和踝关节强直的针刀应用解剖、病因病理、诊断要点和针刀治疗。

## 第一节　肘关节强直

【概述】

各种原因造成肘关节活动功能部分或全部丧失,固定于某一特定位置,称肘关节强直,常可分为骨性强直和纤维性强直两种,前者指关节呈骨性融合状,后者关节间隙尚未完全骨化,因而仍保留少许活动度,临床上纤维性强直较为多见。

【针刀应用解剖】

1. 肘关节囊　有时可称为肘关节滑膜囊。肘关节由肱尺、肱桡及桡尺三个关节联合构成,由一个共同的肘关节囊所包被,故该关节常被视为一个关节。肘关节囊的前壁,上方起自肱骨内上髁的前面、桡骨窝及鹰嘴窝的上方,向下止于尺骨冠突的前面及桡骨环状韧带,并向两侧逐渐移行于桡、尺侧副韧带;肘关节囊的后壁,上起自肱骨小头的后面、肱骨滑车的外侧缘、鹰嘴窝及内上髁的后面,向下止于鹰嘴的上缘和外侧缘、桡骨头环状韧带,以及尺、桡骨切迹的后面。正常肘关节内的润滑液约为 3～4ml。

2. 韧带

(1) 尺侧副韧带:又称内侧副韧带,呈三角形。该韧带相当肥厚,以肱骨内上髁的前面和下面为起点,放射形向下分为前、后及横三束:前束,呈条索状,起自内上髁的前下方,止于尺骨冠状突的尺侧缘;后束,呈扇形,起自肱骨内上髁下方略偏后,向前方止于半月切迹中后部及鹰嘴的内侧面;横束(亦称横韧带),起自尺骨粗隆后方与半月切迹,止于鹰嘴突与半月切迹后部(即冠状突和鹰嘴突之间)(图 8-1)。

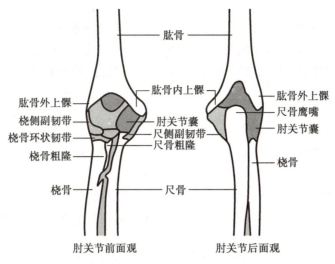

肘关节前面观　　　　肘关节后面观

**图 8-1　肘关节囊、韧带解剖示意图**

（2）桡侧副韧带：又称外侧副韧带，起于外上髁的粗糙面，呈扇形分为三束，它并不抵止于桡骨，而是围绕桡骨头的前、外、后三面，该韧带连接着肱骨外上髁的下部与环状韧带之间，止于尺骨的旋后肌嵴。

（3）桡骨环状韧带：为环绕桡骨小头的强韧的纤维带，起自尺骨的桡骨切迹前缘，止于尺骨桡骨切迹后缘，由于环状韧带对桡骨小头的包绕，使该处形成一上口大、下口小的杯盏形结构，此种结构对桡骨小头起到了有效的固定作用，从而可防止其滑脱。

3. 肌肉　与肘关节相关的肌肉主要有肱二头肌、肱肌、拇长展肌、肱桡肌、旋后肌、桡侧腕长伸肌、桡侧腕短伸肌、指总伸肌、小指固有伸肌、尺侧腕伸肌、拇长屈肌、拇短伸肌、旋前圆肌、桡侧腕屈肌、尺侧腕屈肌、掌长肌、指浅屈肌、指深屈肌、旋前方肌、拇长伸肌、肘肌、肱三头肌（图 8-2）。

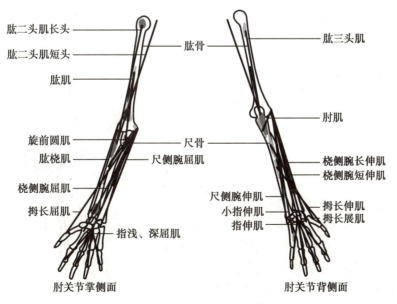

肘关节掌侧面　　　　肘关节背侧面

**图 8-2　肘关节肌肉解剖示意图**

【病因病理】

本病主要由于肘关节骨折后,复位固定不当,或肘关节创伤后治疗不当,如长期固定、强力活动、按摩等,或骨化性肌炎等多种原因造成肘关节周围肌肉、肌腱、韧带、关节囊等损伤,长此以往,在关节周围产生广泛严重的粘连、瘢痕和挛缩,造成肘关节力平衡失调。

【临床表现】

肘关节强直在屈曲位最多,约占 2/3;伸直位约 1/3。肘关节功能严重障碍。X 线检查可显示骨关节的形态、关节间隙变化和骨质增生等情况。

【诊断要点】

1. 肘关节伸直减少 30°,屈曲小于 120°,为肘关节强直。

2. 肘关节疼痛,夜间或功能锻炼时疼痛加剧;肘关节晨僵,功能锻炼后活动幅度加大。

3. 肘关节在伸屈活动时有尺神经刺激症状,即在伸屈肘关节时,有肘及前臂酸困不适、疼痛,并向第 4、5 手指放射,神经阻滞麻醉后,上述症状消失。或曾经有尺神经刺激症状,但目前关节活动度很小,尺神经支配肌肉萎缩等,或可查到 Wartenberg 征和 Froment 征。

4. 肘关节强直呈现逐渐加重趋势,经常功能锻炼、中药熏洗、按摩活筋及药物治疗等仍不能阻止其发展。

5. X 线、MRI 或 CT 可提示有尺神经沟变浅、狭窄,或有骨赘等。

【针刀治疗】

1. 治疗原则　针刀治疗本病的关键点在于松解肘关节周围软组织的病变点及部分软组织起点与止点的粘连、瘢痕、挛缩,再加以针刀术后手法,使肘关节的力学平衡得到恢复,达到缓解疼痛,改善肘关节运动功能的效果。

2. 操作方法

（1）体位:坐位,患肢肩关节前屈外展,置于手术台上。

（2）体表定位:肱骨外上髁(桡侧副韧带起点)、肱骨内上髁(尺侧副韧带起点)、桡骨头(桡侧副韧带止点)、尺骨上端(尺侧副韧带止点)以及肘横纹肱二头肌肌腱外侧。

（3）消毒:常规消毒铺巾。

（4）麻醉:用 1% 利多卡因局部浸润麻醉,每个治疗点注药 1ml。

（5）刀具:Ⅱ型直形和弧形针刀。

（6）针刀操作(图 8-3)

1）第 1 支针刀松解桡侧副韧带起点在肱骨外上髁的粘连、瘢痕。使用Ⅱ型直形针刀。在肱骨外上髁定点,刀口线与前臂纵轴平行,针刀体与皮肤呈 90°,严格按四步进针刀规程进针刀,针刀经皮肤、皮下组织、筋膜,达肱骨外上髁骨面的桡侧副韧带起点处,在骨面上铲剥 2~3 刀,范围 0.5cm。

2）第 2 支针刀松解桡侧副韧带止点在桡骨头

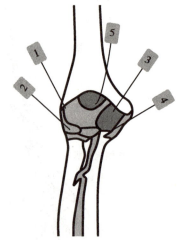

图 8-3　针刀治疗肘关节强直示意图

的粘连、瘢痕。在桡骨头定点,针刀操作方法同第1支针刀。

3）第3支针刀松解尺侧副韧带起点在肱骨内上髁的粘连、瘢痕。在肱骨内上髁定点,针刀操作方法同第1支针刀。

4）第4支针刀松解尺侧副韧带止点在尺骨上端的粘连、瘢痕。在尺骨上端定点,针刀操作方法同第1支针刀。

5）第5支针刀松解肘关节后侧关节囊,使用Ⅱ型弧形针刀。从肘横纹肱二头肌肌腱外侧进针刀,刀口线与前臂纵轴平行,针刀体与皮肤呈90°,严格按四步进针刀规程进针刀,针刀经皮肤、皮下组织、筋膜,达肱骨髁间骨面,调转刀口线90°,弧形向上,在骨面上向下铲剥2~3刀,刀下有落空感时停止。

6）术毕,拔出针刀,局部压迫止血3分钟,创可贴覆盖针刀口。

（7）注意事项

1）在做肘关节前侧针刀松解前,先标记肱动脉走行位置,应尽可能从肱二头肌肌腱外侧进针刀,避免损伤肱动、静脉和正中神经,刀口线应与肱动脉走行方向一致。

2）在做肘关节后内侧针刀松解时,应尽可能贴尺骨鹰嘴内侧进针刀,刀口线与前臂纵轴一致,避免损伤尺神经。

【针刀术后手法】

患者坐位,一助手握上臂,术者握前臂上段,做肘关节伸屈活动3次,在屈肘关节到达最大位置时,再做一次弹拨手法,术后用石膏将肘关节固定在手法扳动后的屈曲最大位置6小时,然后松开石膏,做肘关节主动屈伸功能锻炼。每次针刀术后,手法操作相同。

# 第二节　膝关节强直

【概述】

本病是由于膝关节类风湿关节炎、骨折、出血、长期制动及滑膜切除等原因,导致膝关节内部粘连,失去主动及被动活动,形成膝关节强直。可分为伸直型强直和屈曲型强直,其中以伸直型多见。

【针刀应用解剖】

参见第七章第三节"膝关节骨性关节炎"的针刀应用解剖。

【病因病理】

膝关节的伸直型强直多继发于膝关节内或膝关节附近的骨折或出血后过长时间的制动,或者发生于滑膜切除术后、半月板切除术后及类风湿关节炎等。由于炎性渗出物的刺激及功能锻炼的缺乏,致使关节囊及关节内粘连、关节囊挛缩、髌上囊消失及股四头肌挛缩,髌上囊的粘连可影响股四头肌肌腱的滑动,从而使关节屈曲受限。而膝关节长期伸直位固定,可导致髌支持带的纤维化、挛缩及与股骨髁发生粘连,使股骨髁不能转动。

膝关节的屈曲型强直主要是由于损伤后呈屈膝位制动过久,引起屈肌痉挛及关节粘连;或由于脂肪垫纤维化,使髌骨上下移动受限所致。

【临床表现】

患者的膝关节活动受限或丧失活动能力,屈伸活动度在0°~10°之间,单侧关节伸直型强直可出现跛行,髌骨失去活动度,并且关节被动活动时,可扪及磨砂感;部分患者可伴有关节疼痛。

【诊断要点】

1. 患者既往有膝关节骨折等外伤史或滑膜、韧带及半月板切除等手术史,以及类风湿关节炎、强直性脊柱炎等病史。

2. 患侧膝关节主动、被动屈伸功能部分或全部丧失。

3. 查体示患侧髌骨无活动度,膝关节活动时可扪及磨砂感。

4. X线检查对本病可辅助诊断,并可排除膝关节其他病变。

【针刀治疗】

1. 治疗原则　针刀治疗本病的关键点在于松解膝关节周围软组织的粘连、瘢痕、挛缩,使膝关节的力学平衡得到恢复,达到缓解疼痛和恢复膝关节运动功能的效果。

2. 操作方法

第1次:针刀松解膝关节前内侧软组织的粘连、瘢痕。

(1) 体位:仰卧位,屈膝30°。

(2) 体表定位:髌骨上缘中点上2cm,髌骨下缘,髌骨内下缘下2cm,髌骨外下缘下2cm,内侧膝关节间隙下4cm后3cm。

(3) 消毒:常规消毒铺巾。

(4) 麻醉:用1%利多卡因局部浸润麻醉,每个治疗点注药1ml。

(5) 刀具:Ⅰ型4号直形针刀。

(6) 针刀操作(图8-4)

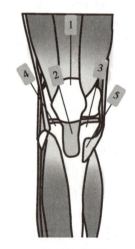

图8-4　针刀松解膝关节前内侧软组织示意图

1) 第1支针刀松解髌上囊。在髌骨上缘中点上2cm处定位。针刀体与皮肤垂直,刀口线与股四头肌方向一致,严格按四步进针刀规程进针刀,针刀经皮肤、皮下、筋膜,当穿过股四头肌有落空感时,即到达髌上囊,先纵横分离2～3刀,范围0.5cm,然后将针刀体向大腿方向倾斜45°,针刀沿股骨凹面铲剥2～3刀,范围0.5cm,以疏通髌上囊与关节囊的粘连点。

2) 第2支针刀松解髌下脂肪垫。在髌骨下缘定点。针刀体与皮肤垂直,刀口线与髌韧带走行方向一致,严格按四步进针刀规程进针刀,针刀经皮肤、皮下、筋膜,穿过髌韧带后有明显的落空感,再进针刀1cm,即到达髌下脂肪垫,提插切开2～3刀,范围0.5cm。

3) 第3支针刀松解髌内侧支持带,在髌骨内下缘下2cm处定点,针刀体与皮肤垂直,刀口线与下肢纵轴方向一致,严格按四步进针刀规程进针刀,针刀经皮肤、皮下、筋膜,刀下有韧性感,"十"字提插切开2～3刀,范围0.5cm。

4) 第4支针刀松解髌外侧支持带,在髌骨外下缘下2cm处定点,余操作同第3支针刀。

5) 第5支针刀松解鹅足的挛缩点,在内侧膝关节间隙下4cm后3cm处定点。刀口线与下肢纵轴方向一致,严格按四步进针刀规程进针刀,针刀经皮肤、皮下、筋膜,到达胫骨内侧骨面,贴骨面分别向上、中、下做扇形铲剥2～3刀,范围0.5cm。

6）术毕,拔出针刀,局部压迫止血3分钟,创可贴覆盖针刀口。

（7）注意事项:针刀松解髌上囊和鹅足时要贴骨面向周围铲剥,以达到彻底松解的目的。

第2次:针刀松解股直肌与股中间肌之间的粘连、瘢痕及髂胫束的挛缩。

（1）体位:仰卧位,屈膝30°。

（2）体表定位:股骨下段髌骨外上3cm,髌骨外上6cm,髌骨外上缘旁开3cm。

（3）消毒:常规消毒铺巾。

（4）麻醉:用1%利多卡因局部浸润麻醉,每个治疗点注药1ml。

（5）刀具:Ⅰ型4号直形针刀。

（6）针刀操作（图8-5）

1）第1支针刀松解股直肌与股中间肌下部的粘连、瘢痕。在髌骨外上3cm处定点。刀口线与下肢纵轴方向一致,严格按四步进针刀规程进针刀,针刀经皮肤、皮下组织到达浅筋膜层,在此处摆动针刀刀刃,找到股直肌与股中间肌下部的间隙,将针刀插入两肌之间,纵行分离2~3刀,范围3cm,以松解两肌之间的粘连、瘢痕。

2）第2支针刀松解股直肌与股中间肌下部上3cm处的粘连、瘢痕。在髌骨外上6cm处定点,余操作同第1支针刀。

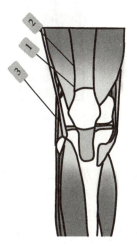

图8-5　针刀松解股直肌与股中间肌的粘连、髂胫束示意图

3）第3支针刀松解髂胫束的挛缩,在髌骨外上缘旁开3cm处定点。刀口线与下肢纵轴方向一致,严格按四步进针刀规程进针刀,针刀经皮肤、皮下组织到达浅筋膜层,在此处摆动针刀刀刃,找到髂胫束前缘后,调转刀口线90°,提插切开2~3刀,范围0.5cm。

4）术毕,拔出针刀,局部压迫止血3分钟,创可贴覆盖针刀口。

（7）注意事项:关节强直患者,股直肌与股中间肌之间的粘连、瘢痕非常严重,Ⅰ型直形针刀太细,不能有效松解两肌之间的粘连和瘢痕,必须用Ⅱ型直形针刀。在此处仅以针刀松解做纵行分离,不做横行分离,以免损伤正常的肌肉组织,针刀松解的范围在3cm以内,不能太小,否则可能造成松解不到位而影响疗效。

第3次:针刀松解腓肠肌起点的粘连、瘢痕。

（1）体位:俯卧位,膝关节伸直位。

（2）体表定位:股骨内侧髁后面腘动脉搏动的内侧旁开2cm、股骨外侧髁后面腘动脉搏动外侧旁开2cm。

（3）消毒:常规消毒铺巾。

（4）麻醉:用1%利多卡因局部浸润麻醉,每个治疗点注药1ml。

（5）刀具:Ⅰ型4号直形针刀。

（6）针刀操作（图8-6）

1）第1支针刀松解腓肠肌内侧头在股骨内侧髁后面的粘连、瘢痕。先触摸到腘动脉搏动,确定血管走行后,在腘动脉搏动的内侧旁开2cm处定位,针刀体与皮肤垂直,刀口线与大腿纵轴平行,严格按四步进针刀规程进针刀,针刀经皮肤、皮下、筋膜,

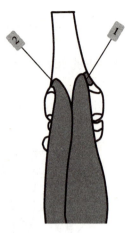

图 8-6 腓肠肌起点针刀松解示意图

到达股骨内侧髁后面腓肠肌内侧头的起点处骨面,调转刀口线 90°,向下铲剥 2~3 刀,范围 0.5cm。

2)第 2 支针刀松解腓肠肌外侧头在股骨外侧髁后面的粘连、瘢痕。先触摸到腘动脉搏动,确定血管走行后,在腘动脉搏动的外侧旁开 2cm 处定位,针刀体与皮肤垂直,刀口线与大腿纵轴平行,严格按四步进针刀规程进针刀,针刀经皮肤、皮下、筋膜,到达股骨外侧髁后面腓肠肌外侧头起点处骨面,调转刀口线 90°,向下铲剥 2~3 刀,范围 0.5cm。

3)术毕,拔出针刀,局部压迫止血 3 分钟,创可贴覆盖针刀口。

(7)注意事项:在膝关节后侧松解术中,进针刀不可太快,如患者有剧痛感,可能是针刀碰到了膝内上动脉或膝外上动脉,不能盲目继续进针刀,此时应将针刀退至皮下,调整方向再进针刀,即可到达骨面。

【针刀术后手法】

针刀松解膝关节囊及周围软组织后,术者握住患侧小腿上段,嘱患者尽量伸屈膝关节,在最大伸膝位和最大屈膝位时,术者分别向相同方向弹压膝关节 2 次。

## 第三节 踝关节强直

【概述】

踝关节继发于外伤后产生关节纤维性或骨性融合,使关节固定于功能位或非功能位,称之为踝关节强直。

【针刀应用解剖】

1. 踝关节囊 前侧为胫骨下端前缘至距骨颈,后侧为胫骨下端后缘至距骨后结节。关节囊前后松弛软弱,前侧的韧带只有少量纤维,后侧关节囊韧带最薄弱,仅有少量纤维连接于胫骨后面、下胫腓后韧带及距骨后面。关节囊左右两侧坚实紧张,附于关节软骨的周围,内侧与三角韧带纤维相连,并得到加强,外侧由距腓前韧带、距腓后韧带加固。虽然跟腓韧带位于关节囊之外,如同膝关节的侧副韧带一样,但可使踝关节囊更加坚强。其后部也有少量纤维,起自内、外踝后缘并向中央集合,再向下止于距骨后突的后内侧结节,充填于胫距后韧带及距腓后韧带的间隙内,在下面与前面附于距骨头之后,使距骨颈位于关节囊内。

2. 韧带

(1)前、后侧韧带:即关节囊的前、后部,较薄弱,这样便于踝关节前后的屈伸运动。

(2)内侧韧带:踝关节内侧主要为内踝韧带,又称三角韧带,位于胫后肌腱的深面,由深、浅两部分组成。三角韧带的浅层纤维呈三角形,近端起于内踝之前丘部,远端止于舟骨、弹簧韧带、载距突的上部,小部分止于距骨;三角韧带的深层主要起于内踝之后丘部及前后丘部间沟,呈尖朝上底朝下的扇形分布,止于距骨滑车的内侧缘,由后部的内侧结节至距骨颈,并有少量纤维达舟骨粗隆。三角韧带被胫后肌穿过,并为胫骨后肌及趾长屈肌所加强。该韧带根据附着点的不同共分为 4 束,分别是胫跟韧带、胫舟韧带、胫距前韧带及胫距后韧带。

(3) 外侧韧带:踝关节的外侧韧带又称腓侧副韧带,不如内侧的三角韧带坚强,该韧带可分为前、中、后 3 束,即距腓前韧带、距腓后韧带、跟腓韧带,分别起自外踝的前、后及尖部,止于距骨和跟骨。

(4) 下胫腓韧带:或称为胫腓联合韧带。下胫腓韧带紧连胫腓骨下端,加深由胫腓骨下端所形成的关节窝,是维持下胫腓关节乃至踝关节稳定的重要韧带。该韧带十分坚强,有以下四部分组成,分别是下胫腓前韧带、下胫腓后韧带、骨间韧带和下胫腓横韧带。

【病因病理】

针刀医学认为,在外伤、长期制动、类风湿关节炎等致病因素的反复作用下,踝关节滑膜的水肿充血与渗出增加,进而导致关节面软骨的坏死,软骨下骨甚至遭受破坏,人体为了自我代偿和修复,在关节周围产生粘连、瘢痕与挛缩,造成踝关节力平衡失调,最终形成纤维性甚至骨性强直。

【临床表现】

非功能位强直的患者可出现走路跛行或持杖协行,同时可伴有患者的足内翻畸形,若双侧的关节均受累则出现行走困难。患者受累的踝关节活动度严重受限,甚至完全消失,同时可伴见其原发病的临床症状。

【诊断要点】

1. 踝关节强直于功能位或非功能位,主动及被动活动基本丧失。

2. 既往有关节结核、类风湿关节炎、痛风或踝部外伤史。

3. X 线示关节间隙狭窄或模糊不清,并有骨小梁通过。

【针刀治疗】

1. 治疗原则　针刀治疗本病的关键点在于松解踝关节周围软组织的粘连、瘢痕、挛缩,使踝关节的力学平衡得到恢复,达到缓解疼痛和恢复踝关节运动功能的效果,从而治愈该病。

2. 操作方法

第 1 次:针刀松解三角韧带及其周围的粘连、瘢痕。

(1) 体位:仰卧位,踝关节中立位。

(2) 体表定位:踝关节内侧内踝尖后上 1cm,内踝尖,内踝尖前上方 1cm,内踝尖下方 1.5~2cm,跟骨载距突后部,跟骨载距突中部,舟骨粗隆后上方 0.5cm,舟骨粗隆后下方 0.5cm。

(3) 消毒:常规消毒铺巾。

(4) 麻醉:用 1%利多卡因局部浸润麻醉,每个治疗点注药 1ml。

(5) 刀具:Ⅰ型 4 号直形针刀、弧形针刀。

(6) 针刀操作(图 8-7)

1) 第 1 支针刀松解三角韧带后方起点(胫距后韧带起点)及踝关节囊的粘连、瘢痕。在内踝尖后上 1cm 处定位。使用弧形针刀,刀口线与下肢纵轴平行,针刀体与皮肤呈 90°,严格按四步进针刀规程进针刀,针刀经皮肤、皮下、筋膜到达内踝后部骨面,调转刀口线 90°,使针刀的弧形面与内踝后侧骨面相吻合,贴骨面向内踝后下铲剥 2~3 刀,范围 0.5cm,然后针刀体分别向上、向下铲剥 2~3 刀,范围 0.5cm。

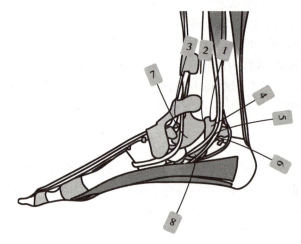

图 8-7　针刀松解踝关节内侧示意图

2) 第 2 支针刀松解三角韧带起点中部(胫跟韧带起点)及踝关节囊的粘连、瘢痕。在内踝尖定位。使用弧形针刀,刀口线与下肢纵轴平行,针刀体与皮肤呈 90°,严格按四步进针刀规程进针刀,针刀经皮肤、皮下、筋膜到达内踝尖骨面,调转刀口线 90°,使针刀的弧形面与内踝尖骨面相吻合,贴骨面向下铲剥 2~3 刀,范围 0.5cm,然后针刀体分别向上、向下铲剥 3 刀,范围 0.5cm,以松解关节囊的粘连、瘢痕。

3) 第 3 支针刀松解三角韧带起点前部(胫舟韧带起点)及踝关节囊的粘连、瘢痕。在内踝尖前上方 1cm 处定位。使用弧形针刀,刀口线与下肢纵轴平行,针刀体与皮肤呈 90°,严格按四步进针刀规程进针刀,针刀经皮肤、皮下、筋膜到达内踝前骨面,调转刀口线 90°,使针刀的弧形面与内踝前骨面相吻合,贴骨面向下铲剥 2~3 刀,范围 0.5cm。

4) 第 4 支针刀松解胫跟韧带行径路线的粘连、瘢痕。在内踝尖下方 1.5~2cm 处定位,使用 Ⅰ 型 4 号针刀,刀口线与下肢纵轴平行,针刀体与皮肤呈 90°,严格按四步进针刀规程进针刀,针刀经皮肤、皮下、筋膜,当刀下有阻力感时,即到达胫跟韧带,再向下进针刀 0.2cm,提插切开 2~3 刀,范围 0.5cm。

5) 第 5 支针刀松解胫跟韧带后部止点的粘连、瘢痕。在跟骨载距突后部定位。使用弧形针刀,刀口线与下肢纵轴平行,针刀体与皮肤呈 90°,严格按四步进针刀规程进针刀,针刀经皮肤、皮下、筋膜到达跟骨骨面,调转刀口线 90°,使针刀的弧形面与距骨载距突骨面相吻合,贴骨面向上铲剥 2~3 刀,范围 0.5cm,然后针刀体分别向前、向后铲剥 2~3 刀,范围 0.5cm。

6) 第 6 支针刀松解胫跟韧带前部止点的粘连、瘢痕,在跟骨载距突中部定位。余操作同第 5 支针刀。

7) 第 7 支针刀松解胫舟韧带止点的粘连、瘢痕,在舟骨粗隆后上方 0.5cm 处定位。使用弧形针刀,刀口线与下肢纵轴平行,针刀体与皮肤呈90°,严格按四步进针刀规程进针刀,针刀经皮肤、皮下、筋膜到达舟骨骨面,调转刀口线90°,使针刀的弧形面与舟骨骨面相吻合,贴骨面向后铲剥2~3刀,范围0.5cm,然后针刀体分别向前、向后铲剥2~3刀,范围0.5cm。

8）第8支针刀松解跟舟足底韧带止点的粘连、瘢痕,在舟骨粗隆后下方0.5cm处定位。使用弧形针刀,刀口线与下肢纵轴平行,针刀体与皮肤呈90°,严格按四步进针刀规程进针刀,针刀经皮肤、皮下、筋膜到达舟骨骨面,调转刀口线90°,使针刀的弧形面与舟骨骨面相吻合,贴骨面向后铲剥3刀,范围0.5cm。

9）术毕,拔出针刀,局部压迫止血3分钟,创可贴覆盖针刀口。

（7）注意事项:针刀松解内踝关节,定点时要标记神经血管的走行路线,针刀操作中要避开神经血管。

第2次:针刀松解踝关节外侧韧带及周围的粘连、瘢痕。

（1）体位:俯卧位,踝关节中立位。

（2）体表定位:踝关节外侧外踝尖前上方1cm,外踝尖,外踝尖后上方1cm,外踝尖下后方2~3cm。

（3）消毒:常规消毒铺巾。

（4）麻醉:用1%利多卡因局部浸润麻醉,每个治疗点注药1ml。

（5）刀具:Ⅰ型4号直形针刀、弧形针刀。

（6）针刀操作(图8-8)

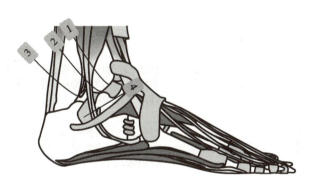

图8-8　针刀松解踝关节外侧示意图

1）第1支针刀松解踝关节前侧关节囊、距腓前韧带起点的粘连、瘢痕。在外踝尖前上方1cm处定位。使用弧形针刀,刀口线与足纵轴平行,针刀体与皮肤呈90°,严格按四步进针刀规程进针刀,针刀经皮肤、皮下、筋膜到达外踝前侧腓骨骨面,调转刀口线90°,使针刀的弧形面与外踝前缘骨面相吻合,贴骨面向前下铲剥2~3刀,范围0.5cm,当刀下有落空感时即停止,然后分别向上、向下做扇形铲剥2~3刀,范围0.5cm。

2）第2支针刀松解踝关节外侧关节囊、跟腓韧带起点的粘连、瘢痕,在外踝尖定位。使用弧形针刀,刀口线与足纵轴平行,针刀体与皮肤呈90°,严格按四步进针刀规程进针刀,针刀经皮肤、皮下、筋膜到达外踝尖骨面,调转刀口线90°,范围0.5cm,使针刀的弧形面与外踝尖骨面相吻合,贴骨面向后下铲剥2~3刀,当刀下有落空感时即停止,然后分别向前、向后外做扇形铲剥 2~3 刀,范围 0.5cm。

3) 第 3 支针刀松解踝关节后侧关节囊、距腓后韧带起点的粘连、瘢痕,在外踝尖后上方 1cm 处定位。使用弧形针刀,刀口线与足纵轴平行,针刀体与皮肤呈 90°,严格按四步进针刀规程进针刀,针刀经皮肤、皮下、筋膜到达外踝后侧腓骨骨面,调转刀口线 90°,使针刀的弧形面与外踝后缘骨面相吻合,贴骨面向后下铲剥 2~3 刀,范围 0.5cm,当刀下有落空感时即停止,然后分别向上、向下做扇形铲剥 2~3 刀,范围 0.5cm。

4) 第 4 支针刀松解跟腓韧带止点的粘连、瘢痕,在外踝尖下后方 2~3cm 处定位。使用 I 型针刀,刀口线与足纵轴平行,针刀体与皮肤呈 90°,严格按四步进针刀规程进针刀,针刀经皮肤、皮下、筋膜到达跟骨外侧骨面,调转刀口线 90°,贴骨面向上铲剥 2~3 刀,范围 0.5cm,然后分别向前、向后外做扇形铲剥 2~3 刀,范围 0.5cm。

5) 术毕,拔出针刀,局部压迫止血 3 分钟,创可贴覆盖针刀口。

(7) 注意事项:针刀松解外踝关节,定点时要标记神经血管的走行路线,针刀操作中要避开神经血管。

【针刀术后手法】

在助手的协助下进行踝关节的对抗性牵引,使关节充分背屈、跖屈 5 次,然后施关节弹压术以促使关节恢复到正常角度。注意手法不可过猛,否则会引起踝关节骨折等严重并发症。

## 学习小结

### 1. 学习内容

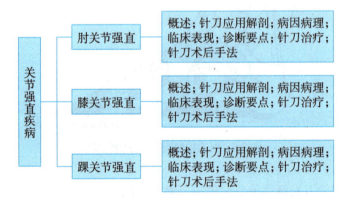

| 关节强直疾病 | 肘关节强直 | 概述;针刀应用解剖;病因病理;临床表现;诊断要点;针刀治疗;针刀术后手法 |
| --- | --- | --- |
| | 膝关节强直 | 概述;针刀应用解剖;病因病理;临床表现;诊断要点;针刀治疗;针刀术后手法 |
| | 踝关节强直 | 概述;针刀应用解剖;病因病理;临床表现;诊断要点;针刀治疗;针刀术后手法 |

### 2. 学习方法

在掌握相关部位解剖知识及常见疾病病因病理的基础上,学习针刀医学关于关节强直的诊断要点和治疗方法,坚持理论联系实际,掌握针刀治疗的操作要领,为以后临床实践打下良好基础。

(董博 刘建民)

### 复习思考题

1. 肘关节的主要韧带有哪些?引起肘关节韧带粘连的常见原因有哪些?

2. 肘关节强直针刀松解的进针刀点有哪些?

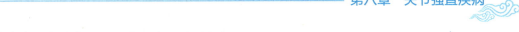
3. 膝关节强直的常见原因有哪些？分型如何？
4. 膝关节强直针刀松解的进针刀点有哪些？
5. 踝关节强直的临床表现是什么？
6. 踝关节强直针刀松解的进针刀点有哪些？

# 第九章

## 神经卡压综合征

### 学习目的

通过本章学习,熟悉神经卡压综合征的病因病理、临床表现,掌握神经卡压综合征的应用解剖、诊断要点及针刀治疗。

### 学习要点

重点掌握常见神经卡压综合征的针刀应用解剖、诊断要点及针刀治疗。

神经卡压综合征是指神经在行经过程中,经过某些骨纤维隧道,或者跨越腱膜、筋膜时,其活动空间受到明显限制而引发的一系列临床表现。现代医学将其分为感觉神经受累型、运动神经受累型、交感神经受累型和混合型。

为了更好地指导临床,针刀医学根据神经卡压的部位不同,将周围神经卡压综合征分为骨纤维管卡压型和软组织卡压型,这两种分型可以为针刀治疗提供不同的参照物:骨纤维管卡压型针刀治疗时在骨面进行铲剥,软组织卡压型没有骨面作为参照物,但针刀下有韧性感和切开粘连、瘢痕、挛缩时的落空感。

骨纤维管卡压型是指周围神经在其行经过程中,经过骨纤维管道时,急慢性损伤及摩擦会使骨纤维管道的纤维结缔组织代偿性地增大、增厚,导致骨—纤维管道管腔变小、压力增大,当卡压到通过的周围神经时就会产生相应的临床表现。针刀经皮肤等组织到达骨面后,对软组织在骨的附着处的粘连、瘢痕进行铲剥,以降低骨纤维管道的压力。

软组织卡压型是指周围神经在行经途中跨越腱膜、筋膜时,由于急慢性损伤使周围神经与腱膜、筋膜组织产生粘连、瘢痕、挛缩,周围神经活动空间受限而产生临床表现。针刀经皮肤等组织到达病变部位后,可切开粘连、瘢痕,松解卡压部位。

## 第一节　枕大神经卡压综合征

【概述】

本病属软组织卡压型,是由于外伤、劳损或炎性刺激等原因导致局部软组织粘连、瘢痕、挛缩,刺激、卡压或牵拉枕大神经,引起以头枕顶放射痛为主要表现的一种临床常见病。

【针刀应用解剖】

枕大神经发自第 2 颈神经后支,绕寰枢关节后向上行,在枕外隆凸旁、上项线处,穿过半棘肌及斜方肌止点及其筋膜至颈枕处皮肤。枕大神经的分支较多、较大,并且相互交织成网状,分布于颈枕部皮肤。

【病因病理】

长期低头工作或颈部急慢性损伤可压迫枕大神经。由于枕大神经绕寰枢关节,当寰枢关节半脱位、脱位时亦可受牵拉或损伤;再者,颈部肌肉,尤其是斜方肌的肌筋膜炎,也可导致此神经受压,产生神经支配区的疼痛,局部淋巴结肿大,也可能是致痛的原因。

【临床表现】

1. 症状　以头枕部疼痛为突出症状,多呈自发性、放射性,常因头部运动而诱发,其疼痛为针刺样、刀割样,头部疼痛或咳嗽用力均可诱发。疼痛发作时常伴有局部肌肉痉挛,偶见枕大神经支配区有感觉障碍。

2. 体征　在枕外隆凸与乳突连线的内 1/3 处(即枕大神经穿出皮下处)有明显压痛,并伴有向枕、头、颞、额或眼部的放射痛,有时在枕大神经分布区尚有感觉过敏或感觉减退(图 9-1)。

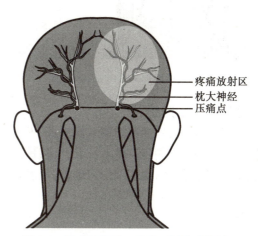

疼痛放射区
枕大神经
压痛点

图 9-1　枕大神经的压痛点及其疼痛放射区

【诊断要点】

枕大神经卡压综合征主要根据上述临床表现确定诊断。其中,具有明确的体征是最为关键的依据。

【针刀治疗】

1. 治疗原则　针刀治疗本病的关键点在于松解枕外隆凸与乳突尖连线的中内 1/3 交界处的粘连、瘢痕和挛缩,减轻局部张力,减轻、解除其对枕大神经的卡压刺激,从而消除症状,治愈该病。

2. 操作方法

(1) 体位:俯卧位。

(2) 体表定位:在枕外隆凸与乳突尖连线的中内 1/3 交界处寻找压痛,并能诱发向头部放射痛的反应点,进行标记。

(3) 消毒:常规消毒铺巾。

(4) 麻醉:用 1% 利多卡因局部浸润麻醉,每点注药 1ml,注射前要确认回抽无血。

(5) 刀具:Ⅰ型 4 号直形针刀。

(6) 针刀操作(图 9-2)

1) 第 1 支针刀松解左侧枕大神经穿出皮下处的卡压。在枕外隆凸与左侧乳突连线的内 1/3 处(即枕大神经穿出皮下处)定位。刀口线与人体纵轴一致,针刀体向脚侧倾斜 45°,与枕骨垂直,押手拇指贴在上项线进针刀点上,严格按四步进针刀规程进针刀,针刀经皮肤、皮下到达上项线骨面后,调转刀口线 90°,铲剥 3 刀,范围 0.5cm。

2）第2支针刀松解右侧枕大神经穿出皮下处的卡压。在枕外隆凸与右侧乳突连线的内1/3处（即枕大神经穿出皮下处）定位。余操作同第1支针刀。

3）术毕，拔出针刀，局部压迫止血3分钟，创可贴覆盖针刀口。

（7）注意事项：在做针刀松解时，针刀刀口线与躯干纵轴呈外上45°方向，与枕骨面垂直，刀口线不能与纵轴垂直，否则有损伤椎管的危险（图9-3）。

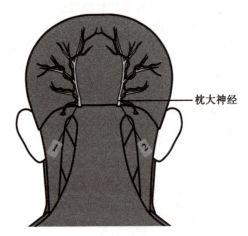

枕大神经

图9-2 针刀松解枕大神经卡压示意图　　图9-3 枕大神经针刀松解危险操作示意图

【针刀术后手法】

患者俯卧位，一助手牵拉双侧肩部，术者正对患者头项，右肘关节屈曲并托住患者下颌，左手前臂尺侧压在患者枕骨上，随颈部的活动施按揉法。用力不能过大，以免造成新的损伤。最后，提拿两侧肩部，并从患者肩至前臂反复揉搓3次。

## 第二节　四边孔综合征

【概述】

本病属软组织卡压型，是由旋肱后动脉和神经或腋神经的一个主要分支，在四边孔处受压后所引起的一系列临床综合征。其主要表现是腋神经支配的肩臂外侧感觉障碍，三角肌功能及肩外展受限，可继发于肩部外伤或上肢过度运动后。

【针刀应用解剖】

四边孔是由小圆肌、大圆肌、肱三头肌长头和肱骨颈内侧缘组成的解剖间隙。大小圆肌之间有一层筋膜组织，腋神经从后侧束发出后即斜向后行、贴四边孔上缘过该孔，由三肌深层继续向外、向前走行，支配肩背外侧皮肤感觉的皮支穿出肌肉进入皮下。当肩关节外展、外旋时，这三块肌肉均受到牵拉，从上方、下方及内侧对四边孔产生压迫。

【病因病理】

四边孔综合征可能是一种获得性疾病，因在尸体解剖的研究中未能发现在术中所见到的纤维束状结构，故不支持该病是以先天性解剖异常为基础的疾病。Francel等认为该病与创伤有关，也可能是肩关节过度活动，使腋神经在肩袖周围的肌腹中反复摩擦创伤致纤维化，造成在该部位产生可能压迫神经血管的粘连所致，也有解剖学研究发现肱三头肌长头是造成腋神经卡压的常见部位。

【临床表现】

1. 病史　本病以青壮年多见,以优势手为主,可发生于双侧肢体,可有肩部外伤史。

2. 症状　患肢呈间歇性疼痛或麻痛,可播散到上臂、前臂和手部,部分患者可有肩沉加重、肩部无力的感觉;部分患者出现夜间疼痛,症状逐渐加重,伴有肩部外展障碍。

3. 体征

(1) 肩关节前屈、外展、外旋时症状加重。

(2) 肩外展肌力下降,或肩外展受限。

(3) 可有三角肌萎缩的现象。

(4) 从后方按压四边孔有明显的局限性压痛。

(5) 将肩关节置外旋位1分钟可诱发疼痛。

【诊断要点】

明确的体征作为诊断主要依据,即肩部疼痛,肩外展肌力下降,三角肌萎缩,四边孔处局限性压痛,肩和上臂外侧麻木及肩外展无力或受限。以下辅助检查有助于诊断:

1. 肌电图　三角肌可有纤颤电位,腋神经传导速度减慢。

2. 血管造影　旋肱后动脉闭塞,常可提示腋神经受压。

【针刀治疗】

1. 治疗原则　针刀治疗本病的关键点在于松解四边孔体表投影区域的筋膜,减轻局部张力,减轻、解除其对腋神经的卡压刺激,从而治愈该病。

2. 操作方法

(1) 体位:坐位。

(2) 体表定位:在四边孔体表投影区域寻找压痛并向上臂放散痛的反应点,进行标记。

(3) 消毒:常规消毒铺巾。

(4) 麻醉:用1%利多卡因局部浸润麻醉,每个治疗点注药1ml,注意回抽无血。

(5) 刀具:Ⅰ型4号直形针刀。

(6) 针刀操作(图9-4)

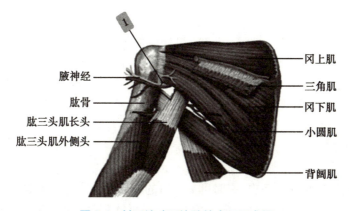

图9-4　针刀治疗四边孔综合征示意图

1）针刀体与皮肤垂直,刀口线与人体纵轴一致。严格按四步进针刀规程进针刀,针刀经皮肤、皮下组织、筋膜,到达四边孔区域,针刀松解目标为四边孔区域筋膜,当刀下有坚韧感时即到达四边孔,提插切开2~3刀,范围0.5cm,然后再纵横分离2~3刀,范围0.5cm。

2）术毕,拔出针刀,局部压迫止血3分钟,创可贴覆盖针刀口。

（7）注意事项:进针刀要缓慢,如果在进针刀过程中患者有剧痛或肩关节有电麻感,可能为针刀刺伤了旋肱后动脉或者腋神经,应退针刀于皮下,稍调整针刀体角度再进针刀,即可避开血管神经。

【针刀术后手法】

针刀术后,患者坐位,嘱患者做拥抱动作4次,以进一步拉开四边孔的粘连。

## 第三节　带状疱疹后遗症

【概述】

本病又称为带状疱疹后遗神经痛。带状疱疹是由水痘-带状疱疹病毒感染引起的以簇集状丘疱疹、局部刺痛为特征的急性病毒性疱疹皮肤病,以发生在胁肋者最为多见。皮疹消退以后,局部皮肤仍有疼痛不适,且持续1个月以上者称为带状疱疹后遗神经痛,表现为局部阵发性或持续性的灼痛、刺痛、跳痛、刀割痛,严重者影响日常生活、睡眠、精神状态等。

【针刀应用解剖】

肋间隙即肋与肋之间的间隙,内有肋间肌肉、血管、神经和结缔组织膜等结构。肋间内肌与肋间最内肌之间有肋间血管和神经通过,在相应肋间隙内沿肋沟前行,至腋前线附近发出外侧皮支。第2肋间神经外侧皮支较粗大,称肋间臂神经,横经腋窝,分布于腋窝和臂内侧皮肤。肋间神经共11对,其本干继续前行,上6对至胸骨侧缘,下5对和肋下神经经肋弓前面至白线附近浅出,易名为前皮支。

【病因病理】

针刀医学认为,带状疱疹后遗症是由于水痘-带状疱疹病毒引起肋间内肌、肋间外肌慢性损伤,导致肋间内肌与肋间最内肌之间通过的肋间神经受到卡压而引发相应的临床症状。

【临床表现】

带状疱疹好发于皮肤与黏膜交界处,患处往往先有感觉过敏和神经痛,随后出现潮红斑,继而形成小红丘疹,迅速变化为成簇而不融合的粟粒至黄豆大水疱,疱液澄清或混浊,周围有红晕。常依次沿神经呈带状分布,各簇水疱群之间皮肤正常。数日后水疱干涸、结痂,若无继发感染,愈后不留瘢痕,若继发感染,严重者可出现血疱、糜烂,形成溃疡,愈后则可能留下瘢痕。其后遗症常发生在身体的一侧,多沿肋间神经分布区排列,一般不超过中线。

【诊断要点】

1. 有明确的带状疱疹病史,有时可见遗留的局部瘢痕或色素沉着。

2. 患者侧胸部可有间歇性或慢性疼痛,疼痛呈瘙痒性、灼烧性、针刺样、刀割样、电击样或搏动样,可以一种疼痛为主,也可以多样疼痛并存,严重者不能咳嗽。

3. 神经卡压部位 Tinel 征(+)。

【针刀治疗】

1. 治疗原则　针刀治疗本病的关键点在于松解肋间神经周围软组织及各痛性结节、条索的粘连、瘢痕、挛缩,减轻局部张力,减轻、解除其对肋间神经的卡压刺激,从而消除症状,治愈该病。

2. 操作方法

第 1 次:针刀松解肋间神经周围的粘连、瘢痕、挛缩和堵塞(以第 9 肋间神经卡压为例)。

（1）体位:根据病变部位取仰卧或俯卧位。

（2）体表定位:沿第 9 肋间神经行径路线(第 9 肋下缘),Tinel 征阳性点。

（3）消毒:常规消毒铺巾。

（4）麻醉:用 1% 利多卡因局部浸润麻醉,每个治疗点注药 1ml。

（5）刀具:Ⅰ型 4 号直形针刀。

（6）针刀操作(图 9-5)

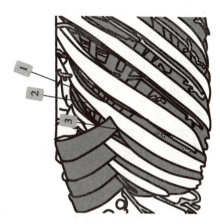

图 9-5　针刀治疗肋间神经病变示意图

1）第 1 支针刀松解肋角部肋间神经的卡压。在第 9 肋肋角部定点,刀口线与肋骨平行,针刀体与皮肤呈 90°,严格按四步进针刀规程进针刀,针刀经皮肤、皮下组织、筋膜达肋骨面,针刀沿肋骨面向下至肋骨下缘,贴骨面铲剥 2~3 刀,范围 0.5cm。

2）第 2 支针刀松解第 9 肋骨中部肋间神经的卡压。在第 9 肋下缘,距第 1 支针刀向外 3cm,刀口线与肋骨平行,针刀体与皮肤呈 90°,严格按四步进针刀规程进针刀,针刀经皮肤、皮下组织、筋膜达肋骨面,针刀沿肋骨面向下至肋骨下缘,贴骨面铲剥 2~3 刀,范围 0.5cm。

3）第 3 支针刀松解第 9 肋骨中后部肋间神经的卡压。在第 9 肋下缘,距第 2 支针刀向外 3cm 处进针刀,余操作同第 2 支针刀。

4）术毕,拔出针刀,局部压迫止血 3 分钟,创可贴覆盖针刀口。

（7）注意事项:针刀松解肋间神经卡压时,先到达骨面,沿骨面向下找到肋骨下缘。针刀松解一定在肋骨骨面上操作,不可超过肋骨下缘,否则可能刺破胸膜引起创伤性气胸。

第 2 次:针刀松解各痛性结节、条索的粘连、瘢痕、挛缩。

（1）体位:根据病变部位取侧卧、仰卧或俯卧位。

（2）体表定位:痛性结节、条索部。

（3）消毒:常规消毒铺巾。

（4）麻醉:用 1% 利多卡因局部浸润麻醉,每个治疗点注药 1ml。

（5）刀具:Ⅰ型 4 号直形针刀。

（6）针刀操作

1）在痛性结节部定点,刀口线与人体主要神经血管走行方向一致,针刀体与皮肤呈 90°,严格按四步进针刀规程进针刀,针刀经皮肤、皮下组织、筋膜到达结节、条索,提插切开 2~3 刀,范围 0.5cm。

2) 术毕,拔出针刀,局部压迫止血 3 分钟,创可贴覆盖针刀口。

(7) 注意事项:针刀松解肋间神经卡压时,先到达骨面,沿骨面向下找到肋骨下缘。针刀松解一定在肋骨骨面上操作,不可超过肋骨下缘,否则可能刺破胸膜引起创伤性气胸。

【针刀术后手法】

1. 如伴有颈、胸、腰椎骨关节错位者,针刀术后给予关节整复手法。

2. 如属于脊柱区带软组织损伤者,针刀术后立即在局部用指揉法按揉 1 分钟即可。

## 第四节 肘管综合征

【概述】

本病又称为创伤性尺神经炎、迟发性尺神经炎、肘部尺神经卡压等,属于骨纤维管卡压型病变。主要由于肘关节的外伤、畸形或软组织慢性劳损卡压尺神经所致,以尺神经支配区域的感觉、运动功能障碍为主要表现。

【针刀应用解剖】

肘管是由尺侧腕屈肌肱骨头、尺骨鹰嘴之间的纤维性筋膜组织(弓状韧带)和肱骨内上髁后尺神经沟围成的骨性纤维管。其前壁为内上髁,外壁为肘关节内侧的尺侧副韧带,内侧壁是尺侧腕屈肌两头间的纤维性筋膜组织。尺神经经肘管自上臂内侧下行至前臂屈侧。

【病因病理】

引起肘管综合征的原因可分为内源性和外源性两类。内源性神经卡压是指由于各种解剖结构异常而导致的神经卡压,如 Struthers 弓、滑车上肘肌、上臂内侧肌间隔、前臂深屈肌腱膜、肘管支持带、肱三头肌内侧头、肘部畸形(先天性或创伤后)、局部占位性病变(脂肪瘤、骨软骨瘤等)、肘关节骨性关节炎等,均可成为尺神经卡压的直接原因。外源性神经卡压主要由手术后麻痹、麻醉后麻痹、止血带麻痹、职业性尺神经卡压等引起。

根据针刀应用解剖结构分析,肘关节频繁屈伸运动致弓状韧带在骨的附着处应力集中,产生粘连、瘢痕、挛缩,卡压到尺神经就会产生神经支配区域感觉、运动功能障碍的临床表现。

【临床表现】

1. 症状 肘部尺神经卡压常见于中年男性,以体力劳动者多见。患者最常见的症状是环指、小指麻木和刺痛感。轻度患者可能只有症状的存在;中、重度患者可有感觉的减退和消失。患者在肘内侧可有酸痛不适感,并可向远侧或近侧放射。夜间可因麻木而醒。患者还可有手部乏力、握力减退、肌肉萎缩、活动笨拙、不灵活、抓不紧东西等主诉。常常在用手工作时,特别是做屈肘活动时症状加重。

2. 体征

(1) 尺神经支配区感觉障碍:包括刺痛、过敏或感觉缺失。除尺侧 1 个半手指出现感觉障碍外,手背尺侧也能出现感觉障碍。

(2) 肌肉萎缩、肌力减退:病程不同,手部肌萎缩程度也不同。早期可出现手部肌无力现象,晚期可出现爪形手畸形。肌力减退最突出的表现是小指处于外展位,内收不能,握力、捏力减弱。重度患者肌肉完全麻痹,有时尺侧腕屈肌和指深屈肌受累而肌力减弱。

（3）肘部尺神经滑脱、增粗:尺神经随着肘关节的屈伸运动,在肱骨内上髁上方会出现异常滑动。有时可摸到肘部一端尺神经增粗或有梭形肿大,并有压痛。

（4）肘外翻畸形:肘部有骨折史者可出现肘外翻畸形。

（5）屈肘试验阳性:屈肘时可加剧尺侧 1 个半手指的麻木或异常感。

（6）肘部 Tinel 征阳性

【诊断要点】

根据病史和临床表现、特殊检查及肌电检查,对典型病例不难做出诊断,但早期诊断有一定的困难。

1. 感觉功能检查　对诊断肘管综合征具有重要意义。肘管综合征尺侧皮肤感觉变化的特点是:手部尺侧 1 个半手指、小鱼际及尺侧手背部感觉障碍。

2. 屈肘试验　对肘管综合征的诊断具有一定的特异性。检查方法:患者上肢自然下垂位,屈肘 120°,持续约 3 分钟,出现手部尺侧感觉异常者为阳性。

3. X 线平片　部分患者可发现肘部骨性结构的异常。

4. 肌电图　对肘管综合征的诊断与鉴别诊断,特别是一些复杂的病例,有一定参考价值。

【针刀治疗】

1. 治疗原则　针刀治疗本病的关键点在于松解肘管弓状韧带在肱骨内上髁、尺骨鹰嘴的粘连、瘢痕、挛缩,减轻局部张力,减轻、解除其对尺神经的卡压刺激,从而消除症状,治愈该病。

2. 操作方法

（1）体位:坐位,患侧肩关节外展 90°,肘关节屈曲 90°。

（2）体表定位:肱骨内上髁、尺骨鹰嘴。

（3）消毒:常规消毒铺巾。

（4）麻醉:用 1% 利多卡因局部浸润麻醉,每个治疗点注药 1ml。

（5）刀具:Ⅰ型 4 号直形针刀。

（6）针刀操作(图 9-6)

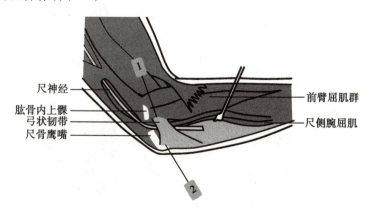

图 9-6　针刀松解肘管示意图

1）第1支针刀松解肘管弓状韧带起点的粘连、瘢痕。在肱骨内上髁定位。针刀体与皮肤垂直,刀口线与尺侧腕屈肌肌纤维方向一致,严格按四步进针刀规程进针刀,从定位处刺入,针刀经皮肤、皮下组织、筋膜直达肱骨内上髁骨面,针刀沿骨面向后铲剥2~3刀,范围0.5cm。

2）第2支针刀松解肘管弓状韧带止点的粘连、瘢痕。在尺骨鹰嘴内缘定位。针刀体与皮肤垂直,刀口线与尺侧腕屈肌肌纤维方向一致,严格按四步进针刀规程进针刀,从定位处贴鹰嘴内缘进针刀,针刀经皮肤、皮下组织、筋膜,直达尺骨鹰嘴骨面,针刀沿骨面向后,向前铲剥2~3刀,范围0.5cm。

3）术毕,拔出针刀,局部压迫止血3分钟,创可贴覆盖针刀口。

（7）注意事项:在做针刀松解时,如患者出现沿尺神经方向的窜麻感,系因针刀碰到尺神经的缘故,此时应退针刀于皮下,严格按照上述方法再进针刀即可。

【针刀术后手法】

针刀松解术毕,患者坐位,主动伸屈肘关节2次。

## 第五节 腕管综合征

【概述】

本病属骨纤维管型神经卡压,多以重复性手部运动,特别是抓握性手部运动者多见,如用充气钻的工人、木工、铁匠等。中年人多发,占患者总数的82%,女性多于男性。女性腕管综合征发生率较高的原因是女性腕管较小而肌腱的直径相对较大。

【针刀应用解剖】

腕管位于腕前区,从远侧腕横纹至其远侧约3cm处,是由腕横韧带和腕骨构成的骨-纤维隧道。腕管的顶为腕横韧带,底及两侧由8块腕骨构成,其内有9条屈指肌腱和1条正中神经通过。

【病因病理】

腕部急慢性劳损引起腕横韧带受损,导致腕横韧带应力集中产生粘连、瘢痕和挛缩,造成腕管容积减小、内压升高,可减慢或中断神经的轴浆运输,使神经束膜水肿,而当压力成为持续的压迫状态时,可发生神经内膜水肿,神经内膜、束膜的通透性下降,从而使神经纤维束受压,神经内血供减少,神经纤维发生永久性的病理变化。桡骨远端骨折时腕关节过屈位固定,腕管内急性出血、液体增多,如血友病腕部出血、腕管内注射、烧伤引起腕管内渗出,均可因腕管内压力增高而引起该综合征。已知腕管部神经受压与多种因素有关,如腕部骨折、脱位,腕管内占位性病变等均可导致正中神经受压及功能障碍。

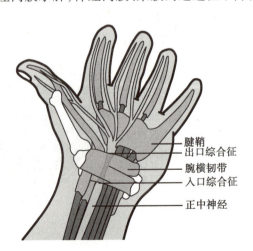

图9-7 腕管综合征分型

腱鞘
出口综合征
腕横韧带
入口综合征
正中神经

【临床表现】

1. 分型 腕管综合征分为腕管入口卡压和腕管出口卡压(图9-7)。

2. 临床表现 腕管综合征好发于中

笔记

年女性,多为 40~60 岁,其临床表现为:

(1) 桡侧 3 个半手指麻木、疼痛和感觉异常。这些症状也可在环指、小指或腕管近端出现。掌部桡侧近端无感觉异常。

(2) 常有夜间痛,反复屈伸腕关节后症状加重。患者常以腕痛、指无力、捏握物品障碍及物品不自主从手中掉下为主诉。

(3) 病变严重者可发生大鱼际肌萎缩,拇指对掌功能受限。腕部的不适可向前臂、肘部甚至肩部放射;当症状进一步加重时,出现精细动作受限,如拿硬币、系纽扣困难。

【诊断要点】

患者出现桡侧 3 个半手指疼痛、麻木,感觉减退和鱼际肌萎缩三大症状中的 1 个或 2 个症状时要考虑该病,尤其伴有夜间因麻木而醒者更应高度怀疑该病。

物理检查及其他辅助检查具有重要诊断价值。

1. 两点辨别觉  用钝头分规纵向检查(大于 6mm 为阳性)。可作为评价腕管综合征的一项指标。

2. 单丝检查  用单丝垂直触压皮肤。检查中,患者视野应离开检查手。该项检查灵敏度、特异度均较高。

3. 振感检查  用 256Hz 频率的音叉击打坚硬物后,用音叉的尖端置于检查指指尖,并双手同指对照,观察感觉变化。

4. Phalen 试验  双前臂垂直,双手尽量屈曲,持续 60 秒手部正中神经支配区出现麻木和感觉障碍为阳性。30 秒出现阳性表明病变较重。该检查灵敏度为 75%~88%,特异性为 47%,与单丝检查合用灵敏度和特异性均增加。

5. 止血带试验  将血压表置于腕部,充气使气压达 20kPa(150mmHg),持续 30秒,出现麻木为阳性。该检查灵敏度、特异度较高。

6. 腕部叩击试验  腕部正中神经部叩击,灵敏度为 67%。

7. 电生理检查  肌电图检查表现为神经传导速度下降及潜伏期延长,这对腕管综合征的检查具有重要价值。

8. MRI 检查  MRI 能显示腕管的形态及截面积有无改变,腕管内是否存在肿瘤样病变或异常的肌肉,神经受压的程度。

【针刀治疗】

1. 治疗原则  针刀治疗本病的关键点在于松解腕管入口和出口处腕横韧带的粘连、瘢痕、挛缩,减轻局部张力,减轻、解除其对正中神经的卡压刺激,从而消除症状,治愈该病。

2. 操作方法

(1) 体位:坐位或仰卧位。

(2) 体表定位:自掌长肌腱与远侧腕横纹的交点向掌心延长 20mm,在该线的两端及中间按压寻找 2~3 个 Tinel 阳性反应点。

(3) 消毒:常规消毒铺巾。

(4) 麻醉:用 1% 利多卡因局部浸润麻醉,每个治疗点注药 1ml。

(5) 刀具:Ⅰ型 4 号斜刃针刀。

(6) 针刀操作:以入口综合征为例(图 9-8)。

笔记

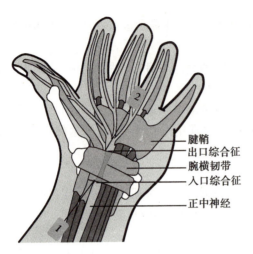

图 9-8 针刀松解腕管综合征示意图

1）针刀（第 1 支针刀）松解腕管入口的粘连、瘢痕。刀口线先与前臂纵轴平行，针刀体与皮肤垂直，严格按四步进针刀规程进针刀，针刀斜面刀刃向上，针刀经皮肤、皮下、筋膜，刀下有坚韧感时即到达腕横韧带远端，然后针刀向近端探寻，当有落空感时到达腕横韧带近端，此时将针刀体向前臂近端倾斜 90°，与腕横韧带平行，向上挑切腕横韧带，范围 0.5cm，以切开部分腕管近端的腕横韧带。进针深度应严格掌握，一旦穿过屈肌支持带进入腕管即可能伤及正中神经，针刀碰触正中神经时患者会出现触电感传向手指，此时应立即停止进针刀并提起针刀。

2）若为出口综合征，参照图中第 2 支针刀。

3）术毕，拔出针刀，局部压迫止血 3 分钟，创可贴覆盖针刀口。

（7）注意事项：在做腕管综合征针刀松解时，注意针刀始终在有坚韧感的腕横韧带上切开，不能在其他部位，否则可能引起正中神经的医源性损伤。

【针刀术后手法】

针刀松解术毕，患者坐位，将腕关节过度背伸 2 次。

## 第六节　臀上皮神经卡压综合征

【概述】

本病是指臀上皮神经经过髂嵴骨纤维管处造成卡压或嵌顿等损伤，临床表现以臀部剧烈疼痛为主要症状。

【针刀应用解剖】

臀上皮神经由第 12 胸椎~第 3 腰椎脊神经后外侧支的皮支组成。从起始到终止，大部分行走在软组织中，将其行走过程分为四段、六点、一管（图 9-9）。其行程中的出孔点、横突点、入臀点均为骨纤维管易损伤的部位。

1. 骨表段　椎间孔发出后（出孔点），沿横突背走行并被纤维束固定（横突点）。

2. 肌内段　进入竖脊肌（入肌点），向下、向外走行于肌内，出竖脊肌（出肌点）。

3. 筋膜下段　走行于胸腰筋膜浅层深面。

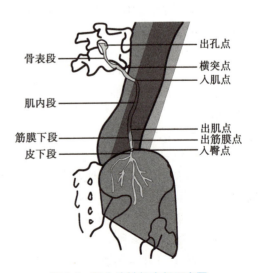

图 9-9　臀上皮神经走行示意图

4. 皮下段 走出深筋膜(出筋膜点),与筋膜下段成一钝角的转折,向下外走行,穿行于皮下浅筋膜。此段跨越髂嵴,经过由坚强的竖脊肌、胸腰筋膜在髂嵴上缘附着处所形成的骨纤维扁圆形隧道(骨性纤维管)进入臀筋膜(入臀点)。

5. 入臀后一般分为前、中、后三支,在筋膜中穿行,中支最粗大,最长者可至股后部腘窝平面之上。

【病因病理】

1. 解剖因素 臀上皮神经在穿出由骶髂筋膜形成的卵圆形的孔隙处是一个薄弱环节。一旦腰部损伤,臀肌强力收缩而发生局部压力增高,可使筋膜深部脂肪组织从该孔隙处向浅层疝出、嵌顿等而引起腰痛。

2. 损伤因素 除了外力直接作用导致神经损伤外,躯干向健侧过度弯曲或旋转时,臀上皮神经受牵拉,可发生神经的急、慢性损伤,或向外侧移位,造成神经水肿粘连而出现卡压。

【临床表现】

主要表现为患侧腰臀部尤其是臀部的疼痛,呈刺痛、酸痛或撕裂样,而且疼痛常常是持续发生的,很少有间断发生。一般疼痛的部位较深,区域模糊,没有明确的界限。急性期疼痛较剧烈,并可向大腿后侧放射,但常不超过膝关节。患侧臀部可有麻木感,但无下肢麻木;患者常诉起坐困难,弯腰时疼痛加重。

【诊断要点】

多数患者可以检查到固定的压痛点,一般在第3腰椎横突和髂嵴中点及其下方压痛,按压时可有胀痛或麻木感,并向同侧大腿后方放射,一般放射痛不超过膝关节。直腿抬高试验多为阴性,但有10%的患者可出现直腿抬高试验阳性,腱反射正常。

【针刀治疗】

1. 治疗原则 针刀治疗本病的关键点在于松解第3腰椎棘突上缘顶点旁开3cm及髂嵴中后部Tinel征阳性点的粘连、瘢痕、挛缩,减轻局部张力,减轻、解除其对臀上皮神经的卡压刺激,从而消除症状,治愈该病。

2. 操作方法

(1) 体位:俯卧位。

(2) 体表定位:第3腰椎棘突上缘顶点旁开3cm,髂嵴中后部Tinel征阳性点。

(3) 消毒:常规消毒铺巾。

(4) 麻醉:用1%利多卡因局部浸润麻醉,每个治疗点注药1ml。

(5) 刀具:Ⅰ型3号直形针刀。

(6) 针刀操作(图9-10)

1) 第1支针刀松解第3腰椎横突点的粘连和瘢痕。在第3腰椎棘突上缘顶点旁开3cm处定位。刀口线与脊柱纵轴平行,严格按四步进针刀规程进针刀,针刀经皮肤、皮下、筋膜、肌肉,直达横突

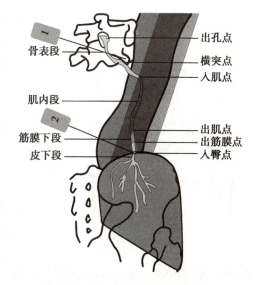

图9-10 针刀松解臀上皮神经卡压

骨表段 — 出孔点
— 横突点
— 入肌点
肌内段 —
筋膜下段 — 出肌点
皮下段 — 出筋膜点
— 入臀点

骨面,刀体向外移动,当有落空感时即到第 3 腰椎横突尖,在此提插切开 2~3 刀,深度 0.5cm,以松解臀上皮神经在横突尖部的粘连和瘢痕。

2) 第 2 支针刀松解臀上皮神经入臀点的粘连和瘢痕。在髂嵴中后部 Tinel 征阳性处定位。刀口线与脊柱纵轴平行,严格按四步进针刀规程进针刀,针刀经皮肤、皮下、筋膜、肌肉,直达髂骨骨面,刀体向上移动,当有落空感时,即到髂嵴上缘臀上皮神经的入臀点,在此纵横分离 2~3 刀,深度 0.5cm,以松解臀上皮神经入臀点的粘连和瘢痕。

3) 术毕,拔出针刀,局部压迫止血 3 分钟,创可贴覆盖针刀口。

(7) 注意事项:在治疗此病时,针刀一定要在骨面上进行,如患者出现沿神经方向的窜麻感,系因针刀碰到神经的缘故,应立即退针刀于皮下,严格按照上述针刀松解方法再进针刀即可。

【针刀术后手法】

针刀松解术毕,患者仰卧位,屈膝屈髋 2 次。

# 第七节 梨状肌综合征

【概述】

本病是坐骨神经在通过梨状肌出口时受到卡压或慢性损伤引起的一组临床综合征,属于软组织卡压型。本病多见于青壮年,男性多于女性,比例约为 2∶1。主要症状为臀中部相当于梨状肌体表投影部位疼痛,并向股外侧、股后侧、小腿外侧放射。大部分患者有间歇性跛行和下肢痛,蹲位休息片刻可缓解,极少有腰痛症状;亦可有臀部、股部等肌肉萎缩表现。

【针刀应用解剖】

1. 梨状肌 梨状肌起自骶骨前外侧面,止于股骨大转子尖,属于下肢外旋肌之一(图 9-11)。

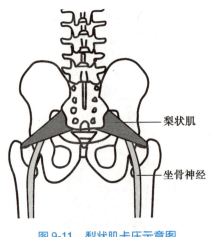

图 9-11 梨状肌卡压示意图

梨状肌
坐骨神经

2. 坐骨神经 全身最大的神经,起自腰骶神经丛,经坐骨神经通道穿至臀部,位于臀大肌和梨状肌的前面,上孖肌、闭孔内肌、下孖肌和股方肌的后面,向下至大腿。在臀部与梨状肌关系密切,二者间关系常有变异,坐骨神经与梨状肌的关系可分为以下 9 型。

Ⅰ型:坐骨神经总干穿梨状肌下孔至臀部,此型为常见型,占 61.19%。

Ⅱ型:胫神经穿梨状肌下孔,腓总神经穿梨状肌肌腹,此型为常见变异型,占 32.89%。

Ⅲ型:坐骨神经总干穿梨状肌肌腹,占 0.61%。

Ⅳ型:坐骨神经在骨盆内已分为 2 大终支,即胫神经和腓总神经,两支同穿梨状肌下孔,占 1.99%。

Ⅴ型:腓总神经穿梨状肌下孔,胫神经穿梨状肌肌腹,占 0.26%。

Ⅵ型:坐骨神经总干穿梨状肌上孔至臀部,占0.08%。

Ⅶ型:胫神经穿梨状肌下孔,腓总神经穿梨状肌上孔,占2.6%。

Ⅷ型:腓总神经在盆内分为2支,1支穿梨状肌上孔,1支与胫神经同经梨状肌下孔出盆,占0.17%。

Ⅸ型:骶丛穿梨状肌肌腹至臀部后,再分出坐骨神经,占0.17%。

【病因病理】

本病属于软组织损伤型,各种外伤、慢性劳损造成梨状肌损伤,导致梨状肌与坐骨神经形成粘连、瘢痕、挛缩,卡压坐骨神经,引起相应的临床表现。

【临床表现】

坐骨神经除发出至髋关节囊后部的关节支与大腿后屈肌群的肌支外,主要有两大终末支,即胫神经与腓总神经支配膝关节以下的运动功能及部分感觉功能。患者主诉大腿后侧至小腿外侧或足底有放射性疼痛及麻木感,患肢无力,但腰痛常不明显。检查患肢股后肌群,小腿前、后及足部肌力减弱,重者踝、趾关节活动完全丧失,出现足下垂;小腿外侧及足部感觉减退或消失。可发现梨状肌有痉挛,呈条索状或腊肠状,梨状肌有压痛,并向下放射,一般腰椎棘突旁无压痛,脊柱前屈时下肢疼痛加重,后伸时疼痛减轻或缓解。直腿抬高试验多为阳性,端坐屈头无腿痛。

【诊断要点】

1. 特殊检查

(1) 主动试验:令患者伸髋、伸膝时做髋关节外旋动作,同时在患者足部予以对抗。患者出现臀中部及坐骨神经疼痛或加重为阳性。

(2) 被动试验:被动用力内旋、屈曲、内收髋关节,引起疼痛或疼痛加重者为阳性。臀部压痛点加强试验:患者俯卧于检查床上,按压臀区痛点后,嘱患者支撑起上肢,使脊柱过伸,继而嘱患者跪俯床上使脊柱屈曲。比较臀部同一压痛点伸屈两种姿势的疼痛程度,如脊柱过伸时压痛减轻,而脊柱屈曲时压痛加重,称为椎管外疼痛反应。

(3) 骶管冲击试验:向骶管内推注0.5%普鲁卡因20ml,如患肢放射痛不加重,为椎管外反应。而椎管内病变常常在注药时出现下肢疼痛,有助于与椎间盘突出病相鉴别。

2. 辅助检查　腰椎X线摄片多无明显病变,骨盆摄片时有骶髂关节炎等表现。超声检查在梨状肌综合征诊断中有一定价值。坐骨神经肌电图亦可有异常发现,如呈现纤颤电位或单纯相等变化,神经传导速度可下降。

【针刀治疗】

1. 治疗原则　针刀治疗本病的关键在于松解坐骨神经在梨状肌下孔穿出部位的的粘连、瘢痕和挛缩,减轻局部张力,减轻、解除其对坐骨神经的卡压刺激,从而消除症状。

2. 操作方法

(1) 体位:俯卧位。

(2) 体表定位:在髂后上棘与尾骨尖连线的中点先定点,然后取该点与股骨大转子连线的中内1/3段,即为坐骨神经在梨状肌下孔的体表投影。

(3) 消毒:常规消毒铺巾。

(4) 麻醉:用1%利多卡因局部浸润麻醉,每个治疗点注药1ml。

183

（5）刀具：Ⅰ型3号直形针刀。

（6）针刀操作（图9-12）

1）针刀松解坐骨神经在梨状肌下孔的卡压点。在定位处进针刀，针刀体与皮肤垂直，刀口线与下肢纵轴一致，严格按四步进针刀规程进针刀，针刀经皮肤、皮下、筋膜、肌肉，当患者有麻木感时，已到坐骨神经在梨状肌下孔的部位，退针刀2cm，针刀体向内或者向外倾斜10°～15°，再进针刀，刀下有坚韧感时，即到坐骨神经在梨状肌下孔的卡压点，提插切开2~3刀，范围0.5cm。

2）术毕，拔出针刀，局部压迫止血3分钟，创可贴覆盖针刀口。

（7）注意事项

1）熟练掌握坐骨神经的体表投影。

2）保持刀口线方向与坐骨神经走行方向一致，严格按照四步进针刀规程进针刀，若碰到坐骨神经患者会有窜麻感，及时调整进针刀方向，避开坐骨神经即可。

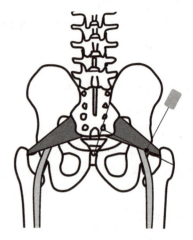

图9-12　针刀松解梨状肌卡压示意图

【针刀术后手法】

针刀术后，进行手法治疗，仰卧位，做直腿抬高3次。

## 第八节　股外侧皮神经卡压综合征

【概述】

股外侧皮神经在途经之处受到卡压引起的神经功能障碍，从而导致大腿部麻痛等一系列症状，称为股外侧皮神经卡压综合征，属于软组织卡压型。

【针刀应用解剖】

股外侧皮神经由腰大肌外缘向下跨过髂窝，先位于髂筋膜深面，至近腹股沟韧带处即位于髂筋膜中，神经于髂前上棘内侧下方1.0~1.5cm处穿出腹股沟韧带的纤维性管道。该管道长2.5~4.0cm，此处的神经干较为固定。股外侧皮神经出纤维性管道后行于大腿阔筋膜下方，于髂前上棘下方3.0~5.0cm处穿过阔筋膜，在此点神经亦相对固定。在两处相对固定的神经段，正好位于髋关节的前方。随髋关节的屈伸，该段神经容易受到牵拉和挤压（图9-13）。

【病因病理】

由于股外侧皮神经在骨盆内行程长，出骨盆入股部时形成的角度大，穿过缝匠肌的途径有变异，而且在穿腹股沟韧带的纤维性管道和阔筋膜时神经亦相对固定，因此当肢体活动或体位不当时，容易使其受到持续性牵拉、摩擦、挤压等，造成局部组织水肿，瘢痕形成，肌筋膜鞘管增厚，引起神经卡压。肥胖的中老年女性易发生骶髂脂肪疝嵌顿，压迫股外侧皮神经。

此外，骨盆骨折、肿瘤、异物、石膏固定等因素均可引起股外侧皮神经卡压。手术切取髂骨时，刺激或局部瘢痕粘连也可造成神经压迫。

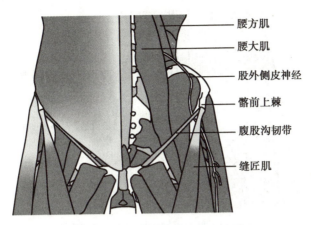

图 9-13　股外侧皮神经卡压示意图

【临床表现】

患者主诉股前外侧麻木,有针刺或灼样疼痛,但不超过膝关节,患侧臀部可有麻木感,无下肢麻木,有些患者还伴有股四头肌萎缩,行走时疼痛加重,卧床休息症状可缓解。

【诊断要点】

髂前上棘内下方有压痛,该处 Tinel 征阳性,股前外侧感觉减退或过敏。后伸髋关节、牵拉股外侧皮神经时,症状加重。为了明确诊断,了解致压原因,应进一步用 X 线检查腰椎、骨盆及髋部有无骨性病变,或采用其他诊断技术排除肿瘤、结核、炎症或出血导致的股外侧皮神经受压等。

【针刀治疗】

1. 治疗原则　针刀治疗本病的关键点在于松解股外侧皮神经在髂前上棘卡压点的粘连、瘢痕、挛缩,减轻局部张力,减轻、解除其对股外侧皮神经的卡压刺激,从而消除症状,治愈该病。

2. 操作方法

(1) 体位:仰卧位。

(2) 体表定位:髂前上棘压痛点。

(3) 消毒:常规消毒铺巾。

(4) 麻醉:用 1% 利多卡因局部浸润麻醉,每个治疗点注药 1ml。

(5) 刀具:Ⅰ型 4 号直形针刀。

(6) 针刀操作(图 9-14)

1) 针刀松解股外侧皮神经髂前上棘卡压点。在髂前上棘压痛点定位,针刀体与皮肤垂直,刀口线与下肢纵轴一致,严格按四步进针刀规程进针刀,针刀经皮肤、皮下,筋膜,直达髂前上棘内侧骨面,针刀在骨面上向下铲剥 3 刀,范围 0.5cm。

2) 术毕,拔出针刀,局部压迫止血 3 分钟,创可贴覆盖针刀口。

(7) 注意事项:在做治疗时,针刀松解一定要在骨面上操作,不可脱离骨面,否则可能刺破腹壁,损伤腹腔内脏器官。

笔记

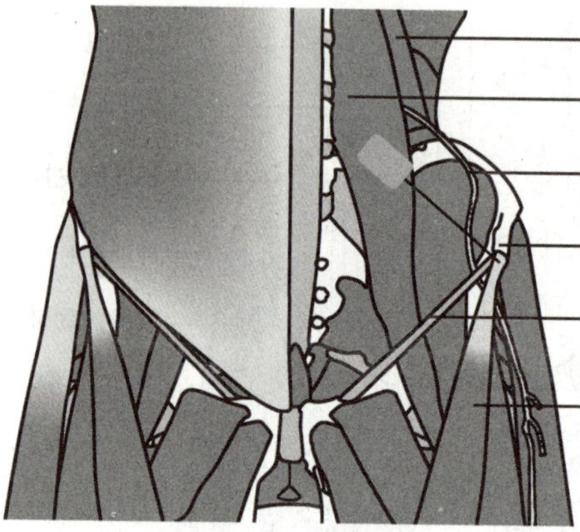
腰方肌
腰大肌
股外侧皮神经
髂前上棘
腹股沟韧带
缝匠肌

图 9-14 针刀松解股外侧皮神经示意图

【针刀术后手法】

针刀松解术毕，行腰部斜扳法 1 次。

## 第九节 腓总神经卡压综合征

【概述】

本病是指腓总神经及其主要分支在行径路线上受压而引起的一系列临床症状和体征，属于骨纤维管卡压型。各种原因引起的腓管管径变小均可引发本病，是下肢较常见的一种周围神经卡压症。

【针刀应用解剖】

1. 腓总神经 坐骨神经至大腿下 1/3 处分出胫神经及腓总神经。腓总神经经过腘窝外侧沟后，在腓骨头的后外侧下行，于腓骨头颈交界部与腓骨骨膜相连，并进入腓管内。腓总神经在腓管部发出 3 个分支，即腓浅神经、腓深神经和胫前返神经（图 9-15）。

2. 腓管 是指腓骨长肌纤维与腓骨颈所形成的骨性纤维管道，长约 27mm，腓管入口为腓骨长肌起始部及腘筋膜，一般均为腱性筋膜。腓管的出口可为腱性纤维，可为肌肉，也可为肌腱联合。在腓管内，腓总神经与腓骨颈的骨膜紧贴在一起。

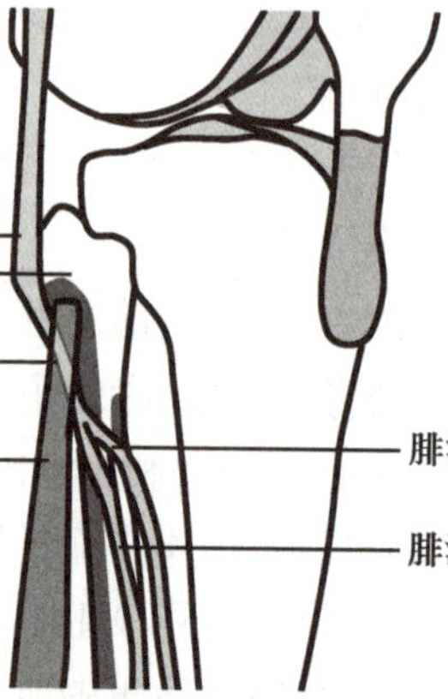
腓总神经
腓骨头
腓管
腓骨长肌
腓深神经
腓浅神经

图 9-15 腓总神经卡压示意图

【病因病理】

腓总神经卡压常见的病因如下：

（1）因体位不当而致神经受压。坐姿不正确（如喜架腿坐），或各种体位时膝关节急剧屈曲和下蹲位时使其受压，或腓总神经反复被腓骨长肌纤维弓挤压、摩擦，发生水肿而致受压，局部结缔组织增生会加重卡压症状。

（2）局部的占位性病变。胫腓关节的腱鞘囊肿、腓骨上端的肿瘤、腓肠肌外侧头籽骨、股二头肌腱腱鞘囊肿、外侧半月板囊肿等均可压迫腓总神经而致病。

（3）小腿上端骨折,关节结构紊乱。腓骨颈骨折、胫骨平台骨折等。晚期可在骨痂形成过程中直接或间接地对腓总神经形成压迫。膝关节内侧脱位可引起腓总神经断离。

（4）踝关节内翻位扭伤。由于腓总神经被固定在腓骨颈上方腓骨长肌深面,有力的踝内翻引起突然的牵拉,亦可损伤腓总神经,使之发生水肿而卡压。

（5）医源性损伤。全膝关节成形术后引起的腓总神经麻痹,石膏或小夹板使用不当,在妇科检查或分娩过程中受脚架压迫等。

针刀医学关于慢性软组织损伤的病因病理学认为,腓骨长短肌、股二头肌等构成腓管的软组织,在长期受力异常后,局部产生粘连、瘢痕和挛缩,导致局部解剖结构力平衡失调,造成腓管管径的狭窄,卡压腓总神经,从而引发相应的临床症状。

【临床表现】

患者常有小腿酸软无力、前外侧麻木,或足下垂等临床表现。

【诊断要点】

1. 患者有明确的膝关节外伤史、不良体位等诱因或有占位性病变。

2. 患侧胫骨前肌、趾长伸肌、蹈长伸肌、腓骨长肌肌力减弱,小腿外侧及足背部皮肤感觉减退。

3. 有时患侧局部可扪及肿块,腓骨颈部 Tinel 征呈阳性。

4. 症状严重时,出现足下垂者,需高抬膝、髋关节,足向上甩才能行走。

5. 对于腓深神经的卡压程度,可通过检测胫前肌的背伸踝关节功能和趾长伸肌、蹈长伸肌和 2~4 趾的伸趾功能改变来判断。伸趾功能往往表现微弱和不完全麻痹,这时可以通过双侧对比来确定。肌电图检查可见无随意活动电位,刺激诱发电位可正常。

6. X 线检查可对本病辅助诊断,并排除膝关节其他病变。

【针刀治疗】

1. 治疗原则　针刀治疗本病的关键点在于松解腓总神经在腓骨头颈交界前部与后部卡压点的粘连、瘢痕、挛缩,减轻局部张力,减轻、解除其对腓总神经的卡压刺激,从而消除症状,治愈该病。

2. 操作方法

（1）体位:仰卧位,患膝屈曲 60°。

（2）体表定位:腓骨头颈交界前部与后部卡压点。

（3）消毒:常规消毒铺巾。

（4）麻醉:用 1% 利多卡因局部浸润麻醉,每个治疗点注药 1ml。

（5）刀具:Ⅰ型 4 号直形针刀。

（6）针刀操作(图 9-16)

1）第 1 支针刀切开腓管后部的卡压点,在腓骨头颈交界的后方点定位,针刀体

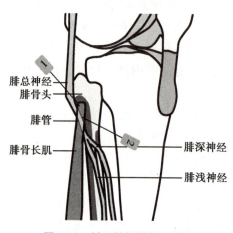

腓总神经
腓骨头
腓管
腓骨长肌
腓深神经
腓浅神经

图 9-16　针刀松解腓管示意图

与皮肤垂直,刀口线与腓骨纵轴呈 45°,与腓总神经走行方向一致,严格按四步进针刀规程进针刀,针刀经皮肤、皮下组织、筋膜直达腓骨头颈交界骨面,针刀向前下方铲剥 2~3 刀,范围 0.5cm。

2）第 2 支针刀切开腓管前部的卡压点,在腓骨头颈交界的前方点定位,针刀体与皮肤垂直,刀口线与腓骨纵轴呈 45°,与腓总神经走行方向一致,严格按四步进针刀规程进针刀,针刀经皮肤、皮下组织、筋膜直达腓骨头颈交界骨面,针刀向下铲剥 2~3 刀,范围 0.5cm。

3）术毕,拔出针刀,局部压迫止血 3 分钟,创可贴覆盖针刀口。

（7）注意事项:在做针刀松解时,针刀先到达腓骨骨面,刀口线方向必须与腓总神经保持一致,针刀松解一定要在腓骨骨面上操作,否则可能损伤腓总神经。

【针刀术后手法】

针刀松解术毕,伸屈膝关节 2 次。

## 第十节　腓浅神经卡压综合征

【概述】

本病是由于腓浅神经在行经过程中,受到牵拉和挤压而引起的踝前和足背区疼痛、麻木等不适为主要症状的疾病,多由软组织的急慢性损伤或各种原因造成的骨筋膜室综合征所致,属于软组织卡压型。

【针刀应用解剖】

腓浅神经来源于腓总神经,绝大部分起始处位于小腿上 1/3 上区腓骨颈处,少数可在上 1/3 中区起始。一般起始后在上 1/3 段,行于腓骨长肌深面与腓骨之间的区域内,然后于上 1/3 下区和中 1/3 上区行于腓骨长、短肌之间的区域内,继而行于前肌间隔的外侧深筋膜的深面,下行至小腿外侧中下 1/3 处穿出筋膜,腓浅神经主要以主干和分支(足背内侧,中间皮神经)两种形式穿出深筋膜,以前者为主(图 9-15)。

【病因病理】

慢性劳损性骨筋膜室高压或胫腓骨骨折及筋膜室内出血等均可引起腓浅神经受到卡压;此外,许多特发性因素、骨折引起的软组织损伤、足踝跖屈内翻性损伤也可造成腓浅神经在行经过程的卡压,从而引发相应的临床症状。

【临床表现】

小腿、足背及踝前疼痛、麻木是该综合征的主要特征。疼痛与站立有关,站立抬高患肢时,疼痛可缓解,故又可称为"站立性"疼痛。患者可有怕走远路等主诉。体检时,可发现小腿外侧有固定压痛点或 Tinel 征阳性。X 线摄片检查无异常,肌电图检查可有腓浅神经感觉传导速度减慢,潜伏期改变(图 9-17)。

【诊断要点】

1. 踝前及足背区有疼痛、麻木、无力等不适感,劳累后明显,休息后减轻。在小腿外侧中下 1/3 处,即筋膜穿出孔处有压痛。

2. 足用力内翻时,因腓浅神经皮支在近侧筋膜开口处受到牵拉,可诱发疼痛。

3. 病程较长者踝前及足背区灼痛,夜间或行走后疼痛、麻木加剧,活动无力且受限。

4. Tinel 征阳性。

5. X 线检查及常规化验无异常。

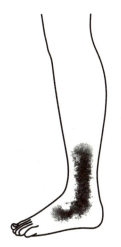

图 9-17　腓浅神经卡压疼痛分布

【针刀治疗】

1. 治疗原则　针刀治疗本病的关键点在于松解腓浅神经在小腿外侧中下 1/3 处 Tinel 征阳性点的粘连、瘢痕、挛缩,减轻局部张力,减轻、解除其对腓浅神经的卡压刺激,从而消除症状,治愈该病。

2. 操作方法

(1) 体位:仰卧位。

(2) 体表定位:小腿外侧中下 1/3 处 Tinel 征阳性点。

(3) 消毒:常规消毒铺巾。

(4) 麻醉:用 1% 利多卡因局部浸润麻醉,每个治疗点注药 1ml。

(5) 刀具:Ⅰ型 4 号直形针刀。

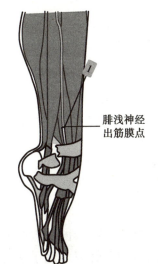

腓浅神经出筋膜点

图 9-18　针刀松解腓浅神经卡压体表定位

(6) 针刀操作(图 9-18)

1) 针刀松解腓浅神经出筋膜处的卡压点。在腓浅神经出筋膜处的卡压点定位。针刀体与皮肤垂直,刀口线与下肢纵轴一致,严格按四步进针刀规程进针刀,针刀经皮肤、皮下组织,当刀下有坚韧感,患者有酸、麻、胀感时,已到达腓浅神经出筋膜处的卡压点,提插切开 2~3 刀,范围 0.5cm。

2) 术毕,拔出针刀,局部压迫止血 3 分钟,创可贴覆盖针刀口。

(7) 注意事项:在做针刀松解时,刀口线方向必须与腓浅神经走行方向保持一致,否则可能损伤腓浅神经。

【针刀术后手法】

针刀术后,仰卧位,做踝关节内翻、外翻动作 3 次。

笔记

189

## 学习小结

### 1. 学习内容

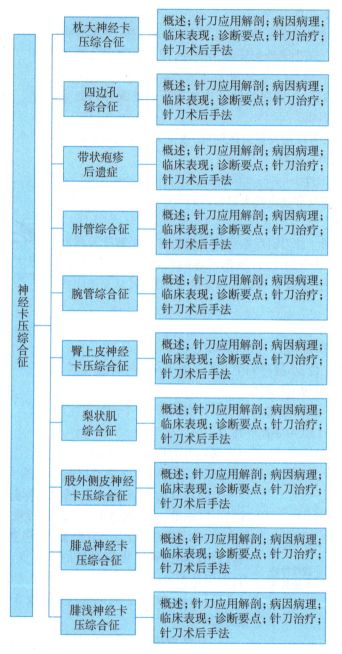

神经卡压综合征

- 枕大神经卡压综合征 —— 概述；针刀应用解剖；病因病理；临床表现；诊断要点；针刀治疗；针刀术后手法
- 四边孔综合征 —— 概述；针刀应用解剖；病因病理；临床表现；诊断要点；针刀治疗；针刀术后手法
- 带状疱疹后遗症 —— 概述；针刀应用解剖；病因病理；临床表现；诊断要点；针刀治疗；针刀术后手法
- 肘管综合征 —— 概述；针刀应用解剖；病因病理；临床表现；诊断要点；针刀治疗；针刀术后手法
- 腕管综合征 —— 概述；针刀应用解剖；病因病理；临床表现；诊断要点；针刀治疗；针刀术后手法
- 臀上皮神经卡压综合征 —— 概述；针刀应用解剖；病因病理；临床表现；诊断要点；针刀治疗；针刀术后手法
- 梨状肌综合征 —— 概述；针刀应用解剖；病因病理；临床表现；诊断要点；针刀治疗；针刀术后手法
- 股外侧皮神经卡压综合征 —— 概述；针刀应用解剖；病因病理；临床表现；诊断要点；针刀治疗；针刀术后手法
- 腓总神经卡压综合征 —— 概述；针刀应用解剖；病因病理；临床表现；诊断要点；针刀治疗；针刀术后手法
- 腓浅神经卡压综合征 —— 概述；针刀应用解剖；病因病理；临床表现；诊断要点；针刀治疗；针刀术后手法

### 2. 学习方法

在掌握神经卡压综合征的针刀应用解剖、病因病理、临床表现、诊断要点基础上,坚持理论课程学习与临床实习并重;掌握正确操作针刀治疗、针刀术后手法的技能。

(董宝强　李石良)

笔记

## 复习思考题

1. 简述针刀医学对于神经卡压综合征的分型。

2. 枕大神经卡压综合征的诊断要点是什么？

3. 针刀治疗四边孔综合征有哪些优势？

4. 带状疱疹多见于单侧胸肋部，除此以外还可见于身体哪些部位？

5. 带状疱疹后遗神经痛应与哪些疾病相鉴别？

6. 麻醉后如果出现爪形手，其原因是什么？应怎样处理？

7. 患者手指出现麻木等感觉障碍，如何与神经根型颈椎病因压迫相应节段神经根出现的症状鉴别？

8. 手指出现感觉障碍，如何在查体时鉴别腕管综合征和肘管综合征？

9. 简述臀上皮神经卡压综合征的针刀应用解剖。

10. 梨状肌综合征临床表现和诊断要点是什么？

11. 针刀治疗股外侧皮神经卡压综合征的解剖入路经过了哪些组织结构？

12. 针刀治疗腓总神经卡压综合征的注意事项是什么？

13. 简述腓浅神经卡压综合征的临床表现和诊断要点。

# 第十章

# 常见内科疾病

**学习目的**

通过本章的学习,从力学角度认识慢性支气管炎、阵发性心动过速、慢性胆囊炎、中风后遗症等常见内科疾病的病因病理,熟练掌握针刀治疗以上疾病的原理、选点、操作及术后手法,为临床诊治内科疾病提供有效的手段。

**学习要点**

重点掌握常见内科疾病的针刀应用解剖、病因病理、临床表现和针刀治疗。

## 第一节　慢性支气管炎

【概述】

本病是指临床出现连续 2 年以上,每年持续 3 个月以上的咳嗽、咳痰或气喘等症状,是由于感染或非感染因素引起气管、支气管黏膜及其周围组织的慢性非特异性炎症。其病理特点是支气管腺体增生、黏液分泌增多。晚期炎症加重,症状长年存在,不分季节,严重影响劳动能力和健康。

【针刀应用解剖】

内脏器官在体内不是悬空的,否则就会因为重力关系全部集中于腹腔中。所以,各内脏一定是通过纤维结缔组织(如韧带、筋膜、肌肉等)直接或间接地连接在脊柱、胸廓或者骨盆等骨骼上,通过软组织将内脏分别悬吊在胸腔、腹腔和盆腔。软组织若发生粘连、瘢痕和挛缩,导致骨骼的位移或形变,影响到内脏的固定位置,则会产生临床相应症状。肺脏通过软组织(肌肉、韧带、筋膜)与脊柱连接,保持相对固定的解剖位置,并完成肺脏的生理功能。

连接肺脏和脊柱、胸廓的软组织(肌肉、韧带、筋膜),如胸大肌、胸小肌、胸固有肌群等。其中,膈肌是分隔胸腹腔的扁肌,它有一个主要功能是保证呼吸功能的正常进行。如当吸气时,最后部的肋固定,膈肌收缩向下牵拉膈中心腱,然后以此为固定点,使下部的肋骨上提,以推动胸骨体和上部肋向前移动,胸腔容积扩大。使肺扩张;松弛时膈穹隆上升恢复原位,胸腔容积减少,以助呼气(图 10-1)。

【病因病理】

慢性支气管炎早期可出现支气管上皮细胞变性、坏死、脱落,在各种致病因子的作

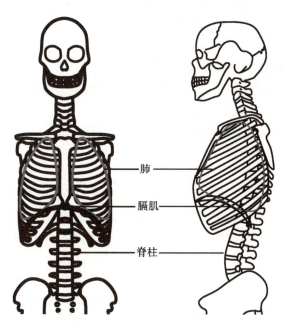

图 10-1 膈肌-肺脏关系示意图

用下,由于炎性渗出和黏液分泌增多,可使黏膜上皮的纤毛因负荷过重而发生粘连、倒伏,甚至脱失。若病变严重或持续过久,可发生鳞状上皮化生。各级支气管壁会出现以中性粒细胞、淋巴细胞为主的多种炎症细胞浸润,在急性发作期可见大量中性粒细胞,黏膜充血、水肿,炎症反复发作可破坏平滑肌、弹力纤维和软骨。同时可出现杯状细胞和黏液腺肥大和增生、分泌旺盛,大量黏液潴留,由于黏液分泌增多,痰液和炎症刺激支气管黏膜而引起咳嗽、咳痰。病情继续发展,炎症可由支气管壁向周围扩展,支气管壁的损伤-修复过程反复发生,最终引起支气管结构重塑,可进一步发展为肺气肿,甚至肺源性心脏病。

　　通过针刀临床实践发现,慢性支气管炎疾病状态与肺呼吸系统的生物力平衡失调存在一定联系。肺脏通过胸膜腔、胸廓和脊柱联结维持在正常解剖位置。如因脊柱软组织慢性损伤,造成脊柱生物力平衡失调,脊柱小关节错位甚至脊柱侧弯,必然引起胸廓的变形,肺脏原有的解剖位置发生改变,影响肺脏的呼吸功能,痰液积聚在肺及支气管中,不能正常的清除,最终使疾病发展越来越重。

　　【临床表现】

　　1. 症状　部分患者在起病前有急性呼吸道感染史。常在寒冷季节发病,出现咳嗽、咳痰,尤以晨起为著,痰呈白色黏液泡沫状,黏稠不易咳出。在急性呼吸道感染时,症状加剧,痰量增多,痰的黏稠度增加或为黄色脓性,偶有痰中带血。随着病情发展,终年咳嗽,咳痰不停,秋冬加剧。喘息型支气管炎患者在症状加剧或继发感染时,常有哮喘样发作,气急不能平卧。呼吸困难一般不明显,但并发肺气肿后,随着肺气肿程度增加,则呼吸困难的程度逐渐加剧。

　　2. 体征　本病早期多无体征。有时在肺底部可听到湿性和干性啰音。喘息型支气管炎在咳嗽或深吸气后可听到哮鸣音,发作时有广泛哮鸣音,长期发作的病例可有肺气肿的体征。用拇指触压 $T_3$ 上、下、左、右可见压痛,软组织可见结节和条索。根据临床表现,将慢性支气管炎分为单纯型与喘息型两型,前者主要表现为反复咳嗽、咳痰,后者除咳嗽、咳痰外尚有喘息症状,并伴有哮鸣音。

【诊断要点】

1. 以咳嗽、咳痰为主要症状或伴喘息,每年发病持续 3 个月,连续 2 年或以上。

2. 排除肺结核、肺尘埃沉着病、肺脓肿、支气管哮喘、支气管扩张、肺癌、心脏病、心力衰竭等具有咳嗽、咳痰、喘息症状的其他疾病。

3. 1 周内有脓性或黏液性痰,痰量明显增多或伴有其他炎症表现;或 1 周内咳、痰、喘症状任何一项明显加剧。

【针刀治疗】

1. 治疗原则 针刀治疗本病不应局限在点刺经典穴位以激发人体免疫抗病能力范围,从调节内脏力平衡失调角度考虑,运用针刀调节变形的脊柱生物力失衡,使支气管及肺的位置恢复正常,从而改善肺及支气管功能,获得相应的治疗效果。

2. 针刀操作

第 1 次:针刀松解第 2~3 胸椎、第 3~4 胸椎周围的粘连、瘢痕。

(1) 体位:俯卧位,肩关节及髂嵴部置棉垫,以防止呼吸受限。

(2) 体表定位:第 2~4 胸椎棘突、肋横突关节。

(3) 消毒:常规消毒铺巾。

(4) 麻醉:用 1% 利多卡因局部浸润麻醉,每个治疗点注药 1ml。

(5) 刀具:Ⅰ型 4 号直形针刀。

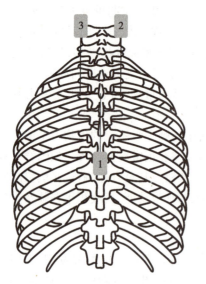

图 10-2 针刀松解第 4 胸椎周围组织的粘连瘢痕示意图

(6) 针刀操作:以第 4 胸椎为例(图 10-2)。

1) 第 1 支针刀松解第 2~3 胸椎棘上韧带、棘间韧带及多裂肌止点的粘连、瘢痕。在第 3 胸椎棘突顶点定位,刀口线与人体纵轴一致,针刀体先向头侧倾斜45°,与胸椎棘突呈60°,严格按四步进针刀规程进针刀,针刀经皮肤、皮下组织,直达棘突骨面,提插切开 2~3 刀,范围 0.5cm,然后将针刀体逐渐向脚侧倾斜与胸椎棘突走行方向一致,先沿棘突骨面分别从棘突左、右侧向椎板方向铲剥 2~3 刀,深度达棘突根部,以松解多裂肌止点的粘连、瘢痕。再退针刀到棘突表面,调转刀口线 90°,从第 3 胸椎棘突上缘骨面向上沿第 2~3 胸椎棘间方向提插切开 2~3 刀,范围 0.5cm。

2) 第 2 支针刀松解右侧第 4 胸椎肋横突关节囊韧带。在第 2~3 胸椎棘间中点向右旁开 2cm 处定位,刀口线与人体纵轴一致,针刀体与皮肤呈90°,严格按四步进针刀规程进针刀,针刀经皮肤、皮下组织、胸腰筋膜浅层、竖脊肌达横突骨面,沿横突骨面向外到达横突尖部,提插切开 2~3 刀,范围 0.5cm。

3) 第 3 支针刀松解左侧第 4 胸椎肋横突关节囊韧带,在第 2~3 胸椎棘间中点向左旁开 2cm 处定位,余操作同第 2 支针刀。

4) 其余部位粘连、瘢痕的针刀松解参照上述方法进行。

5）术毕,拔出针刀,局部压迫止血3分钟,创可贴覆盖针刀口。

（7）注意事项

1）做胸椎针刀松解术,为了避免针刀进入椎管而损伤脊髓,在后正中线上松解棘上韧带和棘间韧带时,应按以下步骤进行操作。进针刀时,针刀体向头侧倾斜45°,与胸椎棘突呈60°,针刀直达胸椎棘突顶点骨面,对棘突顶点的病变进行松解;松解棘间韧带时,必须退针刀于棘突顶点的上缘,将针刀体逐渐向脚侧倾斜,与胸椎棘突走行方向一致,才能进入棘突间,切棘间韧带的范围限制在0.5cm以内,以免进入椎管。

2）如果定位困难,需要在X线透视下定位后再进行针刀手术,不能盲目定点做针刀松解,否则可能引起胸腔内脏器官损伤,造成严重的并发症和后遗症。

第2次:针刀松解第7颈椎~第1胸椎、第1~2胸椎周围的粘连、瘢痕。

（1）体位:俯卧位,肩关节及髂嵴部置棉垫,以防止呼吸受限。

（2）体表定位:第7颈椎~第2胸椎棘突,肋横突关节。

（3）消毒:常规消毒铺巾。

（4）麻醉:用1%利多卡因局部浸润麻醉,每个治疗点注药1ml。

（5）刀具:Ⅰ型4号直形针刀。

（6）针刀操作:以第7颈椎~第1胸椎为例（图10-3）。

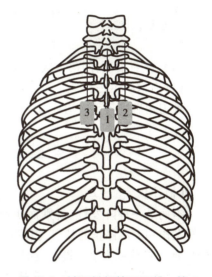

图10-3　针刀松解第7颈椎~第1胸椎示意图

1）第1支针刀松解第7颈椎~第1胸椎棘上韧带、棘间韧带及多裂肌止点的粘连、瘢痕,在第1胸椎棘突顶点定位,操作方法同第1次针刀松解的第1支针刀。

2）第2支针刀松解右侧第1胸椎肋横突关节囊韧带,在第7颈椎~第1胸椎棘间上缘向右旁开2~3cm处定位,操作方法同第1次针刀松解的第2支针刀。

3）第3支针刀松解左侧第1胸椎肋横突关节囊韧带,在第7颈椎~第1胸椎棘间上缘向左旁开2~3cm处定位,操作方法同第1次针刀松解的第3支针刀。

4）其余部位粘连瘢痕的针刀松解参照上述方法进行。

5）术毕,拔出针刀,局部压迫止血3分钟,创可贴覆盖针刀口。

（7）注意事项:同第1次针刀操作。

第3次:针刀松解第4~5胸椎、第5~6胸椎周围的粘连、瘢痕。

（1）体位:俯卧位,肩关节及髂嵴部置棉垫,以防止呼吸受限。

（2）体表定位:第4~5胸椎、第5~6胸椎棘突,肋横突关节。

（3）消毒:常规消毒铺巾。

（4）麻醉:用1%利多卡因局部浸润麻醉,每个治疗点注药1ml。

（5）刀具:Ⅰ型4号直形针刀。

（6）针刀操作:以第4~5胸椎为例（图10-4）。

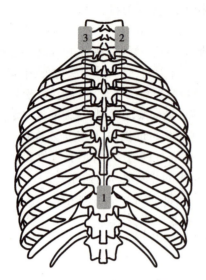

图 10-4　针刀松解第 4~5 胸椎周围的粘连瘢痕示意图

1）第 1 支针刀松解第 4~5 胸椎棘上韧带、棘间韧带及多裂肌止点的粘连、瘢痕,在第 5 胸椎棘突顶点定位,操作方法同第 1 次针刀松解的第 1 支针刀。

2）第 2 支针刀松解右侧第 5 胸椎肋横突关节囊韧带,在第 3~4 胸椎棘间上缘向右旁开 2~3cm 处定位,操作方法同第 1 次针刀松解的第 2 支针刀。

3）第 3 支针刀松解左侧第 5 胸椎肋横突关节囊韧带,在第 3~4 胸椎棘间上缘向左旁开 2~3cm 处定位,操作方法同第 1 次针刀松解的第 3 支针刀。

4）其余部位粘连、瘢痕的针刀松解参照上述方法进行。

5）术毕,拔出针刀,局部压迫止血 3 分钟,创可贴覆盖针刀口。

（7）注意事项:同第 1 次针刀操作。

【针刀术后手法】

针刀术后进行手法治疗,用俯卧推压整复手法进行整复。

# 第二节　阵发性心动过速

【概述】

本病是一种阵发性、规则而快速的异位性节律,心率一般为 160~220 次/min,有突然发作和突然停止的特点,根据异位起搏点的部位不同可分为房性、交界性和室性 3 种,前二者统称为室上性心动过速。室性心动过速多发生于器质性心脏病的患者,一经明确诊断,必须严密观察病情并积极治疗,不在本节讨论范围内。室上性心动过速常见于无明显心脏病患者,病因暂不明确。

【针刀应用解剖】

心脏在胸腔中纵隔内,周围裹以心包,位于胸骨体和第 2~6 肋软骨后方、第 5~8 胸椎前方。心底与出入心脏的大血管相连,并借心包皱襞连于心包后壁,心脏的其余部分是游离的,这有利于心脏的搏动。心脏约 2/3 位于身体正中矢状面的左侧,1/3 位于右侧。由于在发育过程中心脏沿纵轴向左旋转,心脏的纵轴自右后上方向左前下方倾斜,与身体正中矢状面呈 45°。

【病因病理】

室上性心动过速是由心室异位激动而引起,其起始和终止突然,高频且规则,临床往往无明显器质性原因。通过针刀治疗该病的实践分析认为,心脏解剖结构的力学平衡失调在一定程度上与心脏的心率异常发生有关。心脏通过心包、膈肌与脊柱联结,保持相对固定的解剖位置。各种原因造成的脊柱软组织损伤产生粘连、瘢痕和挛缩,导致脊柱解剖结构力平衡失调,引起胸段及胸腰结合部脊柱变形,膈肌移位,进而引起心脏的空间位置发生变化,最终可能影响心脏的生理功能,直至产生临床症状。但其确切的病理过程尚不清楚。

【临床表现】

心动过速突然发作和突然中止,其诱发因素多为情绪激动、猛然用力、疲劳或饱餐,亦可无明显诱因。发作时主要症状为心悸、胸闷、头颈部发胀、头晕、乏力、出汗及恶心;心室性阵速发作,尤其是持续时间较长时,大多有明显血流动力障碍,表现为休克、昏厥、阿-斯综合征发作、急性心力衰竭,甚至猝死,预后严重,应做紧急处理。

【诊断要点】

室上性心动过速的心电图表现为心率多在 160~220 次/min,律齐,QRS 时间在 0.10 秒以内。如见有 P 波,P-R>0.12 秒,则为房性心动过速;如每个搏动前或搏动后见到逆行 P 波,P-R<0.10 秒,则为交界性心动过速。

【针刀治疗】

1. 治疗原则　从针刀调整脊柱力平衡失调作为干预途径,以实现恢复膈肌、心包、心脏的正常解剖位置,从而治疗疾病。

2. 操作方法

第 1 次:针刀松解第 4~7 胸椎棘上韧带、棘间韧带及多裂肌止点的粘连、瘢痕。

(1)体位:俯卧位,肩关节及髂嵴部置棉垫,以防止呼吸受限。

(2)体表定位:第 4~7 胸椎棘突、肋横突关节。

(3)消毒:常规消毒铺巾。

(4)麻醉:用 1%利多卡因局部浸润麻醉,每个治疗点注药 1ml。

(5)刀具:Ⅰ型 4 号直形针刀。

(6)针刀操作:以第 7 胸椎为例(图 10-5)。

1)第 1 支针刀松解第 6~7 胸椎棘上韧带、棘间韧带及多裂肌止点的粘连、瘢痕。在第 7 胸椎棘突顶点定位,刀口线与人体纵轴一致,针刀体先向头侧倾斜 45°,与胸椎棘突呈 60°,严格按四步进针刀规程进针刀,针刀经皮肤、皮下组织,直达棘突骨面,提插切开 2~3 刀,范围 0.5cm,然后将针刀体逐渐向脚侧倾斜,与胸椎棘突走行方向一致,先沿棘突骨面分别从棘突左、右侧向椎板方向铲剥 2~3 刀,深度达棘突根部,以松解多裂肌止点的粘连、瘢痕。再退针刀到棘突表面,调转刀口线 90°,从第 7 胸椎棘突上缘骨面向上,沿第 6~7 胸椎棘间方向提插切开 2~3 刀,范围 0.5cm。

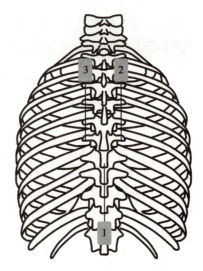

图 10-5　针刀松解第 7 胸椎周围的粘连瘢痕示意图

2)第 2 支针刀松解右侧第 7 胸椎肋横突关节囊韧带。在第 6~7 胸椎棘间中点向右旁开 2cm 处定位,刀口线与人体纵轴一致,针刀体与皮肤呈 90°,严格按四步进针刀规程进针刀,针刀经皮肤、皮下组织、胸腰筋膜浅层、竖脊肌达横突骨面,沿横突骨面向外到达横突尖部,提插切开 2~3 刀,范围 0.5cm。

3）第3支针刀松解左侧第7胸椎肋横突关节囊韧带,在第6~7胸椎棘间中点向左旁开2cm处定位,余操作同第2支针刀。

4）其余第4~6胸椎棘上韧带、棘间韧带及多裂肌止点的粘连、瘢痕的针刀松解参照上述方法进行。

5）术毕,拔出针刀,局部压迫止血3分钟,创可贴覆盖针刀口。

（7）注意事项

1）做胸椎针刀松解术,应避免针刀进入椎管损伤脊髓。

2）如果定位困难,需要在X线透视下定位后再进行针刀手术,不能盲目定点做针刀松解,否则可能引起胸腔内脏器官损伤,造成严重的并发症和后遗症。

第2次:针刀松解第5胸椎上、下、左、右的压痛及结节。

（1）体位:俯卧位,肩关节及髂嵴部置棉枕,以防止呼吸受限。

（2）体表定位:第5胸椎周围压痛点及痛性结节。

（3）消毒:常规消毒铺巾。

（4）麻醉:用1%利多卡因局部浸润麻醉,每个治疗点注药1ml。

（5）刀具:Ⅰ型4号直形针刀。

（6）针刀操作:针刀松解第5胸椎周围压痛点及痛性结节。刀口线与人体纵轴一致,针刀体与皮肤垂直,严格按四步进针刀规程进针刀,针刀经皮肤、皮下组织,直达结节,提插切开2~3刀,范围0.5cm。

第3次:针刀松解胸腰结合部软组织的粘连、瘢痕和挛缩。针刀操作方法参考本书第七章第二节"腰椎间盘突出症"第2次针刀治疗。

【针刀术后手法】

如属于第5胸椎关节位置变化者,针刀术后即用有关胸椎整复手法进行整复;如属于第5胸椎上、下、左、右有压痛、结节、条索者,针刀术后即在局部用指揉法按揉1分钟。

# 第三节　慢性胆囊炎

【概述】

慢性胆囊炎是由急性或亚急性胆囊炎反复发作,或长期存在的胆囊结石所致胆囊功能异常,主要临床表现为进食油腻食物后恶心和右上腹不适或慢性疼痛,其发病基础是胆囊管或胆总管梗阻,根据胆囊内是否存在结石,分为结石性胆囊炎与非结石性胆囊炎。

【针刀应用解剖】

胆囊呈倒梨形,长7~10cm,容积可达50ml,悬挂于肝脏脏面Ⅳ、Ⅴ段之间的胆囊窝内,通过胆囊管与胆总管相连。解剖学上可分为底部、体部、颈部。胆总管连接肝脏与十二指肠,是胆汁排入肠管的通道,其末端与胰管汇合。胆总管位于肝十二指肠韧带内,与其毗邻的、位于该韧带内的重要结构还有肝动脉、门静脉,三者呈倒"品"字形排列。肝胆系统通过腹膜皱襞形成的肝周韧带固定在上腹部,并和脊柱联结,以维持在正常解剖位置。

【病因病理】

慢性胆囊炎是急性胆囊炎反复发作的结果,与急性胆囊炎是同一疾病不同阶段的表现,70%～95%的患者合并胆囊结石。其病因主要是细菌感染和胆固醇代谢失常。由于炎症、结石的反复刺激,胆囊壁纤维结缔组织增生,胆囊黏膜萎缩,囊壁增厚,与周围组织粘连。临床表现为饱餐后发作胆绞痛,恶心,呕吐等症状。针刀临床实践分析认为,慢性胆囊炎久治不愈,与患者肝、胆及其周围解剖结构的力平衡失调有关。由于疾病本身对肝胆系统软组织有损害,加之脊柱退变形成的力平衡失调,引起腹腔肝胆系统失去正常的解剖位置,影响胆囊应有的免疫抗病能力,及正常分泌、存储和排泄胆汁,严重者导致结石堵塞、胆囊萎缩甚至胆囊壁钙化。

【临床表现】

患者有多次急性胆囊炎发作病史,反复发作。一般症状不典型,可有右上腹隐性胀痛、反酸、厌油腻等消化不良症状。

【诊断要点】

1. 患者有急性胆囊炎病史。

2. 症状 表现为上腹饱闷、不适、饱食后上腹不适。对脂肪性食物不耐受。除右上腹痛外,还常感右肩胛骨下或右腰部隐痛。

3. 体征 右上腹轻度触痛外,常无阳性体征。偶可扪及肿大的胆囊,墨菲征阳性;亦可在第8～10胸椎右侧有压痛。

4. 辅助检查 B超检查最有诊断价值,典型病例可显示胆囊大小、囊壁厚度、囊内结石和胆囊收缩的异常情况。

【针刀治疗】

1. 治疗原则 该疾病除常规内科或外科碎石治疗外,常采用针刀治疗改善患者消化不良等症状,预防复发。针刀治疗重点对胸段脊柱的软组织损伤进行整体松解,使肝、胆及其周围解剖结构的生物力平衡恢复,获得积极疗效。

2. 针刀操作

(1) 体位:俯卧位。

(2) 体表定位:第6～10胸椎棘突及肋横突关节。

(3) 消毒:常规消毒铺巾。

(4) 麻醉:用1%利多卡因局部浸润麻醉,每个治疗点注药1ml。

(5) 刀具:Ⅰ型4号直形针刀。

(6) 针刀操作:以第5～6胸椎为例(图10-6)。

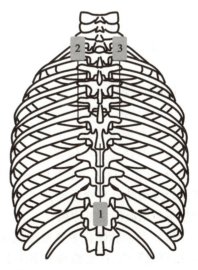

图10-6 针刀松解第6胸椎周围软组织示意图

1) 第1支针刀松解第5～6胸椎棘上韧带、棘间韧带及多裂肌止点的粘连、瘢痕。在第6胸椎棘突顶点定位,刀口线与人体纵轴一致,针刀体先向头侧倾斜45°,与胸椎棘突呈60°,严格按四步进针刀规程进针刀,针刀经皮肤、皮下组织,直达棘突骨面,提插切开2～3刀,范围0.5cm,然后将针刀体逐渐向脚侧倾斜,与胸椎棘突走行方向一致,先沿棘突骨面分别从棘突左、右侧向椎板方向铲剥2～3刀,深度达棘突根部,以松解多裂肌止点的粘连、瘢痕、挛缩。再退针刀到棘突表面,调转刀口线 90°,从第 6 胸椎棘突下缘骨面向下,沿第 6~7 胸椎棘间方向提插切开 2~3 刀,范围 0.5cm。

2）第 2 支针刀松解左侧第 6 胸椎肋横突关节囊韧带。在胸 4~5 胸椎棘间中点向左旁开 2cm 处定位,刀口线与人体纵轴一致,针刀体与皮肤呈 90°,严格按四步进针刀规程进针刀,针刀经皮肤、皮下、筋膜、竖脊肌达横突骨面,沿横突骨面向外到达横突尖部,提插切开 2~3 刀,范围 0.5cm。

3）第 3 支针刀松解右侧第 6 胸椎肋横突关节囊韧带。在胸 4~5 胸椎棘间中点向右旁开 2cm 处定位,余操作同第 2 支针刀。

4）第 7~10 胸椎棘突、肋横突关节囊的松解操作与第 6 胸椎方法相同。

5）术毕,拔出针刀,局部压迫止血 3 分钟,创可贴覆盖针刀口。

（7）注意事项

1）做胸椎针刀松解术,应避免针刀进入椎管损伤脊髓。

2）如果定位困难,需要在 X 线透视下定位后再进行针刀手术,不能盲目定点做针刀松解,否则可能引起胸腔内脏器官损伤,造成严重的并发症和后遗症。

【针刀术后手法】

针刀术后进行手法治疗,用俯卧推压整复手法进行整复。

# 第四节　中风后遗症

【概述】

中风是以突然昏倒、意识不清、口渴、言謇、偏瘫为主症的一种疾病。包括西医学的脑出血、脑血栓、脑栓塞、短暂性脑缺血发作等病,是一种死亡率较高的疾病。中风后遗症主要是因为脑血管意外之后,脑组织缺血或受血肿压迫、推移、脑水肿等而使脑组织功能受损。常见的后遗症主要有肢体瘫痪、口眼歪斜、失语、大小便失禁、性格异常、痴呆等。针刀疗法对偏瘫、中枢性瘫痪及口眼歪斜有较好的疗效。

【针刀应用解剖】

本节涉及全身多部位解剖结构,详见本书其他章节人体各部位针刀解剖结构相关内容。

【病因病理】

中风的基本病因包括血管壁病变、心脏病及侧支循环代偿功能不全等。

1. 引起血管壁病变的主要原因

（1）高血压性动脉硬化:长期高血压状态下,平滑肌玻璃样变、坏死;小动脉壁变薄部分,可在高张力下膨出成为微动脉瘤,它的破裂是脑出血的主要原因。高血压还可使较大动脉分叉处形成袋状动脉瘤,合并动脉粥样硬化易形成梭形动脉瘤,均是蛛网膜下腔出血的常见原因。

（2）脑动脉硬化主要侵犯供应脑的大中动脉,长期使管壁增厚,管腔变窄,内膜增厚,斑块形成,在血流动力学作用下,斑块可破裂、溃疡、出血、血栓形成,引起动脉闭塞及其供血区脑梗死。

（3）血管先天发育异常和遗传性疾病,包括动脉瘤、动静脉畸形以及各级血管发育不全、狭窄、扩张、迂曲等。这些血管病可引起脑出血、蛛网膜下腔出血,也可导致脑梗死。

（4）各种感染和非感染性动静脉炎是引起缺血性脑卒中较常见的原因之一。

（5）中毒、代谢及全身性疾病导致的血管壁病变,如血液病、肿瘤、糖尿病、结缔组织疾病、淀粉样变等,也可以引起出血性或缺血性脑卒中。

2. 心脏方面疾病,如风湿性心瓣膜病、先天性心脏病、细菌性心内膜炎、心房纤颤等引起的心内栓子脱落是心源性脑栓塞的主要原因。

3. 侧支循环代偿功能不全,如脑底动脉环先天发育缺陷是脑梗死能否发生和导致病情严重程度的重要影响因素。

4. 其他病因　包括吸烟、酗酒、体力活动减少、饮食（如高摄盐量及肉类、动物油的高摄入）、超重、药物滥用等亦与中风的发生有关。

中风的病理基础主要是脑动脉的粥样硬化和脂肪透明变性、纤维素样坏死,除此之外还有发育畸形、动脉瘤、炎症、淀粉样沉积和动脉分层等。若为继发于脑外的病变,则是从心脏或颅外循环脱落的栓子堵塞脑动脉而致病。血液成分、血流动力学或灌流压的异常也是其病理基础之一。当这些病理过程导致局部脑血流不足以维持脑功能和脑细胞存活时,发生缺血性中风（脑梗死）;导致脑内或蛛网膜下腔内血管破裂时,发生出血性中风（脑出血或蛛网膜下腔出血）。

从人体生物力学角度分析,中风引起的偏瘫、中枢性瘫痪及口眼歪斜等导致了头部、脊柱以及四肢解剖结构的力平衡失调,在软组织行径路线上以及骨的附着处形成粘连、瘢痕和挛缩,继而引起肢体畸形。

【临床表现】

脑中风临床最主要的表现是神志障碍,以及运动、感觉、语言障碍。经过一段时间的治疗,除神志清醒外,其余症状依然会不同程度地存在,这些症状称为后遗症。后遗症的轻重因患者的体质和并发症而异。常见的中风后遗症如下:

1. 麻木　患侧肢体,尤其是肢体的末端如手指或脚趾,或偏瘫侧的面颊部皮肤有蚁爬感,或有针刺感,或表现为刺激反应迟钝。麻木常与天气变化有关,天气急剧转变、潮湿闷热,或下雨前后、天气寒冷等情况下,麻木感觉尤其明显。

2. 口角歪斜　一侧眼袋以下的面肌瘫痪。表现为鼻唇沟变浅,口角下垂,露齿。鼓颊和吹哨时,口角歪向健侧,流口水,说话时更为明显。

3. 中枢性瘫痪　又称上运动神经元性瘫痪,或称痉挛性瘫痪、硬瘫,由于上运动神经元受损,失去了对下运动神经元的抑制调控作用,使脊髓的反射功能"释放",产生随意运动减弱或消失,临床上主要表现为肌张力增高,腱反射亢进,出现病理反射,呈痉挛性瘫痪。

4. 偏瘫　又叫半身不遂,是指一侧上下肢、面肌和舌肌下部的运动障碍,它是急性脑血管病的一个常见症状。轻度偏瘫患者虽然尚能活动,但走起路来,往往上肢屈曲、下肢伸直,瘫痪的下肢走一步划半个圈,即为偏瘫步态。病情严重者常卧床不起,丧失生活能力。

5. 失语　失语是脑血管病的一个常见症状,主要表现为对语言的理解、表达能力丧失,是由于大脑皮质（优势半球）的语言中枢损伤所引起的。可以分为运动性失语、感觉性失语、命名性失语和混合性失语。

【诊断要点】

1. 有急性脑血管意外(脑出血、脑血栓、脑栓塞、蛛网膜下腔出血等)病史,经临床救治后生命体征相对平稳。

2. 中风恢复期一般为脑梗死发病 2 周后或脑出血发病 1 个月后,后遗症为发病半年后,遗留意识、语言、肢体运动功能或感觉功能等诸项神经功能缺损症状。

3. 头部 CT 示软化灶形成或见不同程度脑萎缩。

【针刀治疗】

1. 治疗原则 针刀治疗本病主要通过松解脊柱及四肢部软组织行径路线上,以及在骨的附着处形成的粘连、瘢痕和挛缩,纠正形体畸形,改善患者运动、感觉、语言及情感功能,获得明显的生活质量提升。

2. 偏瘫、中枢性瘫痪的针刀治疗操作方法

第 1 次:采用后颈部 T 形针刀整体松解术,参照第七章第一节"颈椎病"之 T 形针刀整体松解术方法进行。

第 2 次:参照第七章第一节"颈椎病"第 3 次针刀松解颈 2～6 椎体相邻关节突关节囊及关节突韧带的方法进行。

第 3 次:采用腰部"口"字形针刀整体松解术。腰部的整体松解包括第 3～5 腰椎棘上韧带、棘间韧带、横突的松解,在骶正中嵴上和两侧骶骨后面竖脊肌起点的松解。从各个松解点的分布上看,棘上韧带点、棘间韧带点、腰椎横突点、骶正中嵴上和两侧骶骨后面竖脊肌起点的连线共同围成"口"字形状,故称之为"口"字形针刀整体松解术(图 10-7)。

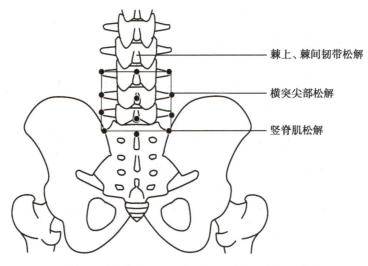

棘上、棘间韧带松解

横突尖部松解

竖脊肌松解

图 10-7 "口"字形针刀整体松解术体表定位示意图

(1) 体位:俯卧位,腹部置棉垫,使腰椎前屈缩小。

(2) 体表定位:第 3～5 腰椎棘突及棘间,第 3～5 腰椎横突,骶正中嵴及骶骨后面。

(3) 消毒:常规消毒铺巾。

(4) 麻醉:用 1% 利多卡因局部浸润麻醉,每个治疗点注药 1ml。

（5）刀具：Ⅰ型 4 号直形针刀。

（6）针刀操作：分别参照棘上韧带、棘间韧带损伤,第三腰椎横突综合征,髂腰韧带损伤及竖脊肌下段损伤之针刀松解方法进行。

（7）注意事项：针刀操作的第一步是要求定位准确,特别是腰椎棘突的定位十分重要,因为棘突定位直接关系到椎间隙和横突的定位。所以若棘突定位错误,将直接影响疗效。如果摸不清腰椎棘突,可先在透视下将棘突定位后,再做针刀松解。

第 4 次：针刀松解人体后面相关软组织在骨附着处的粘连和瘢痕。

（1）体位：俯卧位。

（2）体表定位：人体后面相关肢带骨软组织附着处。

（3）消毒：常规消毒铺巾。

（4）麻醉：用 1% 利多卡因局部浸润麻醉,每个治疗点注药 1ml。

（5）刀具：Ⅰ型 4 号直形针刀。

（6）针刀操作（图 10-8）

1）第 1 支针刀松解肩胛提肌止点。在肩胛骨内上角定点,刀口线方向和肩胛提肌肌纤维方向平行,针刀体和背部皮肤呈 90°,严格按四步进针刀规程进针刀,针刀经皮肤、皮下、筋膜达肩胛骨内上角边缘骨面。提插切开 2~3 刀,范围 0.5cm,然后调转刀口线 90°,向肩胛骨内上角边缘方向铲剥 2~3 刀,范围 0.5cm。

2）第 2 支针刀松解肱三头肌止点。在尺骨鹰嘴尖定点,刀口线方向和肱三头肌肌纤维方向平行,针刀体和肘部皮肤呈 90°,严格按四步进针刀规程进针刀,针刀经皮肤、皮下、筋膜达尺骨鹰嘴尖骨面。提插切开 2~3 刀,范围 0.5cm,然后调转刀口线 90°,在骨面上向四周铲剥 2~3 刀,范围 0.5cm。

3）第 3 支针刀松解桡腕背侧韧带起点。在桡骨茎突后侧定位,刀口线与前臂纵轴平行,针刀体与皮肤呈 90°,严格按四步进针刀规程进针刀,针刀经皮肤、皮下、筋膜达桡骨茎突后侧骨面后,沿茎突骨面向下进针刀,当刀下有落空感时,即穿过茎突边缘,退针刀至茎突边缘骨面,调转刀口线 90°,在骨面上铲剥 2~3 刀,范围 0.5cm。

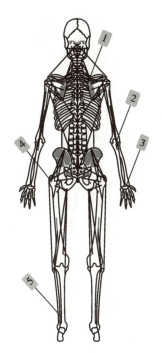

图 10-8 针刀松解人体后面相关解剖结构示意图

4）第 4 支针刀松解臀中肌止点。在大转子尖臀中肌止点定位,刀口线与髂胫束走行方向一致,针刀体与皮肤垂直,严格按四步进针刀规程进针刀,针刀经皮肤、皮下、髂胫束,到达股骨大转子尖骨面,调转刀口线 90°,在骨面上铲剥 2~3 刀,范围 0.5cm。

5）第 5 支针刀松解跟腱止点中部的粘连、瘢痕。在跟腱止点中部定位,刀口线与下肢纵轴平行,针刀体与皮肤呈 90°,严格按四步进针刀规程进针刀,针刀经皮肤、皮下组织,当刀下有阻力感时,即到达跟腱,继续进针刀 1cm,提插切开 2~3 刀,范围

0.5cm,以松解跟腱内部的粘连和瘢痕,然后再进针刀达跟骨骨面,调转刀口线90°,在骨面上向上铲剥2~3刀,范围0.5cm,以松解跟腱止点的粘连和瘢痕。

6)术毕,拔出针刀,局部压迫止血3分钟,创可贴覆盖针刀口。

(7)注意事项:针刀定点时一定要先将关节附近重要的神经、血管先行标记出来,以防针刀操作时损伤重要的神经、血管。

第5次:针刀松解人体前面相关解剖结构的粘连和瘢痕。

(1)体位:仰卧位。

(2)体表定位:人体前面相关肢带骨软组织附着处。

(3)消毒:常规消毒铺巾。

(4)麻醉:用1%利多卡因局部浸润麻醉,每个治疗点注药1ml。

(5)刀具:Ⅰ型4号直形针刀。

(6)针刀操作(图10-9)

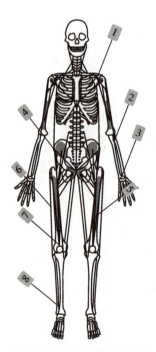

图10-9 针刀松解人体前面相关解剖结构示意图

1)第1支针刀松解肱二头肌短头的起点,在喙突顶点定点,针刀体与皮肤垂直,刀口线与肱骨长轴一致,严格按四步进针刀规程进针刀,针刀经皮肤、皮下、筋膜达喙突顶点外1/3骨面,贴骨面向外铲剥2~3刀,范围0.5cm。

2)第2支针刀松解肘关节前侧筋膜及肱二头肌腱膜的粘连、瘢痕,在肘关节前侧肱二头肌肌腱外侧定点,针刀体与皮肤垂直,刀口线与前臂纵轴平行,严格按四步进针刀规程进针刀,针刀经皮肤、皮下、筋膜到达骨面,提插切开2~3刀,范围0.5cm。

3)第3支针刀松解腕掌掌侧韧带起点,在腕掌侧中部定位,刀口线与前臂纵轴平行,针刀体与皮肤呈90°,严格按四步进针刀规程进针刀,针刀经皮肤、皮下、筋膜,刀下有韧性感时,即到达腕掌掌侧韧带,进针刀2mm,提插切开2~3刀,范围0.5cm。

4)第4支针刀松解缝匠肌起点,在髂前上棘处触摸到缝匠肌起点,在此定点,刀口线与缝匠肌肌纤维方向一致,针刀体与皮肤垂直,严格按四步进针刀规程进针刀,针刀经皮肤、皮下、筋膜、肌肉,调转刀口线90°,与缝匠肌肌纤维方向垂直,在骨面上向内铲剥2~3刀,范围0.5cm。

5)第5支针刀松解股直肌与股中间肌行径路线,在大腿前侧正中定点,刀口线与股四头肌肌纤维方向一致,针刀体与皮肤垂直,严格按四步进针刀规程进针刀,针刀经皮肤、皮下、筋膜达股直肌肌层,纵横分离2~3刀,范围0.5cm,然后进针刀穿过股直肌达股中间肌内,纵横分离2~3刀,范围0.5cm。

6)第6支针刀松解髂胫束及股外侧肌行径路线,在大腿外侧正中定点,刀口线与股四头肌肌纤维方向一致,针刀体与皮肤垂直,严格按四步进针刀规程进针刀,针刀经皮肤、皮下、筋膜,刀下有韧性感时,即到达髂胫束,提插切开2~3刀,范围0.5cm。然后进针刀穿过髂胫束,达股外侧肌内,纵横分离2~3刀,范围0.5cm。

7）第 7 支针刀松解股四头肌止点,在髌骨上缘中点定点,刀口线与股四头肌肌纤维方向一致,针刀体与皮肤垂直,严格按四步进针刀规程进针刀,针刀经皮肤、皮下、筋膜、肌肉,刀下有韧性感时,即到达股四头肌止点,提插切开 2～3 刀,范围 0.5cm。然后调转刀口线 90°,在髌骨面上向上铲剥 2～3 刀,范围 0.5cm。

8）第 8 支针刀松解踝关节前方关节囊部,触摸足背动脉搏动处,在足背动脉内侧 1cm 足背侧横纹线上进针刀,刀口线与下肢纵轴平行,针刀体与皮肤呈 90°,严格按四步进针刀规程进针刀,针刀经皮肤、皮下、筋膜,当有落空感时即到达关节腔,提插切开 2～3 刀,范围 0.5cm。再调转刀口线 90°,提插切开 2～3 刀,范围 0.5cm。

9）术毕,拔出针刀,局部压迫止血 3 分钟,创可贴覆盖针刀口。

（7）注意事项:针刀定点时一定要先将关节附近重要的神经、血管先行标记出来,以防针刀操作时损伤重要的神经、血管。

3. 口角歪斜的针刀治疗操作方法

第 1 次:采用后颈部针刀整体松解术,参照本书第七章第一节"颈椎病"T 形针刀整体松解术方法进行。

第 2 次:针刀松解头面部软组织的粘连和瘢痕。

（1）体位:仰卧位。

（2）体表定位:眼眶中点上缘,鼻翼外缘,口角外缘。

（3）消毒:常规消毒铺巾。

（4）麻醉:用 1% 利多卡因局部浸润麻醉,每个治疗点注药 1ml。

（5）刀具:Ⅰ型 4 号直形针刀。

（6）针刀操作(图 10-10)

1）第 1 支针刀松解右侧眼眶、额部周围软组织的粘连、瘢痕。从右侧眼眶中点上缘进针刀,刀口线与人体纵轴一致,针刀体与皮肤垂直,严格按四步进针刀规程进针刀,针刀经皮肤、皮下、筋膜达骨面,铲剥 2～3刀,范围 0.5cm。

2）第 2 支针刀松解左侧眼眶、额部周围软组织的粘连、瘢痕。从左侧眼眶中点上缘进针刀,刀口线与人体纵轴一致,针刀体与皮肤垂直,严

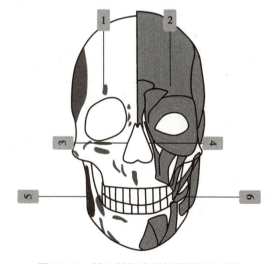

图 10-10　针刀松解头面部软组织示意图

格按四步进针刀规程进针刀,针刀经皮肤、皮下、筋膜达骨面,铲剥 2～3 刀,范围 0.5cm。

3）第 3 支针刀松解右侧鼻翼周围软组织的粘连、瘢痕。从右侧鼻翼外缘进针刀,刀口线与人体纵轴一致,针刀体与皮肤垂直,严格按四步进针刀规程进针刀,针刀经皮肤、皮下、筋膜达骨面,铲剥 2～3 刀,范围 0.5cm。

4）第 4 支针刀松解左侧鼻翼周围软组织的粘连、瘢痕。从左侧鼻翼外缘进针

刀,刀口线与人体纵轴一致,针刀体与皮肤垂直,严格按四步进针刀规程进针刀,针刀经皮肤、皮下、筋膜达骨面,铲剥 2~3 刀,范围 0.5cm。

5) 第 5 支针刀松解右侧口唇周围软组织的粘连、瘢痕,从右侧口角外缘处进针刀,刀口线与人体纵轴一致,针刀体与皮肤垂直,严格按四步进针刀规程进针刀,针刀经皮肤、皮下、筋膜,提插切开 2~3 刀,范围 0.5cm。

6) 第 6 支针刀松解左侧口唇周围软组织的粘连、瘢痕,从左侧口角外缘处进针刀,刀口线与人体纵轴一致,针刀体与皮肤垂直,严格按四步进针刀规程进针刀,针刀经皮肤、皮下、筋膜,提插切开 2~3 刀,范围 0.5cm。

7) 术毕,拔出针刀,局部压迫止血 3 分钟,创可贴覆盖针刀口。

(7) 注意事项:针刀松解时注意保护表皮层,不可刺开表皮。

【针刀术后手法】

在腰部行针刀治疗术毕,做腰部斜扳手法 1 次。在各关节行针刀治疗术毕,被动屈伸各关节 3 次。

## 学习小结

### 1. 学习内容

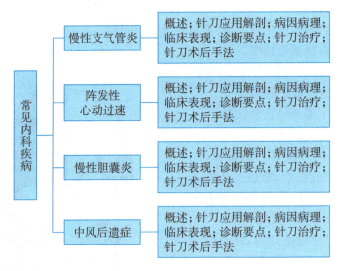

### 2. 学习方法

本章选择临床内科代表性疾病介绍针刀治疗思路体系,与当前现代医学对各疾病的治疗不存在违背之处。通过实践表明,针刀治疗侧重于调整相关内脏生物力失衡问题,为临床治疗内科各疾病提供新思路。通过针刀对脊柱阶段软组织在骨附着处的粘连、瘢痕和挛缩进行松解,从而调节连接内脏的软组织的力学平衡,恢复内脏的位置和功能。掌握针刀治疗慢性支气管炎、阵发性室上性心动过速、慢性胆囊炎的针刀松解术式,为以后临床实践打下良好基础。

(苟成钢)

### 复习思考题

1. 如何理解针刀治疗慢性内脏疾病的基本思路?

2. 慢性支气管炎的诊断要点有哪些?

3. 阵发性心动过速的临床表现和诊断要点有哪些?

4. 简述慢性胆囊炎的临床表现。

5. 简述针刀医学治疗中风后遗症的选点规律。

# 第十一章

# 常见妇科疾病

**学习目的**

通过本章学习,熟悉针刀诊治妇科常见病、多发病的原理,掌握针刀治疗乳腺囊性增生症、痛经及慢性盆腔炎的方法。

**学习要点**

熟悉乳腺囊性增生症、痛经及慢性盆腔炎的针刀应用解剖、病因病理、临床表现及诊断要点;掌握针刀治疗方法和针刀术后手法。

## 第一节 乳腺囊性增生症

【概述】

本病也称慢性囊性乳腺病(简称乳腺病),是乳腺间质的良性增生,它不是炎症,更不是肿瘤,而是机体对内分泌不平衡所起的生理性反应,是乳腺正常结构的错乱。临床表现为乳房胀痛、乳房肿块、月经失调及情志改变,是女性最常见的乳房疾病,其发病率占乳腺疾病的首位。

【针刀应用解剖】

女性乳房为哺育婴儿的器官,位于胸前壁浅筋膜内,约在第 2~6 肋之间,其深层为胸大肌、前锯肌、腹外斜肌筋膜、胸肌筋膜及腹直肌鞘上端的外面。乳房的中央有乳头,位于第 4 肋间隙或第 5 肋水平。乳头周围环形区皮肤的色泽较深,为乳晕。女性乳房主要由脂肪组织和乳腺构成(图 11-1)。

【病因病理】

乳腺囊性增生症是内分泌功能紊乱导致的乳腺增生,其本质是一种生理增生与复旧不全造成的乳腺结构紊乱疾病。情绪性损伤和药物性损伤(使用含性激素或影响性激素的药物),引起下丘脑-垂体-卵巢轴功能异常,导致调节人体的内分泌功能紊乱和乳腺软组织代谢障碍。针刀临床实践表明,乳腺囊性增生与胸腹部软组织产生粘连、瘢痕和挛缩有关,乳房局部解剖结构的力平衡失调,则影响乳腺代偿性增生,并形成肿块,影响乳房正常的生理功能。

笔记

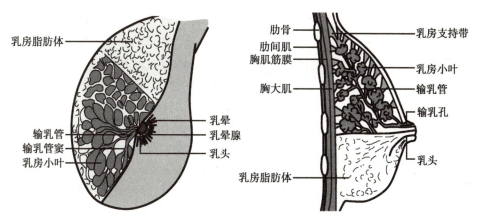

图 11-1　乳房解剖结构示意图

【临床表现】

1. 症状

（1）乳房胀痛：具有周期性,常于月经前期发生或加重,少数患者也可无周期性加重。

（2）乳房肿块：常为多发性,见于一侧或两侧。可较局限,或可分散于整个乳房,月经期后可减少或消失。

（3）约有 15% 的患者可见乳头溢液。

2. 体征　查体可见肿块呈结节状,大小不一,质韧而不硬,活动度好,但与周围组织分界不清楚。腋窝淋巴结不肿大。

【诊断要点】

1. 乳房有不同程度的胀痛、刺痛或隐痛,可放射至腋下、肩背部,与月经、情绪变化有相关性,连续 3 个月或间断疼痛 3~6 个月不缓解。

2. 一侧或两侧乳房发生单个或多个大小不等、形态多样的肿块,肿块可分散于整个乳房,与周围组织界限不清,与皮肤或深部组织不粘连,推之可动,可有触痛,可随情绪及月经周期的变化而消长,部分患者可有乳头溢液或瘙痒。

【针刀治疗】

1. 治疗原则　针刀治疗本病的关键在于将肿块包膜刺破,使肿块内容物进入组织间隙,人体将其作为异物吸收。需要注意的是针刀治疗前,必须对肿块做穿刺活检,以排除乳腺癌。

2. 操作方法

（1）体位：坐位。

（2）体表定位：乳腺肿块。

（3）消毒：常规消毒铺巾。

（4）麻醉：用 1% 利多卡因局部浸润麻醉,每个治疗点注药 1ml。

（5）刀具：Ⅰ型 4 号直形针刀。

（6）针刀操作（图 11-2）

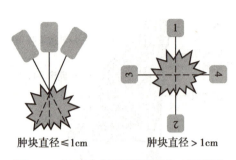

肿块直径≤1cm　　　肿块直径 > 1cm

图 11-2　针刀治疗乳腺囊性增生症示意图

1）乳腺肿块直径≤1cm 时,可用 1 支针刀以一点三孔方式切破肿块包膜。摸准肿块,用一手固定。针刀于 12 点定位点进针,刀口线与乳腺管方向一致,针刀体与皮肤呈 90°,严格按四步进针刀规程进针刀,针刀经过皮肤、皮下、筋膜,刺破囊壁,即有一落空感,此时,缓慢进针刀,在囊腔中做提插切开 2～3 刀,范围 0.5cm。当刀下再有一突破感时,即刺破对侧囊壁,退针刀到囊腔中,做扇形提插刀法切开 2～3 刀,以刺破对侧囊壁为准。

2）乳腺肿块直径>1cm 时,可用 4 支针刀分别切破肿块四周的包膜。摸准肿块,用一手固定。

第 1 支针刀于 12 点定位点进针,刀口线与乳腺管方向一致,针刀体与皮肤呈 90°,严格按四步进针刀规程进针刀,针刀经过皮肤达皮下组织,刺破囊壁,即有一落空感,此时,缓慢进针刀,在囊腔中提插切开 2～3 刀,范围 0.5cm。

第 2 支针刀于 6 点定位点进针,余操作同第 1 支针刀,并与第 1 支针刀会合。

第 3 支针刀于 9 点定位点进针,余操作同第 1 支针刀。

第 4 支针刀于 3 点定位点进针,余操作同第 1 支针刀,并与第 3 支针刀会合。

3）术毕,拔出针刀,局部压迫止血 3 分钟,创可贴覆盖针刀口。

（7）注意事项:针刀松解时注意保护表皮层,不可刺开表皮。

【针刀术后手法】

针刀术毕,用拇指揉按针刀治疗点 1 分钟。

# 第二节　痛　　经

【概述】

凡在经期前后或行经期出现下腹疼痛或其他不适,影响工作及生活者,称为痛经。痛经分为原发性及继发性两种。前者是生殖器官无器质性病变者,占痛经 90% 以上;后者是指由生殖器官器质性病变而致的痛经,本节主要叙述原发性痛经。

【针刀应用解剖】

子宫位于盆腔中部,膀胱与直肠之间,下端接阴道,两侧有卵巢和输卵管,子宫底在骨盆上口平面以下,子宫颈下端在坐骨棘平面以上,当膀胱空虚时,成年女性的子宫是前倾前屈位。子宫前方为膀胱子宫陷凹,后方为直肠子宫陷凹,是女性腹膜腔最低部位。子宫位置主要靠子宫韧带和骨盆骶肌来维持。阔韧带、圆韧带、主韧带、宫骶韧带是维持其稳定的主要韧带。子宫附属韧带对于悬吊、支持盆底的组织器官,如子宫、阴道、膀胱、直肠等具有重要作用。支配盆腔器官(子宫、直肠、膀胱)的交感神经和副交感神经分别来自第 10 胸椎～第 1 腰椎和第 2 骶椎～第 4 骶椎。第 10 胸椎～第 1 腰椎交感神经纤维形成上腹下丛,上腹下神经丛下行入盆,在子宫动静脉水平汇入来自骶 2～4 的副交感神经纤维,形成下腹下神经丛(盆丛),也称盆腔内脏神经,于宫颈旁分出子宫阴道丛、膀胱丛、直肠丛。子宫阴道丛位于宫颈及阴道上部两侧,主要经宫骶韧带进入宫颈旁组织。

【病因病理】

目前,普遍认为前列腺素、血管加压素、雌激素、催产素、钙离子及细胞因子、神经递质等增高是原发性痛经产生的重要因素,不仅引起子宫平滑肌收缩、痉挛,导致子宫血流量减少,同时还提高其周围神经对疼痛的敏感性。另因子宫颈狭窄使经血流出不畅,潴留宫腔,刺激子宫收缩也会引起痛经;子宫过倾和过屈的异常位置也会导致经血排出不畅,产生强烈痛经。这些表明,子宫附属韧带损伤或脊柱腰骶部软组织损伤产生的粘连、瘢痕和挛缩,都将导致盆腔脏器生物力学的失衡,既对经期及其前后子宫收缩带来不良影响,也会引起盆腔内脏神经的功能异常表达而出现腹痛等不适。

【临床表现】

下腹疼痛是痛经的主要症状,疼痛常于经前数小时开始,逐渐或迅速加剧,呈阵发性绞痛,持续时间长短不一,多于2~3日后缓解,严重者疼痛可放射到外阴、肛门、腰骶部,并伴有恶心、呕吐、腹痛、腹泻、头痛、烦躁、四肢厥冷、面色苍白等全身症状。

【诊断要点】

行经前后或月经期出现下腹疼痛、坠胀,伴腰酸或其他不适,严重影响生活和工作质量,经妇科检查(未婚者行肛诊)及B超检查生殖器官无明显器质性病变者,多发生于月经初潮后2~3年的青春期少女或未生育的年轻妇女。

【针刀治疗】

1. 治疗原则　针刀治疗本病重在改善腹部内脏解剖结构的力平衡失调,从实现途径上,需要松解腹部和腰段脊柱软组织的粘连、瘢痕,从而获得临床疗效。本疗法不适用于子宫器质性病变引起的痛经。

2. 操作方法

第1次:针刀整体松解腰段脊柱软组织的粘连和瘢痕。针刀手术方法参照本书第十章第四节"中风后遗症"第3次"口"字形针刀整体松解术。

第2次:针刀松解腹白线及腹肌的粘连和瘢痕。

(1)体位:仰卧位。

(2)体表定位:剑突顶点,耻骨联合点,双侧髂嵴中点。

(3)消毒:常规消毒铺巾。

(4)麻醉:用1%利多卡因局部浸润麻醉,每个治疗点注药1ml。

(5)刀具:Ⅰ型4号直形针刀。

(6)针刀操作(图11-3)

1)第1支针刀松解剑突部腹白线的粘连和瘢痕。在剑突顶点定位,刀口线与人体纵轴一致,严格按四步进针刀规程进针刀,针刀体与皮肤垂直。针刀经皮肤、皮下、筋膜,直达剑

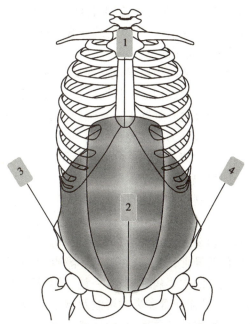

图11-3　针刀松解腹白线及腹肌示意图

突骨面,提插切开 2~3 刀,范围 0.5cm,然后调转刀口线 90°,向下铲剥 2~3 刀,范围 0.5cm。

2）第 2 支针刀松解耻骨联合部腹白线的粘连和瘢痕,在耻骨联合定位,刀口线与人体纵轴一致,严格按四步进针刀规程进针刀,针刀体与皮肤垂直。针刀经皮肤、皮下、筋膜,直达耻骨联合软骨骨面,提插切开 2~3 刀,范围 0.5cm,然后调转刀口线 90°,向上铲剥 2~3 刀,范围 0.5cm。

3）第 3 支针刀松解右侧腹肌在髂嵴中份止点的粘连和瘢痕。在右髂嵴中点定位,刀口线与人体纵轴一致,严格按四步进针刀规程进针刀,针刀体与皮肤垂直。针刀经皮肤、皮下、筋膜,直达髂嵴骨面,提插切开 2~3 刀,范围 0.5cm,然后调转刀口线 90°,沿髂嵴骨面铲剥 2~3 刀,范围 0.5cm,刀下有落空感时停止。

4）第 4 支针刀松解左侧腹肌在髂嵴中份止点的粘连和瘢痕。在左髂嵴中点定位,余操作同第 3 支针刀。

5）术毕,拔出针刀,局部压迫止血 3 分钟,创可贴覆盖针刀口。

(7) 注意事项:针刀松解腹白线及腹肌时,除了使用提插切开刀法,还必须调转刀口线 90°,沿骨面施行铲剥刀法,以达到彻底松解的目的。

【针刀术后手法】
主动弯腰伸腰 3 次。

## 第三节　慢性盆腔炎

【概述】
慢性盆腔炎是女性内生殖器及其周围结缔组织、盆腔腹膜的慢性炎症,是常见的生殖道感染性疾病,该病易反复发作,迁延难愈,严重影响女性的生殖健康。主要包括子宫内膜炎、输卵管炎、输卵管卵巢脓肿、盆腔结缔组织炎及盆腔腹膜炎等。轻者可无症状或轻微症状,临床以持续性腹痛、阴道分泌物增多、月经异常最常见。

【针刀应用解剖】
女性盆腔内生殖器包括卵巢、输卵管、子宫和阴道。子宫是由四对韧带、筋膜和盆底肌肉及其神经构成的复杂的盆底支持系统,其互相作用和支持,承托并保持子宫、膀胱和直肠等盆腔脏器于正常位置。现代解剖学对盆底结构分类更加精细,从垂直方向将盆底结构分为前盆腔、中盆腔和后盆腔。前盆腔包括阴道前壁、膀胱、尿道;中盆腔包括阴道顶部、子宫;后盆腔包括阴道后壁、直肠。

【病因病理】
慢性盆腔炎病因有:①患者大多数为急性盆腔炎未能彻底治疗;②外生殖器炎症向上蔓延;③邻近器官炎症或身体其他部位的感染传播;④经期卫生防护不足,病原菌侵入后容易滋生。另与患者劳累、精神因素也有一定关系。临床研究发现,由于盆腔脏器位置异常,导致盆腔微循环障碍,亦可引起慢性盆腔炎反复发作而不易治愈。慢性盆腔炎的主要病理表现:一是一侧或双侧慢性输卵管炎与输卵管积水,与周围组织粘连;二是输卵管发炎时可波及卵巢,输卵管与卵巢相互粘连形成炎性肿块,或输卵管伞端与卵巢粘连并贯通,液体渗出形成输卵管、卵巢囊肿;三是盆腔炎症蔓延至宫骶韧带处,使纤维组织增生、变硬。若蔓延范围广泛,可使子宫固定,宫旁组织增厚。

【临床表现】

慢性盆腔炎患者的全身症状多不明显,有时仅有低热,容易疲倦,当抵抗力下降时,常伴有急性或亚急性发作。一般患者表现为下腹坠胀疼痛,腰骶部酸痛,在劳累、性生活后和经期加剧;也多伴月经不调,白带增多;久病可致不孕。

【诊断要点】

1. 病史　多有急性盆腔炎病史。

2. 症状　下腹坠胀,腰骶部酸痛,常在劳累、性交后、排便时及月经前后加重。可伴有低热、月经过多和白带增多。

3. 体征　子宫常呈后位,活动受限或粘连固定;输卵管炎时在子宫一侧或两侧可触及条索状物,并有轻度压痛;盆腔结缔组织发炎时,子宫一侧或两侧有片状增厚、压痛,或在子宫一侧或两侧摸到包块。

4. 辅助检查

（1）血常规:若有炎性肿块形成,可有白细胞或中性粒细胞轻度增高。

（2）B 超检查:可探及附件炎性肿块、输卵管增粗或积液。

【针刀治疗】

1. 治疗原则　针刀治疗本病重在调节腹部和腰骶段脊柱的力平衡失调,改善盆腔微循环,提高免疫力。

2. 操作方法

第 1 次:针刀整体松解腰段脊柱软组织的粘连、瘢痕。针刀手术方法参照本书第十章第四节"中风后遗症"第 3 次"口"字形针刀整体松解术。

第 2 次:针刀松解骶髂部软组织的粘连和瘢痕。

（1）体位:俯卧位。

（2）体表定位:髂后上棘,骶骨第 2 棘突结节,骶骨尖上 1cm。

（3）消毒:常规消毒铺巾。

（4）麻醉:用 1% 利多卡因局部浸润麻醉,每个治疗点注药 1ml。

（5）刀具:Ⅰ型 4 号直形针刀。

（6）针刀操作(图 11-4)

1）第 1 支针刀松解左侧骶结节韧带及竖脊肌起点处的粘连和瘢痕。在左侧髂后上棘定位,刀口线与脊柱纵轴平行,针刀体与皮肤垂直,严格按四步进针刀规程进针刀,针刀经皮肤、皮下组织、筋膜、肌肉,直达髂后上棘骨面,提插切开 2~3 刀,范围0.5cm,调转刀口线 90°,在骨面上向上铲剥 2~3 刀,范围 0.5cm。

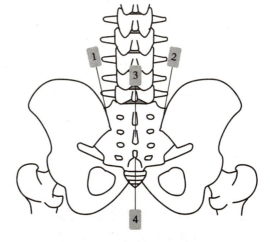

图 11-4　针刀松解骶部软组织

2）第 2 支针刀松解右侧骶结节韧带和竖脊肌起点处的粘连和瘢痕。在右侧髂后上棘定位,余操作同第 1 支针刀。

3）第 3 支针刀松解骶髂后韧带和竖脊肌起点处的粘连和瘢痕。在骶骨第 2 棘突

213

结节定位,刀口线与脊柱纵轴平行,针刀体与皮肤垂直,严格按四步进针刀规程进针刀,针刀经皮肤、皮下组织、筋膜、肌肉,直达骨面,提插切开 2~3 刀,范围 0.5cm,沿棘突结节分别向左右铲剥 2~3 刀,范围 0.5cm。

4)第 4 支针刀松解骶尾后韧带和竖脊肌起点处的粘连和瘢痕。在骶骨尖上 1cm 处定位,刀口线与脊柱纵轴平行,针刀体与皮肤垂直,严格按四步进针刀规程进针刀,针刀经皮肤、皮下组织、筋膜、肌肉,直达骨面,提插切开 2~3 刀,范围 0.5cm,调转刀口线 90°,沿棘突结节骨面分别向左右铲剥 2~3 刀,范围 0.5cm。

5)术毕,拔出针刀,局部压迫止血 3 分钟,创可贴覆盖针刀口。

(7)注意事项:针刀松解骶髂部软组织时,要先标记骶后孔和骶管裂孔的位置,避免针刀刺入骶后孔和骶管裂孔中。

【针刀术后手法】

1. 如属于相关椎体位移,针刀术后立即进行腰部斜扳法治疗。

2. 如属于脊柱区带软组织损伤者,针刀术后在各个进针点处指压 20 秒,以促进局部的微循环。

## 学习小结

### 1. 学习内容

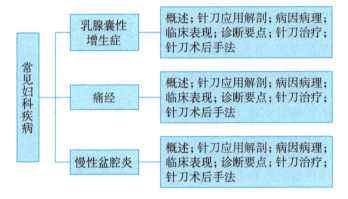

### 2. 学习方法

在临床诊治过程中,需注意在明确诊断的前提下施术,排除恶性肿瘤或器质性病变等因素,以免漏诊误诊,延误病情。同时,可根据实际病情,酌情配合一些对症药物进行治疗。

(方 芳)

### 复习思考题

1. 简述乳腺囊性增生症的针刀治疗操作要点。
2. 简述痛经的针刀治疗原则及操作方法。
3. 简述慢性盆腔炎的针刀治疗原则及操作方法。

# 第十二章

# 常见儿科疾病

## 第一节　先天性斜颈

【概述】

小儿先天性斜颈是一侧胸锁乳突肌发生纤维性挛缩后导致的畸形。一般认为发病原因是一侧胸锁乳突肌在难产时受伤,发生出血、机化,以致纤维变性后引起该肌挛缩。

【针刀应用解剖】

详见本教材第五章第四节"胸锁乳突肌肌腱炎"及第七章第一节"颈椎病"的针刀应用解剖相关内容。

【病因病理】

肌性斜颈的直接原因是胸锁乳突肌纤维化,导致肌肉挛缩和变短,但引起此肌纤维化的真正原因尚不清楚。可能与下列因素有关:①婴儿出生时,母亲子宫内压力异常或宫内胎位不正。②先天性胸锁乳突肌发育不良,分娩时易被损伤。③臀位生产者,一侧胸锁乳突肌因产伤致出血,形成血肿后机化,继而挛缩。④胸锁乳突肌因产伤引起无菌性炎症。⑤约有 1/5 的小儿有明确的家族史,可能同遗传有关。临床研究发现,初期肌性斜颈如得不到有效治疗,进一步发展会引起脊柱不同程度侧弯,从而加重颈部力平衡失调,造成临床难治状态。

【临床表现】

婴儿出生后,在一侧胸锁乳突肌内可摸到梭形的肿块,质硬而较固定。3~4个月后,肿块逐渐消失而发生挛缩,出现斜颈(但亦有部分患儿由于病情较轻,不发生显著挛缩,亦无畸形出现)。到1周岁左右,斜颈畸形更为明显,头部向一侧倾斜,下颌转向健侧。如勉强将头摆正,可见胸锁乳突肌紧张而突出于皮下,形如硬索。在发育过程中脸部逐渐不对称,健侧饱满,患侧短小,颈椎侧凸,头部运动受限制。若不及时治疗,畸形可随年龄的增长而加重。

【诊断要点】

1. 畸形表现为头颈倾向患侧,而脸转向对侧并后仰。

2. 新生儿胸锁乳突肌挛缩可触及梭形纤维肿块,肿块可在胸锁乳突肌内自行消退,胸锁乳突肌变短并挛缩。随年龄增长上述畸形加重,而且邻近器官产生继发畸形。

3. 头面五官不对称,如双眼不在同一水平,甚至大小不等,患侧颅骨发育扁平而小,颈胸椎出现代偿侧弯,双肩不平等一系列畸形。

4. 与其他原因所致的斜颈相鉴别。如应注意排除骨关节疾患或损伤所致的斜颈,通过 X 线片排除先天性颈椎畸形、颈椎半脱位、高肩胛症、颈椎外伤、结核、类风湿关节炎等。亦应排除肌炎、淋巴结炎、眼病引起的斜颈,某些神经性疾患和痉挛性斜颈,以及姿势异常等引起的斜颈。

【针刀治疗】

1. 治疗原则　针刀治疗本病重在松解颈部软组织的粘连、瘢痕,胸锁乳突肌起止点、胸锁乳突肌肌腹部的粘连、瘢痕、挛缩,使胸锁乳突肌的力学平衡得到恢复,达到缓解疼痛,恢复其功能的效果,从而治愈该病。

2. 操作方法

第 1 次:针刀松解颈部软组织的粘连和瘢痕。参照本书第七章第一节"颈椎病"T形针刀整体松解术。

第 2 次:针刀整体松解胸锁乳突肌起止点及肌腹中的粘连、瘢痕。

(1)体位:侧卧位,头偏向对侧。

(2)体表定位:胸骨柄前面,锁骨中内 1/3 上缘,颞骨乳突,胸锁乳突肌肌腹部。

(3)消毒:常规消毒铺巾。

(4)麻醉:用 0.5% 利多卡因局部浸润麻醉,每个治疗点注药 1ml。

(5)刀具:Ⅰ型 4 号直形针刀。

(6)针刀操作:以右侧胸锁乳突肌为例(图 12-1)。

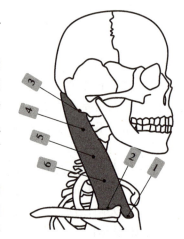

图 12-1　针刀松解胸锁乳突肌示意图

1)第 1 支针刀松解胸锁乳突肌胸骨头起点的粘连、瘢痕。在胸骨柄前面定点,刀口线与胸锁乳突肌肌纤维方向一致,针刀体与皮肤垂直,严格按四步进针刀规程进针刀,针刀经皮肤、皮下筋膜达胸骨肌肉起点处,调转刀口线 90°,与胸锁乳突肌肌纤维方向垂直,在骨面上向内铲剥 2~3 刀,范围 0.5cm。

2)第 2 支针刀松解胸锁乳突肌锁骨部起点的粘连和瘢痕。在锁骨中内 1/3 上缘定点,刀口线与胸锁乳突肌肌纤维方向一致,针刀体与皮肤呈 90°,严格按四步进针刀规程进针刀,针刀经皮肤、皮下、筋膜达胸锁乳突肌锁骨起点处,调转刀口线 90°,与胸锁乳突肌肌纤维方向垂直,在骨面上向内铲剥 2~3 刀,范围 0.5cm。

3)第 3 支针刀松解胸锁乳突肌止点的粘连、瘢痕。在颞骨乳突定点,刀口线与

笔记

胸锁乳突肌肌纤维方向一致,针刀体与枕骨面呈90°,严格按四步进针刀规程进针刀,针刀经皮肤、皮下、筋膜达乳突骨面后,调转刀口线90°,在乳突骨面上向乳突尖方向铲剥2~3刀,范围0.5cm。

4)第4支针刀松解肌腹部中、上1/3交界点处的粘连和瘢痕。在胸锁乳突肌肌腹部中、上1/3交界点处定位,刀口线与胸锁乳突肌肌纤维方向一致,针刀体与皮肤呈90°,严格按四步进针刀规程进针刀,针刀经皮肤、皮下、筋膜有一落空感,再刺入肌肉内,纵横分离2~3刀,范围0.5cm。

5)第5支针刀松解肌腹部中点的粘连和瘢痕。在胸锁乳突肌肌腹部中点定位,针刀操作方法与第4支针刀相同。

6)第6支针刀松解肌腹部中、下1/3交界点处的粘连和瘢痕。在胸锁乳突肌肌腹中、下1/3交界点处定位,针刀操作方法与第4支针刀相同。

7)术毕,拔出针刀,局部压迫止血3分钟,创可贴覆盖针刀口。

(7)注意事项:在做肌腹部针刀松解时,应注意不要损伤胸锁乳突肌中段周围的血管和神经。具体方法是在针刀定位时,用记号笔标出颈动脉及其分支和副神经等的体表投影。用手指按压锁骨上窝,可显露颈外静脉。针刀松解时避开血管和神经。

【针刀术后手法】

1. 针刀治疗后当即使用分筋、理筋手法及肌肉抗阻力牵拉。

2. 针刀术后采用传统的推拿按摩手法为主,目的是帮助肌肉恢复血液循环,解除硬结,增加弹性。

# 第二节　痉挛性脑瘫

【概述】

脑性瘫痪简称为脑瘫,是自受孕开始到婴儿期非进行性脑损伤和发育缺陷所导致的综合征,主要表现为运动障碍和姿势异常。痉挛性脑瘫患者占脑瘫的60%~70%。病变波及锥体束系统,引起肌张力增高,肢体畸形,关节功能障碍,严重影响了患者的生活质量。

【针刀应用解剖】

本节涉及全身多部位解剖结构,详见本教材其他章节针刀应用解剖相关内容。

【病因病理】

痉挛性脑瘫是由于自受孕开始到婴儿期非进行性脑损伤,造成痉挛性的中枢性瘫痪。可由产前、产时和产后各种原因引起。脑瘫患者的运动障碍及姿势异常是进展性的,这是由于在各种原因作用下,肢体的软组织呈长期、慢性损伤,引起肌肉、韧带、关节囊和筋膜的粘连、瘢痕和挛缩,关节力学传导异常,最终导致头部、脊柱以及四肢部生物力平衡失调,出现关节畸形、步态异常等临床症状。

【临床表现】

痉挛型脑瘫的临床表现主要是肌张力增强、腱反射亢进、踝阵挛和巴宾斯基征阳性。又由于屈肌的张力通常比伸肌群的张力高,而出现屈、伸肌力不平衡,出现特有的姿态与肢体畸形;患者走路的步态也由于屈肌张力增高、严重痉挛之故而表现其独特步态。损伤部位主要在大脑皮质运动区和锥体束。

1. 肌张力增强　肌张力过高是脑性瘫痪的重要表现,我们根据检查时肢体痉挛产生的阻力,可分为三级:重度痉挛、中度痉挛和轻度痉挛。

2. 姿势异常

(1) 上肢异常姿态:只有较严重的上肢痉挛性瘫痪时,才能出现异常姿态,由于胸大肌、肱二头肌、旋前圆肌、腕屈肌、拇收肌、屈指肌等张力高于伸肌,使患肢出现肩关节内收、屈肘、前臂旋前、屈腕、拇收、屈指握拳等姿态。

(2) 下肢常见痉挛的肌群:小腿三头肌挛缩;髋部屈肌群(髂腰肌、股直肌、缝匠肌、阔筋膜张肌)挛缩;内收肌群(大收肌、长收肌、短收肌、股薄肌、耻骨肌)挛缩。

(3) 站立姿态:严重的双下肢痉挛性脑瘫往往不能独立站立,需要依靠扶持或靠墙站立,此时上身呈前倾、屈髋、屈膝、双足交叉足跟不能着地的典型姿态。根据病情程度,上述畸形或轻或重。

3. 步态异常　为了缓解小腿三头肌的挛缩,足尖着地后足跟抬起,足趾伸肌收缩,足趾呈鹅头状行走。开始着地时,整个足底、膝关节保持屈曲状态以缓解痉挛,当向前跨越伸膝时足跟立即抬起,用前足支撑移动健肢,重心在距骨头。

4. 锥体束损害特有反射　巴宾斯基征阳性、霍夫曼征阳性。

5. 腱反射阵挛　腱反射出现阵挛表现也是锥体束损害类脑性瘫痪的体征之一,通常以踝阵挛出现率最高,其次是髌阵挛,腕阵挛也偶尔见到。

【诊断要点】

1. 引起脑瘫的脑损伤为非进行性。

2. 引起运动障碍的病变部位在脑部。

3. 症状在婴儿期出现。

4. 可合并智力障碍、癫痫、感觉障碍、交流障碍、行为异常及其他异常。

5. 除外进行性疾病所致的中枢性运动障碍及正常儿暂时性运动发育迟缓。

痉挛性脑瘫的诊断要符合上述脑瘫的诊断要点,还应具有肌张力增高和肢体畸形的临床特点才可以确诊。

【针刀治疗】

1. 治疗原则　针刀治疗本病的关键点在于松解脊柱及四肢关节周围软组织的粘连、瘢痕、挛缩,调节关节异常应力,从而有效矫正畸形及挛缩。

2. 操作方法

第1次:腰部"口"字形针刀整体松解术。参照第十章第四节"中风后遗症"的第3次针刀松解方法进行。

第2次:针刀松解胸腰筋膜。参照第七章第二节"腰椎间盘突出症"的第2次针刀松解方法进行。

第3次:针刀松解髋关节内收肌群。

(1) 体位:仰卧位。

(2) 体表定位:耻骨梳,耻骨结节,耻骨下支,大腿上段内侧股骨肌线,大腿中上段股骨粗线,大腿中段股骨粗线,大腿中下段收肌结节。

(3) 消毒:常规消毒铺巾。

(4) 麻醉:用0.5%利多卡因局部浸润麻醉,每个治疗点注药1ml。

(5) 刀具:Ⅰ型4号弧形针刀和直形针刀。

（6）针刀操作（图 12-2）

1）第 1 支针刀松解耻骨肌起点，使用Ⅰ型 4 号弧形针刀，在耻骨梳处定点，刀口线与耻骨肌纤维方向一致，针刀体与皮肤垂直，严格按四步进针刀规程进针刀，针刀经皮肤、皮下、筋膜达肌肉起点处，调转刀口线 90°，与肌纤维方向垂直，在骨面上向内铲剥 2~3 刀，范围 0.5cm。

2）第 2 支针刀松解长收肌起点，使用Ⅰ型 4 号弧形针刀，在耻骨结节处定点，刀口线与该肌肌纤维方向一致，针刀体与皮肤垂直，严格按四步进针刀规程进针刀，针刀经皮肤、皮下、筋膜达肌肉起点处，调转刀口线 90°，与肌纤维方向垂直，在骨面上向内铲剥 2~3 刀，范围 0.5cm。

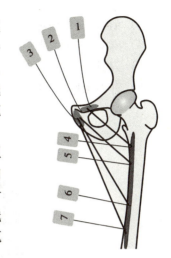

图 12-2　针刀松解内收肌群示意图

3）第 3 支针刀松解大收肌、短收肌和股薄肌起点，使用Ⅰ型 4 号弧形针刀，在耻骨下支处定点，刀口线与三肌肌纤维方向一致，针刀体与皮肤垂直，严格按四步进针刀规程进针刀，针刀经皮肤、皮下、筋膜达肌肉起点处，调转刀口线 90°，与肌纤维方向垂直，在骨面上铲剥 2~3 刀，范围 0.5cm。

4）第 4 支针刀松解耻骨肌止点，使用Ⅰ型 4 号直形针刀，在大腿上段内侧股骨肌线处定点，刀口线与下肢纵轴方向一致，针刀体与皮肤垂直，严格按四步进针刀规程进针刀，针刀经皮肤、皮下、筋膜达肌肉在股骨的止点处，贴骨面向内下铲剥 2~3 刀，范围 0.5cm。

5）第 5 支针刀松解短收肌止点，使用Ⅰ型 4 号直形针刀，在大腿中上段股骨粗线处定点，刀口线与下肢纵轴方向一致，针刀体与皮肤垂直，严格按四步进针刀规程进针刀，针刀经皮肤、皮下、筋膜达肌肉在股骨的止点处，贴骨面向内下铲剥 2~3 刀，范围 0.5cm。

6）第 6 支针刀松解长收肌止点，使用Ⅰ型 4 号直形针刀，在大腿中段股骨粗线处定点，刀口线与下肢纵轴方向一致，针刀体与皮肤垂直，严格按四步进针刀规程进针刀，针刀经皮肤、皮下、筋膜达肌肉在股骨的止点处，贴骨面向内下铲剥 2~3 刀，范围 0.5cm。

7）第 7 支针刀松解大收肌止点，使用Ⅰ型 4 号直形针刀，在大腿中下段收肌结节处定点，刀口线与下肢纵轴方向一致，针刀体与皮肤垂直，严格按四步进针刀规程进针刀，针刀经皮肤、皮下、筋膜达肌肉在股骨的止点处，贴骨面向内下铲剥 2~3 刀，范围 0.5cm。

8）术毕，拔出针刀，局部压迫止血 3 分钟，创可贴覆盖针刀口。

（7）注意事项：针刀松解耻骨周围的软组织时，必须遵循四步进针刀规程，针刀加压分离至骨面时再刺入，紧贴骨面施行刀法。

第 4 次：针刀松解髂胫束的粘连和瘢痕。

（1）体位：健侧卧位，患侧在上。

（2）体表定位：髂嵴上髂前上棘后 2cm，髂嵴最高点，髂嵴最高点向后 2cm，大腿外侧。

（3）消毒：常规消毒铺巾。

（4）麻醉：用1%利多卡因局部浸润麻醉，每个治疗点注药1ml。

（5）刀具：Ⅰ型3号、4号直形针刀。

（6）针刀操作（图12-3）

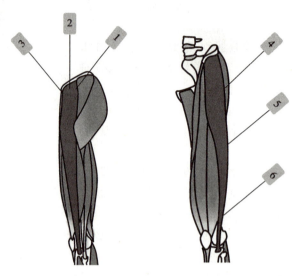

图 12-3　针刀松解髂胫束示意图

1）第1支针刀松解髂胫束浅层附着区前部的粘连和瘢痕。在髂前上棘后2cm处定位。刀口线与髂胫束走行方向一致，针刀体与皮肤垂直，严格按四步进针刀规程进针刀，针刀经皮肤、皮下组织，达髂嵴前部髂胫束浅层附着区前部骨面，调转刀口线90°，在髂骨翼骨面上向下铲剥2~3刀，范围0.5cm。

2）第2支针刀松解髂胫束浅层附着区中部的粘连和瘢痕。在髂嵴最高点定位。刀口线与髂胫束走行方向一致，针刀体与皮肤垂直，严格按四步进针刀规程进针刀，针刀经皮肤、皮下组织，达髂嵴髂胫束浅层附着区中部骨面，调转刀口线90°，在髂骨翼骨面上向下铲剥2~3刀，范围0.5cm。

3）第3支针刀松解髂胫束浅层附着区后部的粘连和瘢痕。在髂嵴最高点向后2cm处定位。刀口线与髂胫束走行方向一致，针刀体与皮肤垂直，严格按四步进针刀规程进针刀，针刀经皮肤、皮下组织，达髂嵴髂胫束浅层附着区后部骨面，调转刀口线90°，在髂骨翼骨面上向下铲剥2~3刀，范围0.5cm。

4）第4支针刀松解髂胫束上段的粘连和瘢痕。在大腿外侧上段定位。刀口线与髂胫束走行方向一致，针刀体与皮肤垂直，严格按四步进针刀规程进针刀，针刀经皮肤、皮下组织，当刀下有韧性感时，即到达髂胫束，再向内刺入1cm，提插切开2~3刀，范围0.5cm。

5）第5支针刀松解髂胫束中段的粘连和瘢痕。在大腿外侧中段定位。余操作同第4支针刀。

6）第6支针刀松解髂胫束下段的粘连和瘢痕。在大腿外侧下段定位。余操作同第4支针刀。

7）术毕，拔出针刀，局部压迫止血3分钟，创可贴覆盖针刀口。

（7）注意事项：针刀松解髂胫束时，进针刀不可过深。

第5次：针刀松解腓肠肌与比目鱼肌内外侧缘之间的纵行粘连、瘢痕。参照第六章第十三节"慢性跟腱炎"的第2次针刀松解方法进行。

第6次：针刀松解跟腱周围的粘连、瘢痕。参照第六章第十三节"慢性跟腱炎"的第1次针刀松解方法进行。

第7次：针刀松解三角韧带及其周围的粘连、瘢痕。参照第八章第三节"踝关节强直"的第1次针刀松解方法进行。

第8次：针刀松解踝关节外侧关节囊、相关韧带及其周围的粘连、瘢痕。参照第八章第三节"踝关节强直"的第2次针刀松解方法进行。

第9次：针刀松解腓骨长肌、腓骨短肌的粘连、瘢痕。

（1）体位：仰卧位。

（2）体表定位：腓骨头外下3cm，外踝后方扪到腓骨长、短肌腱硬结处定点，腓骨中下1/3外侧。

（3）消毒：常规消毒铺巾。

（4）麻醉：用1%利多卡因局部浸润麻醉，每个治疗点注药1ml。

（5）刀具：Ⅰ型4号直形针刀。

（6）针刀操作（图12-4）

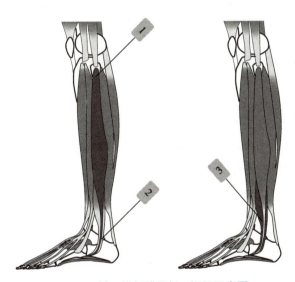

图12-4 针刀松解腓骨长、短肌示意图

1）第1支针刀松解腓骨长肌起点处的粘连、瘢痕。在腓骨头外下3cm处定点，针刀体与皮肤垂直，刀口线与小腿纵轴平行，严格按四步进针刀规程进针刀，针刀经皮肤、皮下组织达腓骨骨面，向下铲剥2~3刀，范围0.5cm。

2）第2支针刀松解腓骨长、短肌腱的粘连、瘢痕。在外踝后方扪到腓骨长、短肌腱硬结处定点，针刀体与皮肤垂直，刀口线与小腿纵轴平行，严格按四步进针刀规程进针刀，针刀经皮肤、皮下组织，仔细寻找到腓骨长、短肌腱之间的间隙后，纵横分离2~3刀，范围0.5cm。

3）第3支针刀松解腓骨短肌起点处的粘连、瘢痕。在腓骨中下 1/3 外侧定点,针刀体与皮肤垂直,刀口线与小腿纵轴平行,严格按四步进针刀规程进针刀,针刀经皮肤、皮下组织达腓骨骨面,向上铲剥 2~3 刀,范围 0.5cm。

4）术毕,拔出针刀,局部压迫止血 3 分钟,创可贴覆盖针刀口。

（7）注意事项:第2支针刀松解腓骨长、短肌腱的粘连、瘢痕时,需注意当针刀不同程度刺入皮肤、皮下组织后,针刀刃端向前后摆动,寻找两肌腱的间隙,再进行针刀操作,不能做提插切开刀法,否则可能切断肌腱,引起医疗事故。

【针刀术后手法】

针刀术后做所有针刀治疗关节的被动屈伸各 3 次,腰部加斜扳手法。

## 学习小结

### 1. 学习内容

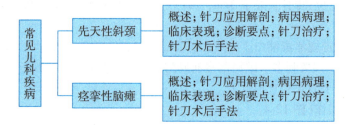

### 2. 学习方法

本章以小儿肌性斜颈、痉挛性脑瘫为例,重点介绍了病因病理、诊断要点和针刀治疗。掌握本章疾病的病因病理知识有助于设计合理的针刀松解术式。

(周建斌)

## 复习思考题

1. 简述先天性斜颈的针刀应用解剖、诊断要点和针刀治疗的关键操作。
2. 简述痉挛性脑瘫的针刀应用解剖、诊断要点和针刀治疗的关键操作。

# 第十三章

# 常见五官科疾病

## 第一节　颞下颌关节紊乱综合征

【概述】

本病是口腔颌面部常见的疾病,主要临床表现为关节区疼痛、运动时关节弹响、下颌运动障碍等,多数属关节功能失调;但极少数病例也可发生器质性改变。本病因器质性病变导致长期开口困难或完全不能开口者,称为颞下颌关节强直。

【针刀应用解剖】

1. 颞下颌关节软组织

(1)颞下颌韧带:起于颧弓和上颌结节,止于髁突颈部外侧和后缘。

(2)茎突下颌韧带:起于茎突,止于下颌角和下颌支后缘。

(3)咬肌:起自颧弓的下缘和内面,止于咬肌粗隆(图 13-1)。

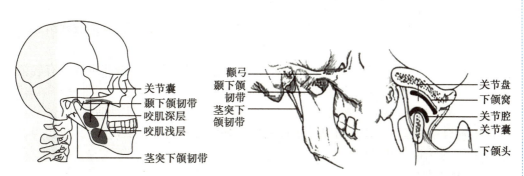

关节囊
颞下颌韧带
咬肌深层
咬肌浅层
茎突下颌韧带

颧弓
颞下颌韧带
茎突下颌韧带

关节盘
下颌窝
关节腔
关节囊
下颌头

图 13-1　颞下颌关节解剖示意图

笔记

223

2. 关节 颞下颌关节位于颅骨与下颌骨之间,分左右两侧,为双侧联动的铰链关节。由下颌骨髁突、颞骨关节面、居于二者之间的关节盘、关节周围的关节囊和关节韧带(颞下颌韧带、蝶下颌韧带、茎突下颌韧带)所组成。关节囊松弛,上方附着于下颌窝和关节结节的周围,下方附着于下颌颈,囊外有从颧弓根部至下颌颈的外侧韧带予以加强。囊内有纤维软骨构成的关节盘,关节盘呈椭圆形,上面如鞍状,前凹后凸,与关节结节和下颌窝的形状相对应。盘的周缘与关节囊相接,将关节腔分成上、下两部。关节囊的前部较薄弱,因此,下颌关节易向前脱位。

【病因病理】

颞下颌关节紊乱综合征主要是由精神、发育、疾病、创伤、局部结构异常等造成颞下颌关节发生病理改变,即关节周围肌肉或神经发生炎症、上下颌失调、力学改变、颈部小关节紊乱等,进而使关节内部的协调运动变差、疼痛产生,在下颌大角度运动时,如哈欠、大笑、咀嚼等还可能导致疼痛放射到下颌角、颜部、后颈部及眼眶周围,病情严重时会对患者的语言功能造成影响。

【临床表现】

1. 关节内紊乱

(1) 开口困难:主要表现为进行性开口困难或完全不能开口,病史较长,一般在数年以上。

(2) 面下部发育障碍畸形:多发生在儿童,一般随年龄的增长而日益明显,表现为面容两侧不对称,患侧丰满,健侧平坦,颏部偏向患侧;严重者可引起阻塞性睡眠呼吸暂停综合征。

(3) 咬合关系错乱:下颌骨发育障碍造成上下颌间垂直距离变短,牙弓变小而狭窄,造成咬合关系紊乱,下颌磨牙向舌侧倾斜,上颌磨牙向唇侧倾斜。

(4) 髁状突活动减弱或消失:用两手小指末端放在两侧外耳道内,拇指放在颧骨部做固定,请患者做开闭口运动和侧方运动来查明髁状突有无活动度。

(5) X线检查:在关节侧位 X 线片上,可见关节间隙模糊,关节结节、关节窝及髁状突骨密质有不规则破坏。

2. 关节外紊乱

(1) 开口困难:关节外强直的主要症状也是不同程度的开口困难或完全不能开口。在询问病史时,常有因坏疽性口炎引起的口腔溃烂史,或上下颌骨损伤史,或大剂量放射治疗等病史。

(2) 口腔或颌面部瘢痕挛缩或缺损畸形:由坏疽性口炎引起者,常伴有软组织缺损畸形,牙排列错乱。

(3) 髁状突活动减弱或消失:多数挛缩的瘢痕有伸缩性,患侧髁状突尚可有轻微活动;如颌间瘢痕已骨化,呈骨性强直时,则髁状突的活动也可消失。

(4) X线检查:在关节侧位 X 线片上,髁状突、关节窝和关节间隙清楚可见。

3. 混合性紊乱 临床上可见关节内和关节外强直同时存在的病例,其症状为二者的综合,称为混合型强直。

【诊断要点】

1. 关节内紊乱

(1) 开口困难:关节内强直的主要症状是进行性开口困难或完全不能开口,病史较长,一般在数年以上。纤维性强直一般可有一定的开口度,而骨性强直则完全不能开口。

（2）下颌畸形面容。

（3）咬合关系错乱。

（4）X 线检查可明确分型。

2. 关节外紊乱

（1）开口困难:关节外强直的主要症状也是不同程度的开口困难或完全不能开口。

（2）口腔或颌面部瘢痕挛缩或缺损畸形。

（3）髁状突活动减弱或消失。

（4）X 线检查可明确诊断。

3. 混合性紊乱　关节内和关节外强直同时存在。

【针刀治疗】

1. 治疗原则　针刀治疗本病重点松解两侧下颌骨咬肌粗隆及咬肌肌腹的硬结,颞下颌关节囊和韧带的粘连、瘢痕,达到缓解疼痛及恢复颞下颌关节运动功能的效果。

2. 操作方法

第 1 次:针刀松解两侧咬肌的粘连瘢痕和挛缩。

（1）体位:仰卧仰头位,闭口。

（2）体表定位:颧弓的下缘和内面,下颌骨咬肌粗隆及咬肌肌腹的硬结条索。

（3）消毒:常规消毒铺巾。

（4）麻醉:用 1% 利多卡因局部浸润麻醉,每个治疗点注药 1ml。

（5）刀具:Ⅰ型 4 号弧形针刀。

（6）针刀操作:以右侧咬肌为例(图 13-2)。

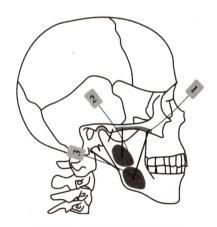

1）第 1 支针刀松解右侧咬肌起点的粘连和瘢痕。在颧弓的下缘定点,刀口线与人体纵轴方向平行,针刀体与皮肤垂直,严格按四步进针刀规程进针刀,针刀经皮肤、皮下组织,直达骨面,提插切开 2~3 刀,范围 0.5cm,然后调转刀口线 90°,沿骨面向下铲剥 3 刀,范围 0.5cm。

2）第 2 支针刀松解右侧咬肌止点及行径路线的粘连和瘢痕。在下颌骨咬肌粗隆定点,刀口线与人体纵轴方向平行,针刀体与皮肤垂直,严格按四步进针刀规程进针刀,针刀经皮

**图 13-2　针刀松解咬肌示意图**

肤、皮下组织,直达骨面,提插切开 2~3 刀,范围 0.5cm,然后,调转刀口线 90°,沿骨面向下铲剥 3 刀,范围 0.5cm。

3）第 3 支针刀松解右侧咬肌肌腹的粘连和瘢痕。在颧弓咬肌肌腹硬结条索处定点,刀口线与人体纵轴方向平行,针刀体与皮肤垂直,严格按四步进针刀规程进针刀,针刀经皮肤、皮下组织,到达咬肌肌腹硬结条索处,纵横分离 2~3 刀,范围 0.5cm。

4）术毕,拔出针刀,局部压迫止血 3 分钟,创可贴覆盖针刀口。

（7）注意事项：针刀松解颞下颌关节时，要注意保护面部神经和血管，在定点时要先将面神经和面动脉的行径路线标记出来。

第2次：针刀松解两侧颞下颌关节囊及韧带的粘连、瘢痕和挛缩。

（1）体位：仰卧仰头位，张口。

（2）体表定位：张口触摸到颞下颌关节凹陷两侧的骨突定点。

（3）消毒：常规消毒铺巾。

（4）麻醉：用1%利多卡因局部浸润麻醉，每个治疗点注药1ml。

（5）刀具：Ⅰ型4号弧形针刀。

（6）针刀操作：以右侧为例（图13-3）。

1）第1支针刀松解右侧颞下颌关节囊颞骨起点处的粘连和瘢痕。张口触摸到颞下颌关节凹陷上缘颞骨关节窝定点，刀口线与人体纵轴方向平行，针刀体与皮肤垂直，严格按四步进针刀规程进针刀，针刀经皮肤、皮下组织，直达颞骨骨面，提插切开2~3刀，范围0.5cm，然后调转刀口线90°，沿骨面向下铲剥2~3刀，范围0.5cm。

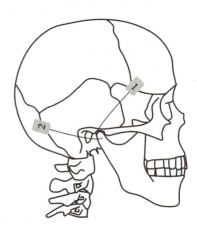

2）第2支针刀松解右侧颞下颌关节囊下颌骨止点处及外侧韧带起点的粘连和瘢痕。张口触摸到颞下颌关节凹陷下缘下颌骨髁状突定点，刀口线与人体纵轴方向平行，针刀体与皮肤垂直，严格按四步进针刀规程进针刀，针刀经皮肤、皮下组织，直达颞骨骨面，提插切开2~3刀，范围0.5cm，

图13-3　针刀松解颞下颌关节囊示意图

然后调转刀口线90°，沿骨面向上铲剥2~3刀，范围0.5cm。

3）术毕，拔出针刀，局部压迫止血3分钟，创可贴覆盖针刀口。

（7）注意事项：针刀松解颞下颌关节时，要注意保护面部神经和血管。

【针刀术后手法】

针刀术毕，做颞下颌关节推压放松手法。患者正坐位，术者立于患者后侧，将患者的头部紧贴术者的胸壁，双手四指托住下颌体，双拇指顶在两侧下颌角，拇指先用力向前推压颞下颌关节，然后其余四指用力向后推压颞下颌关节，达到进一步松解病变部位残余粘连和瘢痕的目的。反复推压3次。

## 第二节　过敏性鼻炎

【概述】

过敏性鼻炎即变态反应性鼻炎，简称变应性鼻炎，是指特应性个体接触变应原后，由IgE介导的介质（主要是组胺）释放，并有多种免疫活性细胞和细胞因子等参与的鼻黏膜慢性炎症反应性疾病。临床上以鼻痒、打喷嚏、流清涕、鼻塞等为主要症状。变应性鼻炎分为常年性变应性鼻炎和季节性变应性鼻炎。

【针刀应用解剖】

1. 鼻腔　鼻腔为一顶窄底宽、前后径大于左右径的不规则前后开放的狭长腔隙。

前起自前鼻孔,后止于后鼻孔并通鼻咽部。鼻腔被鼻中隔分成左右两侧,每侧鼻腔又分为位于最前端的鼻前庭,和位于其后占鼻腔绝大部分的固有鼻腔(图13-4)。

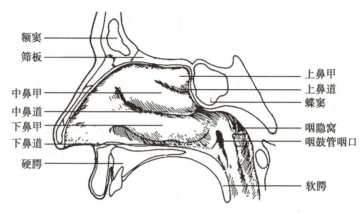

图 13-4　鼻腔外侧壁示意图

（1）鼻前庭:相当于鼻翼内面的空间,前界即前鼻孔,后界为鼻阈,亦称鼻内孔。鼻前庭覆盖皮肤部分为复层鳞状上皮,是外鼻皮肤的延续,在鼻阈处向后则移行为固有鼻腔的黏膜。鼻前庭皮肤布有鼻毛,并富于皮脂腺和汗腺。

（2）固有鼻腔:通常简称鼻腔,前起自鼻内孔(即鼻阈),后止于后鼻孔。有内、外侧和顶、底 4 壁。

1）内侧壁:即鼻中隔。由骨部和软骨部组成,分别为鼻中隔软骨、筛骨正中板(又称筛骨垂直板)和犁骨。软骨膜和骨膜外覆有黏膜。鼻中隔的最前下部分黏膜血管会聚成丛,称为利特尔区,大多数鼻出血均发源于此。

2）外侧壁:是鼻部解剖结构最为复杂的区域,其由诸多骨骼组成,但主要部分是筛窦和上颌窦的内侧壁。鼻腔外侧壁从下向上有 3 个呈阶梯状排列、略呈贝壳形的长条骨片,外覆黏膜,分别称为下、中、上鼻甲,大小均依次缩减 1/3,前端位置又依次后退 1/3。3 个鼻甲的上缘均附加于鼻腔外侧壁,游离缘皆向内下悬垂于鼻腔内,故每一鼻甲与鼻腔外侧壁均形成一间隙,分别称为下、中、上鼻道。

3）顶壁:非常狭小,呈穹窿状。前段倾斜上升,为鼻骨的背侧面和额骨鼻突构成;中段是分隔颅前窝和鼻腔的筛骨水平板,属颅前窝底的一部分,板上多孔(筛孔),故又名筛板,筛板薄、脆,受外伤易骨折;后段倾斜向下,主要由蝶窦前壁构成。

4）底壁:即硬腭的鼻腔面,与口腔相隔。前 3/4 由上颌骨腭突、后 1/4 由腭骨水平部构成。

5）前鼻孔:由鼻翼的游离缘、鼻小柱和上唇围绕而成,鼻腔以此与外界相通。

6）后鼻孔:左右各一,主要由蝶骨体、蝶骨翼突内侧板、腭骨水平部后缘、犁骨后缘围绕而成;外覆黏膜,形略椭圆,较前鼻孔为大,各鼻甲后端止于后鼻孔前约 1cm。

（3）鼻腔黏膜:鼻腔黏膜与鼻泪管、鼻窦和鼻咽的黏膜相连续,分为嗅区黏膜和呼吸区黏膜两部分。

1）嗅区黏膜:也称嗅膜,范围较小,主要分布在上鼻甲内侧面和其相对应的鼻中隔部分,小部分可延伸至中鼻甲内侧面和其相对应的鼻中隔部分,为无纤毛假复层柱状上皮。

2）呼吸区黏膜：占鼻腔绝大部分，表面光滑湿润，黏膜内具有丰富的静脉海绵体。接近鼻前庭处为鳞状上皮和移行上皮，中、下鼻甲前端以及鼻中隔下部前约 1/3 段为假复层柱状上皮，其余部位均为假复层纤毛柱状上皮。

（4）鼻腔血管：动脉主要来自颈内动脉的眼动脉和颈外动脉的颌内动脉。

2. 鼻窦  鼻窦是围绕鼻腔、藏于某些面颅骨和脑颅骨内的含气空腔，一般左右成对，共有 4 对。依其所在颅骨命名，即上颌窦、筛窦、额窦和蝶窦。各窦的形态大小不同，发育常有差异。窦内黏膜与鼻腔黏膜连接，各有窦口与鼻腔相通。

【病因病理】

1. 病因  除强调精神因素为本病重要诱因外，主要因素可归纳为以下几个方面。

（1）变应性体质：常与其他变应性疾病，如支气管哮喘、荨麻疹等同时或交替发作，多有家族史，可能与遗传有关。

（2）变应原接触

1）吸入物：如尘埃、花粉、真菌、动物皮毛、化学粉末等。

2）食入物：许多食物均可以引起过敏，如面粉、牛奶、鸡蛋等；药物如水杨酸、磺胺类和抗生素等。

3）细菌及其毒素。

4）注射物：如血清、青霉素、链霉素等。

5）接触物：如油漆、皮毛、氨水等致敏原。

（3）其他因素：如冷热变化，温度不调，阳光或紫外线的刺激等，还可能有内分泌失调，或体液酸碱平衡失调等内在因素，如肾上腺素缺少，甲状腺素、卵巢素及垂体素失调或体液偏于碱性等。

2. 病理  常年性变应性鼻炎，早期鼻黏膜水肿呈灰色，病变属可逆性，此时病理检查，可见上皮下层显著水肿，组织内有嗜伊红细胞浸润，鼻分泌物中亦含有嗜伊红细胞。如过敏反应衍变为炎性反应，组织改变即较显著，上皮变形，基膜增厚和水肿，有血管周围浸润和纤维变性，腺体肥大、膨胀、阻塞，可囊肿样变性。慢性炎症的病变更显著，有上皮增生，甚至乳头样形成。有继发感染者，病变黏膜呈颗粒状，分泌物转为脓性，多形核细胞增多，黏膜下有细胞浸润及纤维组织增生。

季节性变应性鼻炎病理主要为鼻黏膜水肿，有嗜伊红细胞浸润，分泌物呈水样，可有息肉形成。

【临床表现】

发病时以阵发性喷嚏、流大量清水样鼻涕、鼻痒、鼻塞，有时伴有眼结膜、上腭部，甚至外耳道部的奇痒等为本病的临床特征。由于鼻黏膜肿胀，患者常有鼻塞和嗅觉减退现象，嗅觉减退多为暂时性。症状通常早、晚加重，日间及运动后好转。患者通常全身症状不明显，但如并发鼻窦炎后可有发热、面颊部胀痛、乏力和纳滞等症状。患者患病后常伴有鼻黏膜的高敏状态，发病季节内对任何强烈的气味、污染的空气，乃至气候温度的变化都会有症状的反复，本病的后期患者常可发展成对多种抗原与刺激因素过敏而呈一种终年易鼻塞、流涕的状态。患者在发作期常呈张口呼吸面容(儿童尤其明显)，由于经常因鼻痒而搓揉，可见鼻梁部皮肤的横纹，鼻翼部分肥大，伴过敏性眼结膜炎者尚可见结膜的轻度充血与水肿。前鼻镜检查可见本症患者鼻黏膜多苍白水肿，分泌物甚多，大都呈水样，如合并感染，则黏膜充血，分泌物呈黏脓性，镜下检查可见有大量嗜酸性粒细胞。约 30% 患者合并有变应性哮喘。

实验室检查方面,常用放射性过敏原吸附试验(RAST)或酶联免疫吸附测定(ELISA),也能自患者血清内检出特异性 IgE 的存在。本症患者中仅 30%~40% 有总 IgE 的升高,血象内嗜酸性粒细胞仅稍增高或不增高。

【诊断要点】

1. 有明确吸入物致敏原线索,有个人或家族过敏性疾病史,发作期有典型的症状和体征,各记 1 分,共 3 分。

2. 变应原皮肤试验阳性反应,且至少有一种为(++)或(++)以上,记 2 分。

3. 变应原鼻激发试验阳性,且与皮肤试验疾病史符合,记 2 分。

4. 鼻分泌物涂片嗜酸性粒细胞阳性,记 1 分。

5. 得分 6~8 分可诊断为常年性变应性鼻炎;3~5 分为可疑变应性鼻炎。

【针刀治疗】

1. 治疗原则　针刀治疗本病重点松解鼻腔内、外侧壁黏膜的粘连、瘢痕、挛缩,恢复鼻腔功能。

2. 操作方法

(1) 体位:仰卧位。

(2) 体表定位:鼻腔内、外侧壁黏膜。

(3) 消毒:常规消毒铺巾。

(4) 麻醉:用 1% 利多卡因局部浸润麻醉,每个治疗点注药 1ml。

(5) 刀具:Ⅰ型 4 号直形针刀。

(6) 针刀操作:以左侧鼻腔为例(图 13-5)。

1) 第 1 支针刀由左侧鼻孔进入,严格按四步进针刀规程进针刀,沿鼻腔内侧壁刺穿黏膜,紧贴鼻中隔软骨做黏膜下提插切开 2~3 刀,范围 0.5cm。

2) 第 2 支针刀由左侧鼻孔进入,严格按四步进针刀规程进针刀,沿鼻腔外侧壁刺入中鼻甲,紧贴中鼻甲骨质表面做黏膜下提插切开 2~3 刀,范围 0.5cm。

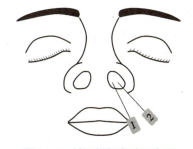

图 13-5　针刀松解鼻腔示意图

3) 术毕,拔出针刀,局部压迫止血 3 分钟,创可贴覆盖针刀口。

(7) 注意事项:针刀松解鼻腔时,进针刀深度不可过深,到达黏膜下即可。

【针刀术后手法】

局部治疗术后用手在鼻腔外侧按压 1 分钟。

# 第三节　慢 性 咽 炎

【概述】

慢性咽炎为咽部黏膜、黏膜下及淋巴组织的慢性炎症。弥漫性咽部炎症常为上呼吸道慢性炎症的一部分;局限性咽部炎症则多为咽淋巴组织炎症。本病在临床中很常见,病程长,症状容易反复发作。

【针刀应用解剖】

咽是呼吸道和消化道的共同通道,成人全长约12cm,上起颅底,下至第6颈椎,前后扁平,上宽下窄略成漏斗形。前面与鼻腔、口腔和喉相通,后壁与椎前筋膜相邻。以软腭及会厌上缘为界,可分为鼻咽、口咽及喉咽三部分。

1. 肌肉

（1）颏舌骨肌:在下颌舌骨肌深面,起自下颌骨颏棘,止于舌骨。

（2）茎突舌骨肌:起自茎突根部,止于舌骨体侧面。

（3）二腹肌:在下颌骨的下方,前腹起自下颌骨二腹肌窝,斜向后下方;后腹起自乳突内侧,斜向前下;两个肌腹以中间腱相连,中间腱借筋膜形成滑车系于舌骨。

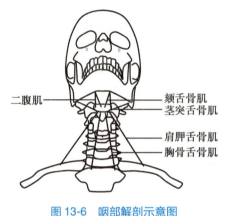

图 13-6　咽部解剖示意图

（4）肩胛舌骨肌:起自肩胛上横韧带、肩胛骨上缘,止于舌体外侧部。

（5）胸骨舌骨肌:起自胸骨柄、胸锁关节囊及锁骨内侧端的后面,止于舌骨体内侧部(图 13-6)。

2. 咽部的血液供应　来自颈外动脉系统,有咽升动脉、颈外动脉的扁桃体支、腭升支、腭降支、颌内动脉的腭后支等。静脉则回流到咽缩肌和颈咽筋膜间的咽静脉丛,注入颈内静脉。

3. 神经支配　迷走神经咽支、舌咽神经咽支及副神经、交感神经的分支组成咽丛,司咽部感觉及肌肉运动。鼻咽顶部及两侧的神经来自蝶腭神经节。腭帆张肌由三叉神经下颌支所支配。

【病因病理】

慢性咽炎的病因可分为感染性因素和非感染性因素。在慢性咽炎的发生发展过程中发现,许多慢性感染性因素可使急性咽炎久治不愈并逐渐转为慢性。病毒性咽炎通常自限在一周左右。而细菌可长期寄生在咽后壁黏膜,各菌群处于动态平衡,当菌群出现紊乱时可引起咽后壁黏膜持久、轻重不一的炎性反应。引起慢性咽炎的非感染性因素较多,主要有阻塞型睡眠呼吸暂停低通气综合征、职业暴露、咽喉反流和过敏性疾病等,非感染性因素合并微生物感染可使病情顽固难治。

【临床表现】

1. 症状　咽部可有各种不适感觉,如异物感、痒感、灼热感、干燥感、微痛、痰黏感,习惯以咳嗽清除分泌物,常在晨起用力清除分泌物时,有作呕不适。通过咳嗽,清除稠厚的分泌物后症状缓解,长期咳嗽可使炎症加重。上述症状因人而异,轻重不一,一般全身症状多不明显。

2. 体征

（1）慢性单纯性咽炎:较多见,检查时,咽部反射亢进,易引起恶心,咽部黏膜弥漫性充血,色黯红,咽后壁有散在的淋巴滤泡增生,其周围有扩张的血管网,且常附有少量黏稠分泌物。

（2）慢性肥厚性咽炎:又称慢性颗粒性咽炎及咽侧炎。咽部黏膜增厚,弥漫充血,色深红,小血管扩张,咽后壁淋巴滤泡增生、充血、肿胀隆起呈点状分布或相互融合成块状,或可见 1~2 个淋巴滤泡顶部有黄白色小点,严重者两侧咽侧索、咽腭弓等处有充血肥厚(实际就是咽部软组织损伤后的增生)。

(3) 萎缩性咽炎:常由慢性萎缩性鼻炎蔓延而来,检查时咽部感觉及反射减退,可见咽部黏膜菲薄、干燥;萎缩较重者,黏膜薄如发光的蜡纸,咽部吞咽运动时黏膜出现皱纹,咽后壁隐约可见颈椎体轮廓;萎缩更重者,黏膜表面常附有片状深灰色或棕褐色干痂(实际就是咽部软组织损伤后的变性挛缩)。

(4) 慢性变应性咽炎:为发生于咽部黏膜,由 IgE 介导的 I 型变态反应,检查时咽部黏膜苍白水肿,咽部较多水样分泌物,可见悬雍垂及舌体肿胀。

【诊断要点】

1. 本病呈慢性发作,病程长,咽部有干、痒、隐痛、异物感等症状。

2. 检查有咽黏膜慢性充血、肥厚,淋巴滤泡肿大,或咽黏膜萎缩变薄等局部体征。但慢性咽炎有时仅为继发病变,或与慢性咽炎相似的症状,常是许多全身疾病的局部表现,故须详问病史,重视对鼻腔、鼻窦、喉腔、下呼吸道、颈部、消化道以及全身疾病的检查,找出病源,以便进行去因治疗。本病尤其要注意与咽部梅毒、麻风、结核、狼疮、肿瘤、咽神经官能症、食管癌、丙种球蛋白缺乏症、茎突综合征、舌骨综合征等进行鉴别。

3. 颈椎 X 线显示颈椎关节有旋转移位。

【针刀治疗】

1. 治疗原则　针刀治疗本病重点松解上段颈部、咽部软组织、喉结平面颈部筋膜的粘连、瘢痕、挛缩,改善咽喉功能。

2. 操作方法

第 1 次:针刀松解上段颈部软组织的粘连和瘢痕。参照本教材第七章第一节“颈椎病”T 形针刀整体松解术进行。

第 2 次:针刀松解咽部软组织粘连瘢痕。

(1) 体位:仰卧仰头位,闭口。

(2) 体表定位:舌骨。

(3) 消毒:常规消毒铺巾。

(4) 麻醉:用 1% 利多卡因局部浸润麻醉,每个治疗点注药 1ml。

(5) 刀具:I 型 4 号直形针刀。

(6) 针刀操作:以舌骨右侧为例(图 13-7)。

1) 第 1 支针刀松解茎突舌骨肌在舌骨上的粘连、瘢痕。在舌骨体与舌骨大角拐弯处进针刀,刀口线与人体纵轴一致,针刀体与皮肤垂直,严格按四步进针刀规程进针刀,针刀经皮肤、皮下组织、筋膜达舌骨面,提插切开 2~3 刀,范围 0.5cm,然后贴舌骨骨面向下铲剥 2~3 刀,范围 0.5cm。

2) 第 2 支针刀松解颏舌骨肌在舌骨上的粘连、瘢痕,在第 1 支针刀内侧 0.5cm 处定点进针刀,

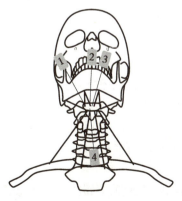

图 13-7　针刀松解咽部软组织示意图

余操作同第 1 支针刀。

3）第 3 支针刀松解胸骨舌骨肌在舌骨上的粘连、瘢痕,在第 2 支针刀内侧 0.5cm 处定点进针刀,余操作同第 1 支针刀。

4）第 4 支针刀松解肩胛舌骨肌在舌骨上的粘连、瘢痕,在第 2 支针刀下 0.5cm 处定点进针刀,余操作同第 1 支针刀。

5）术毕,拔出针刀,局部压迫止血 3 分钟,创可贴覆盖针刀口。

（7）注意事项:针刀松解舌骨周围软组织时,进针刀要慢,待针刀到达骨面时方可施行刀法。

第 3 次:针刀松解颈部筋膜的粘连、瘢痕。

（1）体位:仰卧位,闭口。

（2）体表定位:喉结平面颈部筋膜。

（3）消毒:常规消毒铺巾。

（4）麻醉:用 1% 利多卡因局部浸润麻醉,每个治疗点注药 1ml。

（5）刀具:Ⅰ型 4 号直形针刀。

（6）针刀操作(图 13-8)

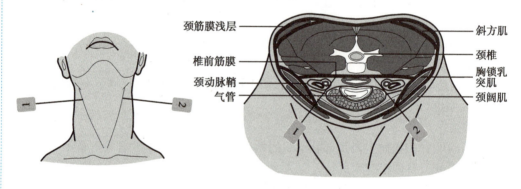

颈筋膜浅层
椎前筋膜
颈动脉鞘
气管
斜方肌
颈椎
胸锁乳突肌
颈阔肌

图 13-8　针刀松解颈部筋膜示意图

1）术者在第 7 颈椎平面,用押手拇指钝性分开内脏鞘(甲状腺、气管、食管)与颈血管神经鞘间隙,刺手持针刀,贴押手拇指背面,严格按四步进针刀规程进针刀,从内脏鞘(甲状腺、气管、食管)与颈血管神经鞘间隙进针刀,刀口线和人体纵轴一致,加压分离,到达内脏鞘(甲状腺、气管、食管)与颈血管神经鞘间隙后,一边进针刀,一边纵横分离 2~3 刀,范围 0.5cm,达椎前筋膜。

2）术毕,拔出针刀,局部压迫止血 3 分钟,创可贴覆盖针刀口。

（7）注意事项:初学者或者对颈部生理解剖不熟悉的医生,不能做此处的针刀松解,以防止损伤重要神经血管。针刀手术过程中,要缓慢进针刀,控制进针刀速度,如纵横分离过程中患者出现剧痛,可能是针刀刺伤了颈部血管,应立即停止针刀操作,退针刀 1cm 后,稍调整方向继续进针刀,纵横分离的范围不能超过 0.5cm。

【针刀术后手法】

嘱患者俯卧位,一助手牵拉肩部,术者正对患者头顶,右肘关节屈曲并托住患者下颌,左手前臂尺侧压在患者枕骨上,随颈部的活动施按揉法。用力不能过大,以免造成新的损伤。最后,提拿两侧肩部,并从患者肩至前臂反复揉搓 3 次。

## 学习小结

### 1. 学习内容

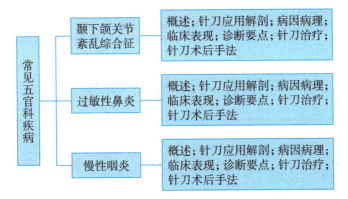

```
                    ┌─ 颞下颌关节      概述；针刀应用解剖；病因病理；
                    │  紊乱综合征      临床表现；诊断要点；针刀治疗；
                    │                  针刀术后手法
         常见        │
         五官        │
         科疾 ────────┼─ 过敏性鼻炎      概述；针刀应用解剖；病因病理；
         病          │                  临床表现；诊断要点；针刀治疗；
                    │                  针刀术后手法
                    │
                    └─ 慢性咽炎        概述；针刀应用解剖；病因病理；
                                       临床表现；诊断要点；针刀治疗；
                                       针刀术后手法
```

### 2. 学习方法

在掌握常见五官科疾病应用解剖的基础上，熟悉疾病的病因病理、临床表现，最后掌握诊断要点、针刀治疗、针刀术后手法，理论联系临床。

（江　洪）

## 复习思考题

1. 简述颞下颌关节紊乱征的针刀治疗。
2. 简述过敏性鼻炎的针刀治疗。
3. 简述慢性咽炎的针刀治疗。

# 第十四章

# 常见美容整形外科疾病

## 第一节 黄 褐 斑

【概述】

本病又称蝴蝶斑,是一种发生于颜面部的局限性淡褐色到深褐色的色素沉着性皮肤病,多见于中青年妇女,一般认为与内分泌激素代谢异常有关(图14-1)。

【针刀应用解剖】

1. 面部软组织

(1) 面部皮肤支持韧带:共有颧弓韧带、下颌骨韧带、颈阔肌悬韧带、颈阔肌耳韧带、表浅肌肉腱膜颞部韧带、颈阔肌前韧带6对,呈细条带状的致密结缔组织束,起自面颅骨骨面或筋膜,部分韧带伸向浅面,穿经表浅肌肉腱膜和浅筋膜,止于真皮,直接固定和支持皮肤;另一部分韧带伸向浅部止于表浅肌肉腱膜,通过浅筋膜间接牵拉和支持皮肤。

(2) 筋膜

1) 面部浅筋膜:由疏松结缔组织构成,并含有脂肪组织,可分为三层。浅层为疏松的纤维层,以眼睑最为疏松;中层为含有大量脂肪组织的脂肪层,颊区的脂肪组织聚成的团块,称颊脂体;深层含有面肌,丰富的血管、神经和淋巴管等结构。

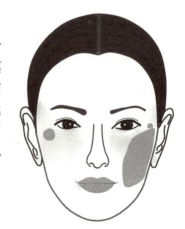

图14-1 黄褐斑

2) 面部深筋膜:薄而不发达,以腮腺咬肌筋膜和颞筋膜较为明显。

(3) 肌肉

234

1）面肌：又称表情肌，为扁薄的皮肌，位置表浅，大多起自颅骨的不同部位，止于面部皮肤，并主要在口裂、眼裂和鼻孔的周围，分为环形肌和辐射状肌两种。主要有枕额肌、孔裂周围肌、眼轮匝肌、口轮匝肌、颊肌和其他放射状肌。

2）咀嚼肌：这些肌的作用均与咀嚼动作有关，即运动颞下颌关节，故有关的肌都止于下颌骨，包括咬肌、颞肌、翼外肌和翼内肌。

2. 皮肤　皮肤分为上皮性的表皮和结缔组织性的真皮两部分。从表皮衍生来的附属器官有毛发、指（趾）甲，其内有大量的脉管和神经，以及真皮内的皮脂腺、汗腺等腺体也属附属器官，真皮内有适应于各种感觉和生理代谢活动的感受器（图 14-2）。

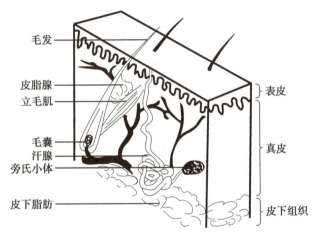

图 14-2　皮肤结构示意图

（1）表皮：属复层鳞状上皮，由内向外依次分为基底层、棘层、颗粒层、透明层和角质层。基底层借助基底膜带与真皮连接。

（2）真皮：分为乳头层和网状层。乳头层内有丰富的毛细血管和毛细淋巴管，并有游离神经末梢和 Meissner 小体。网状层内含较大的血管、淋巴管、神经及皮肤附属器、肌肉等。

（3）皮下组织：由疏松结缔组织及脂肪小叶组成，又称皮下脂肪层，此层内有汗腺、毛囊、淋巴管及神经等。

（4）功能：保护作用、感觉作用、调节体温和物质代谢、再生等作用。

【病因病理】

目前病因尚不清，常认为与内分泌功能改变有关。见于妇女妊娠期或口服避孕药者及其他因素。妇女妊娠期的黄褐斑（妊娠性黄褐斑），开始于妊娠 3~5 个月，分娩以后色素斑渐渐消失。面部色素沉着可能是由于雌激素与黄体酮联合作用，刺激黑色素细胞，而孕激素促使黑素体的转运和扩散，增加了黑色素的生成，促使色素沉着。

也见于慢性胃肠疾病、肝病、结核、癌瘤、恶性淋巴瘤和慢性酒精中毒等。长期应用某些药物如苯妥英钠、氯丙嗪、避孕药均可发生黄褐斑。此外，强烈的日晒、化妆品的应用也可诱发黄褐斑。黄褐斑也见于未婚、未孕的正常女性或男性，其原因不明。

其在皮肤中的病理改变是：表皮中色素过度沉着，真皮中噬黑素细胞有较多的色素。真皮血管和毛囊周围有少许淋巴细胞浸润。

【临床表现】

皮损为淡褐色或黄褐色斑,边界较清,形状不规则,对称分布于眼眶附近、额部、眉弓、鼻部、两颊、唇及口周等处,无自觉症状及全身不适。在夏天强烈阳光照射后、月经行经期、孕期时,色素斑颜色加深变黑;分娩后或停用避孕药后部分患者色素斑可以减退,甚至消失。但大多数患者病程难以确定,可持续数月或数年而不退。

【诊断要点】

本病是一种比较常见的色素性皮肤病,不难诊断。好发于女性面颊部、鼻梁、口唇周围,其为褐色或淡黑色的斑,形状、大小不等,表面光滑,不痛不痒,呈对称性分布,状如蝴蝶。

【针刀治疗】

1. 治疗原则　视患者病情的严重程度,重点松解面部及眼眶附近、额部、眉弓、鼻部、两颊、唇及口周等处皮下硬结及条索的粘连、瘢痕、挛缩,达到改善血液循环、淋巴循环,促使色素细胞的功能恢复正常。

2. 操作方法

第1次:针刀松解面部软组织在骨的附着处的粘连、瘢痕和挛缩。

(1) 体位:仰卧位。

(2) 体表定位:面部皮肤、皮下及软组织在骨的附着处。

(3) 消毒:常规消毒铺巾。

(4) 麻醉:用1%利多卡因局部浸润麻醉,每个治疗点注药1ml。

(5) 刀具:Ⅰ型4号直形针刀。

(6) 针刀操作(图14-3)

1) 第1支针刀松解额中部软组织的粘连、瘢痕。刀口线与人体纵轴一致,针刀体与皮肤垂直,严格按四步进针刀规程进针刀,针刀经皮肤、皮下组织、筋膜达额骨面,提插切开2～3刀,范围0.5cm,然后调转刀口线90°,铲剥2～3刀,范围0.5cm。

2) 第2支针刀松解右侧额部软组织的粘连、瘢痕。刀口线与人体纵轴一致,针刀体与皮肤垂直,严格按四步进针刀规程进针刀,针刀经皮肤、皮下组织、筋膜达额骨面,提插切开2～3刀,范围0.5cm,然后调转刀口线90°,铲剥2～3刀,范围0.5cm。然后

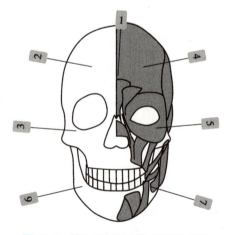

图14-3　针刀松解面部软组织示意图

提针刀于真皮内,针刀体与皮肤平行,向内提插切开2～3刀,范围0.5cm,以松解真皮层内的粘连和瘢痕。

3) 第3支针刀松解右侧颞部软组织的粘连、瘢痕。刀口线与人体纵轴一致,针刀体与皮肤垂直,严格按四步进针刀规程进针刀,针刀经皮肤、皮下组织、筋膜达颞骨面,提插切开2～3刀,范围0.5cm,然后调转刀口线90°,沿颞骨骨面上下铲剥2～3刀,范围0.5cm。然后提针刀于真皮内,针刀体与皮肤平行,向内提插切开2～3刀,范围0.5cm,以松解真皮层内的粘连和瘢痕。

4）第4支针刀松解左侧额部软组织的粘连、瘢痕。操作同第2支针刀。

5）第5支针刀松解左侧颞部软组织的粘连、瘢痕。操作同第3支针刀。

6）第6支针刀松解右侧颌部软组织的粘连、瘢痕。刀口线与人体纵轴一致,针刀体与皮肤垂直,严格按四步进针刀规程进针刀,针刀经皮肤、皮下组织、筋膜达下颌角骨面,提插切开2~3刀,范围0.5cm,然后调转刀口线90°,向下铲剥2~3刀,当刀下有落空感时停止进针刀,一般铲剥的范围为0.5cm。然后提针刀于真皮内,针刀体与皮肤平行,向内提插切开2~3刀,范围0.5cm,以松解真皮层内的粘连和瘢痕。

7）第7支针刀松解左侧颌部软组织的粘连、瘢痕。操作同第6支针刀。

8）术毕,拔出针刀,局部压迫止血3分钟,创可贴覆盖针刀口。

（7）注意事项:针刀松解面部软组织时注意保护表皮层,不可过度损伤表皮。

第2次:针刀松解眼眶附近、额部、眉弓、鼻部、两颊、唇及口周等处皮下硬结及条索。

（1）体位:仰卧位。

（2）体表定位:眼眶附近、额部、眉弓、鼻部、两颊、唇及口周等处皮下硬结及条索。

（3）消毒:常规消毒铺巾。

（4）麻醉:用1%利多卡因局部浸润麻醉,每个治疗点注药1ml。

（5）刀具:Ⅰ型4号直形针刀。

（6）针刀操作(图14-4)

1）第1支针刀松解右侧眉部皮肤、皮下的硬结和条索。从硬结和条索处进针刀,刀口线与人体纵轴一致,针刀体与皮肤垂直,严格按四步进针刀规程进针刀,针刀经皮肤、皮下组织筋膜达硬结条索,纵横分离2~3刀,范围0.5cm,然后提插切开2~3刀,范围0.5cm。

2）第2支针刀松解左侧眉部皮肤、皮下的硬结和条索。针刀操作方法同第1支针刀。

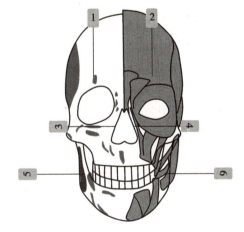

图14-4　针刀松解面部皮下硬结及条索示意图

3）第3支针刀松解右侧鼻翼部的硬结和条索。从硬结和条索处进针刀,刀口线与人体纵轴一致,针刀体与皮肤垂直,严格按四步进针刀规程进针刀,针刀经皮肤、皮下组织筋膜达硬结条索,纵横分离2~3刀,范围0.5cm,然后提插切开2~3刀,范围0.5cm。

4）第4支针刀松解左侧鼻翼部的硬结和条索。针刀操作方法同第3支针刀。

5）第5支针刀松解右侧口角轴的硬结和条索。从硬结和条索处进针刀,刀口线与人体纵轴一致,针刀体与皮肤垂直,严格按四步进针刀规程进针刀,针刀经皮肤、皮下组织筋膜达硬结条索,纵横分离2~3刀,范围0.5cm,然后提插切开2~3刀,范围0.5cm。

6）第6支针刀松解左侧口角轴的硬结和条索。针刀操作方法同第5支针刀。

7）术毕,拔出针刀,局部压迫止血 3 分钟,创可贴覆盖针刀口。

（7）注意事项:针刀松解面部软组织时注意保护表皮层,不可过度损伤表皮。

【针刀术后手法】

用一指禅手法推、按揉面部两颊、额头、鼻、下颌处的穴位,每日 3 次,每次 20 分钟。

# 第二节　条索状瘢痕

【概述】

本病是整形外科临床中的常见病,多见于烧伤后、外伤后和手术切口,尤其是直线切口愈合之后。其病变部位在真皮层,可位于身体的各个部位,好发于伸屈活动灵活的颈部、关节周围。

【针刀应用解剖】

参见本书人体各部针刀应用解剖相关内容。

【病因病理】

条索状瘢痕挛缩是组织修复愈合的最终结果,是人体抵抗创伤的一种保护性反应,是一种人体的代偿性修复过程,它不能完全恢复损伤组织原有的形态结构和功能。如果瘢痕没有导致动态平衡失调,就不需要去处理它。反之,则应治疗。

皮肤损伤之后,人体进行愈合修复的生物学反应,其机制包括两个方面:一是炎性渗出,细胞浸润,血肿机化,成纤维细胞变成成熟的纤维;二是纤维收缩,缩小创面,表皮细胞再生,覆盖创面,从而完成愈合修复过程。这个过程本身就造成了创伤处局部组织的肥厚,而纤维收缩不但造成了局部组织的肥厚,还牵拉周围正常的软组织,造成形态畸形和功能障碍。

【临床表现】

患者的自觉症状是:条索状瘢痕所在的部位有牵拉、紧张感,晨起时尤其明显,活动后缓解。随着条索状瘢痕所在的部位不同,其临床表现各异。如在颈部或关节部位,可造成明显的牵拉畸形,伸屈活动受限,跨过发育期的时间长的条索状瘢痕挛缩,还可以造成面部和四肢关节的继发性骨发育不良、形态畸形和功能障碍。表皮的瘢痕呈条索状或片状,让患者伸屈关节,使瘢痕处于紧张状态。沿瘢痕长轴可自由推动瘢痕,说明该瘢痕与深部组织无粘连,中间有脂肪层。

【诊断要点】

1. 病史　有烧伤史、外伤史、手术史。

2. 患者的自觉症状　一般都可以用手指指出最紧张不适的部位。

3. 触诊　判断瘢痕的厚薄,紧张度,可移动性,与深部组织的关系,粘连与否,瘢痕挛缩的范围。

【针刀治疗】

1. 治疗原则　分段切开,松解瘢痕挛缩。

2. 操作方法

（1）体位:根据瘢痕位置,选用不同的体位,肌肉放松。

（2）体表定位:与瘢痕纵轴平行左右旁开 1cm,瘢痕纵轴两端旁开 1cm。

（3）消毒:常规消毒铺巾。

（4）麻醉:用1%利多卡因局部浸润麻醉,每个治疗点注药1ml。

（5）刀具:I型4号直形针刀。

（6）针刀操作(图14-5)

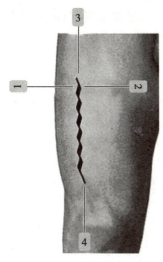

图14-5　针刀松解瘢痕示意图

1）第1支针刀松解瘢痕右侧粘连点。刀口线与重要神经血管平行,针刀体与瘢痕呈45°,严格按四步进针刀规程进针刀,针刀刺入表皮后,向瘢痕方向进针刀,用提插刀法切开瘢痕真皮层2～3刀,范围0.5cm。

2）第2支针刀松解瘢痕左侧粘连点。操作同第1支针刀。

3）第3支针刀松解瘢痕顶端粘连点。刀口线与重要神经血管平行,针刀体与瘢痕呈45°,严格按四步进针刀规程进针刀,针刀刺入表皮后,沿瘢痕纵轴方向进针刀,用提插刀法切开瘢痕真皮层2～3刀,范围0.5cm。

4）第4支针刀松解瘢痕另一端粘连点。操作同第3支针刀。

5）术毕,拔出针刀,局部压迫止血3分钟,创可贴覆盖针刀口。

（7）注意事项

1）针刀松解时,注意保护表皮层,不可刺开表皮。

2）根据瘢痕长短及瘢痕的轻重程度,相距3日后可做第2次松解术。第2次松解重复第1次的操作,只是松解的位置不同。

3）对关节周围的瘢痕,如影响了关节功能,针刀松解参照关节强直的针刀治疗。

【针刀术后手法】

一般不行术后手法。

# 第三节　蹈　外　翻

【概述】

第1跖骨内收、蹈趾外翻畸形,引起局部疼痛和穿鞋障碍,称为蹈外翻,是常见的足部畸形。女性多见,男女比例可达1∶40。

【针刀应用解剖】

正常情况下,组成蹈趾跖趾关节的跖骨与趾骨的纵轴交角为10°～20°,称为生理性蹈外翻角。

1. 蹈趾跖趾关节囊　关节囊松弛,上面较薄,下面较厚,在跖侧及两侧有韧带加强。跖趾关节属椭圆关节,可做屈伸及轻微的收展运动。

2. 蹈短伸肌　起自跟骨的下面、外侧面及伸肌下支持带,止于蹈趾近节趾骨底。

3. 蹈长伸肌　起自腓骨内侧面下2/3部及骨间膜,止于蹈趾远节趾骨底。

4. 踇短屈肌　起自内侧楔骨,止于踇趾近节趾骨底。

5. 踇长屈肌　起自腓骨后面下 2/3 部,止于踇趾远节趾骨底。

6. 踇收肌　包括斜头和横头。斜头起自足底长韧带、外侧楔骨跖面和第 2、3、4 跖骨底跖面,止于踇趾近节趾骨基底部。横头起自第 3~5 跖趾关节囊,与踇短屈肌外侧腹共同止于踇趾第 1 节趾骨底(图 14-6)。

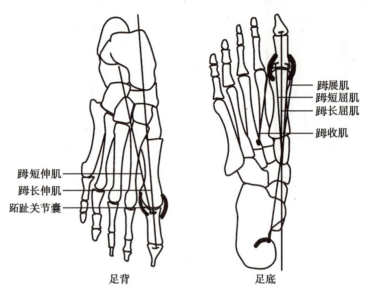

足背　　　　　　足底

图 14-6　踇趾解剖示意图

7. 踇展肌　起自跟骨、舟骨,止于踇趾近节趾骨底。

【病因病理】

病因较多,临床类型各异。大多为成人(成人型),少儿期亦有发病(少儿型)。目前认为病因有以下几种:

1. 鞋过窄或尖,或长期着高跟鞋,导致前足特别是踇趾外翻畸形。

2. 平踇足引起踇趾外旋和第 1 跖骨内收。

3. 跖骨内收,以第 1~3 跖骨内收明显,发生率为 67%。

4. 第 1 跖骨过长。

5. 踇收肌和屈踇短肌腓侧部分肌张力过大,使踇趾近节基底受到肌力牵张过度,同时引起二籽骨向外移位或二籽骨分离。

6. 第 2 趾或第 2 跖骨头切除,使踇趾失去了维持正常位置的重要因素,易导致踇外翻畸形。

7. 类风湿引起的屈肌挛缩。

【临床表现】

踇趾外翻畸形超过 25°,第 1 跖骨头内侧疼痛,步行时疼痛加剧。

【诊断要点】

1. 踇趾外翻畸形超过 25°。

2. 挤压第二趾,第一跖骨内翻,并伴有踇囊炎。

3. X 线表现,踇趾跖趾关节向外侧半脱位,踇趾向中线移位。

【针刀治疗】

1. 治疗原则　针刀治疗本病的关键点在于松解踻趾跖趾关节周围软组织的粘连、瘢痕、挛缩,使踻趾跖趾关节的力学平衡得到恢复,达到纠正畸形的目的。

2. 操作方法

第 1 次:针刀松解踻趾跖趾关节内侧的粘连、瘢痕。

（1）体位:仰卧位。

（2）体表定位:踝关节中立位,第 1 跖趾关节内侧。

（3）消毒:常规消毒铺巾。

（4）麻醉:用 1% 利多卡因局部浸润麻醉,每个治疗点注药 1ml。

（5）刀具:Ⅰ型 4 号直形针刀和Ⅰ型弧形针刀。

（6）针刀操作(图 14-7)

1）第 1 支针刀松解跖趾关节囊跖骨头内侧附着处的粘连、瘢痕。在第 1 跖趾关节跖骨头内侧定位。使用弧形针刀,刀口线与足趾纵轴方向一致,针刀体与皮肤呈 90°,严格按四步进针刀规程进针刀,针刀经皮肤、皮下组织、筋膜向下直刺到第 1 跖骨头,然后调转刀口线 90°,针刀体向跖骨侧倾斜 60°,沿跖骨头弧度,向关节方向铲剥 2~3 刀,范围 0.5cm。

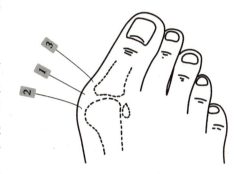

图 14-7　针刀松解踻趾跖趾关节内侧示意图

2）第 2 支针刀松解跖趾关节内侧关节囊行径路线的粘连、瘢痕。在第 1 跖趾关节间隙内侧定位。使用Ⅰ型 4 号针刀,刀口线与足趾纵轴方向一致,针刀体与皮肤呈 90°,严格按四步进针刀规程进针刀,针刀经皮肤、皮下组织、筋膜,刀下有韧性感时,即达到增厚的跖趾关节囊,继续进针刀 1mm,提插切开 2~3 刀,范围 0.5cm,然后再纵横分离 2~3 刀,范围 0.5cm。

3）第 3 支针刀松解跖趾关节囊趾骨头内侧附着处的粘连、瘢痕。在第 1 跖趾关节趾骨底内侧定位。使用弧形针刀,刀口线与足趾纵轴方向一致,针刀体与皮肤呈 90°,严格按四步进针刀规程进针刀,针刀经皮肤、皮下组织、筋膜向下直刺到第 1 趾骨底,然后调转刀口线 90°,针刀体向趾骨侧倾斜 60°,沿趾骨底弧度,向关节方向铲剥 2~3 刀,范围 0.5cm。

4）术毕,拔出针刀,局部压迫止血 3 分钟,创可贴覆盖针刀口。

（7）注意事项:针刀松解跖趾关节囊时,要使用弧形针刀,使其紧贴关节的弧度铲剥。

第 2 次:针刀松解踻趾跖趾关节外侧的粘连、瘢痕。

（1）体位:仰卧位。

（2）体表定位:踝关节中立位,第 1 跖趾关节外侧。

（3）消毒:常规消毒铺巾。

（4）麻醉:用 1% 利多卡因局部浸润麻醉,每个治疗点注药 1ml。

（5）刀具:Ⅰ型 4 号直形针刀和Ⅰ型弧形针刀。

（6）针刀操作（图14-8）

1）第1支针刀松解跖趾关节囊趾骨底外侧附着处的粘连、瘢痕。在第1跖趾关节趾骨底外侧定位。使用弧形针刀，刀口线与足趾纵轴方向一致，针刀体与皮肤呈90°，严格按四步进针刀规程进针刀，针刀经皮肤、皮下组织、筋膜向下直刺到第1趾骨底，然后调转刀口线90°，针刀体向趾骨侧倾斜60°，沿趾骨底弧度，向关节方向铲剥2~3刀，范围0.5cm。

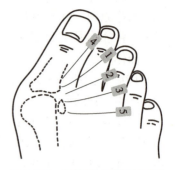

图14-8　针刀松解踇趾跖趾关节外侧示意图

2）第2支针刀松解跖趾关节外侧关节囊行径路线的粘连、瘢痕。在第1跖趾关节间隙外侧定位，使用Ⅰ型4号针刀，刀口线与足趾纵轴方向一致，针刀体与皮肤呈90°，严格按四步进针刀规程进针刀，针刀经皮肤、皮下组织、筋膜，刀下有韧性感时，即到达增厚的跖趾关节囊，继续进针刀1mm，提插切开2~3刀，范围0.5cm，然后再纵横分离2~3刀，范围0.5cm。

3）第3支针刀松解跖趾关节囊跖骨头外侧附着处的粘连、瘢痕。在第1跖趾关节跖骨头外侧定位。使用专用弧形针刀，刀口线与足趾纵轴方向一致，针刀体与皮肤呈90°，严格按四步进针刀规程进针刀，针刀经皮肤、皮下组织、筋膜向下直刺到第1跖骨头，然后调转刀口线90°，针刀体向跖骨侧倾斜60°，沿跖骨头弧度，向关节方向铲剥2~3刀，范围0.5cm。

4）第4支针刀松解踇收肌附着处的粘连、瘢痕，在第1支针刀远端0.5cm处定位，使用Ⅰ型4号针刀，刀口线与足趾纵轴方向一致，针刀体与皮肤呈90°，严格按四步进针刀规程进针刀，针刀经皮肤、皮下组织、筋膜，刀下有韧性感时，即到达踇收肌附着处，应提插切开2~3刀，范围0.5cm，然后再纵横分离2~3刀，范围0.5cm。

5）第5支针刀松解外侧籽骨软组织附着处的粘连、瘢痕，在第3支针刀近端0.5cm、籽骨处定位，如定位困难，可以在X线透视下定位。使用弧形针刀，刀口线与足趾纵轴方向一致，针刀体与皮肤呈90°，严格按四步进针刀规程进针刀，针刀经皮肤、皮下组织、筋膜向下直刺到外侧籽骨，然后沿籽骨四周边缘分别提插切开2~3刀，范围0.5cm。

6）术毕，拔出针刀，局部压迫止血3分钟，创可贴覆盖针刀口。

（7）注意事项：针刀松解跖趾关节囊时，需要使用弧形针刀，使其紧贴关节的弧度铲剥。

第3次：针刀松解踇趾跖趾关节背侧的粘连、瘢痕。

（1）体位：仰卧位。

（2）体表定位：踝关节中立位，第1跖趾关节背侧。

（3）消毒：常规消毒铺巾。

（4）麻醉：用1%利多卡因局部浸润麻醉，每个治疗点注药1ml。

（5）刀具：Ⅰ型4号直形针刀和Ⅰ型弧形针刀。

（6）针刀操作（图14-9）

1）第1支针刀松解跖趾关节囊跖骨头背内侧附着处的粘连、瘢痕，在踇趾跖趾

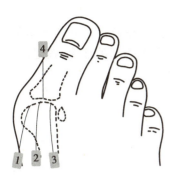

图 14-9　针刀松解踇趾跖趾关节背侧示意图

关节跖骨头背内侧定位。使用弧形针刀,刀口线与足趾纵轴方向一致,针刀体与皮肤呈 90°,严格按四步进针刀规程进针刀,针刀经皮肤、皮下组织、筋膜向下直刺到第 1 跖骨头背内侧,然后调转刀口线 90°,针刀体向跖骨侧倾斜 60°,沿跖骨头弧度,向关节方向铲剥 2~3 刀,范围 0.5cm。

2) 第 2 支针刀松解跖趾关节囊跖骨头背侧中部附着处的粘连、瘢痕,在第 1 跖趾关节跖骨头背侧中部定位。使用弧形针刀,刀口线与足趾纵轴方向一致,针刀体与皮肤呈 90°,严格按四步进针刀规程进针刀,针刀经皮肤、皮下组织、筋膜向下直刺到第 1 跖骨头背侧中部,然后调转刀口线 90°,针刀体向跖骨侧倾斜 60°,沿跖骨头弧度,向关节方向铲剥 2~3 刀,范围 0.5cm。

3) 第 3 支针刀松解跖趾关节囊跖骨头背外侧附着处的粘连、瘢痕,在第 1 跖趾关节跖骨头背外侧定位。使用弧形针刀,刀口线与足趾纵轴方向一致,针刀体与皮肤呈 90°,严格按四步进针刀规程进针刀,针刀经皮肤、皮下组织、筋膜向下直刺到第 1 跖骨头背外侧,然后调转刀口线 90°,针刀体向跖骨侧倾斜 60°,沿跖骨头弧度,向关节方向铲剥 2~3 刀,范围 0.5cm。

4) 第 4 支针刀松解跖趾关节背侧关节囊行径路线的粘连、瘢痕,在第 1 跖趾关节背侧间隙定位,使用 Ⅰ 型 4 号针刀,刀口线与足趾纵轴方向一致,针刀体与皮肤呈 90°,严格按四步进针刀规程进针刀,针刀经皮肤、皮下组织、筋膜,刀下有韧性感时,即到达增厚的跖趾关节囊,继续进针刀 1mm,提插切开 2~3 刀,范围 0.5cm,然后再纵横分离 2~3 刀,范围 0.5cm。

5) 术毕,拔出针刀,局部压迫止血 3 分钟,创可贴覆盖针刀口。

(7) 注意事项:针刀松解跖趾关节囊时,需要使用弧形针刀,使其紧贴关节的弧度铲剥。

【针刀术后手法】

每次针刀术后被动牵拉踇趾做环转运动。

## 学习小结

### 1. 学习内容

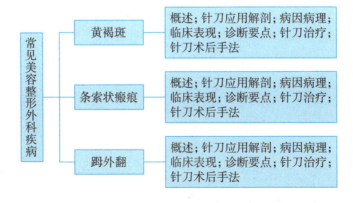

### 2. 学习方法

本章内容学习要先根据基本定义、临床表现结合针刀应用解剖建立初步印象,明确疾病的内涵。然后进行分组讨论式学习,重点理解针刀医学基础理论,熟记针刀治疗操作要领。最后进行组内互相问答,强化记忆。

(陈南萍)

## 复习思考题

1. 简述黄褐斑的定义和临床表现。
2. 针刀医学如何认识黄褐斑?
3. 简述针刀治疗黄褐斑的操作步骤。
4. 简述条索状瘢痕的发病机制及临床表现。
5. 简述针刀治疗条索状瘢痕的操作步骤及注意事项。
6. 简述踇外翻的定义、临床表现和诊断要点。
7. 简述针刀治疗踇外翻的操作方案及步骤。
8. 针刀治疗美容整形外科疾病的原则是什么?

# 第十五章

# 常见皮肤科疾病

**学习目的**

通过本章学习,了解常见皮肤科疾病的发病机制和治疗目的。掌握针刀治疗常见皮肤科疾病的治疗原则及操作方法。

**学习要点**

熟悉并掌握痤疮、胼胝的临床表现、诊断要点、针刀治疗。

## 第一节 痤 疮

【概述】

痤疮是一种常见的毛囊皮脂腺的慢性炎症性皮肤病,俗称"青春痘""暗疮"(图15-1)。其特点是发生于颜面部和胸背部的黑头或白头粉刺、丘疹、脓疱、结节、囊肿等损害,可导致炎症后色素沉着和永久性瘢痕。好发于青年男女,发病率为70%~87%,对青少年的心理和社交影响较大。痤疮发病机制仍未完全阐明。遗传、雄激素诱导的皮脂大量分泌、毛囊皮脂腺导管角化、痤疮丙酸杆菌繁殖、炎症和免疫反应等因素都可能与之相关。

雄激素作用下的皮脂腺快速发育和脂质大量分泌是痤疮发生的病理生理基础。毛囊皮脂腺导管异常角化是痤疮发生的另一重要因素和主要病理现象。上皮细胞角化使毛囊皮脂腺导管堵塞、皮脂排出障碍,最终形成显微镜下可见的微粉刺及临床肉眼可见的粉刺。痤疮丙酸杆菌又与痤疮发生密切相

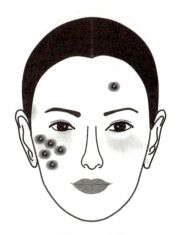

图15-1 痤疮

关,微粉刺及粉刺的形成为具有厌氧生长特性的痤疮丙酸杆菌增殖创造了良好的局部环境。目前认为痤疮丙酸杆菌可能通过天然免疫、获得性免疫及直接诱导参与了痤疮炎症的发生发展。

【针刀应用解剖】

参考本书第十四章第一节"黄褐斑"针刀应用解剖内容。

笔记

【病因病理】

痤疮与性激素分泌失调有关,当皮脂分泌增多,不能完全排泄,渐渐聚积在毛囊口内,同时毛囊导管不通畅,栓塞在毛囊口内形成粉刺,渐渐干燥、氧化、黑色素沉积、尘埃污染而变成黑头粉刺。继而感染引起炎症,发生丘疹、脓疱、硬节、结节及脓肿。近年来,有专家认为本病还与免疫、体内的微量元素含量及饮食相关。

【临床表现】

痤疮基本表现为毛囊性丘疹,中央有一黑点,挤压可见有顶部黑色而体部呈黄色半透明脂栓排出;黑点周围色红,挤压有米粒样白色脂栓排出。若进一步发展,形成炎症,则表现为粉刺发红,顶部产生小脓疱,此时可影响容貌。破溃痊愈后,可遗留暂时色素沉着或有轻度凹陷的瘢痕,有的形成结节、脓肿、囊肿及瘢痕等多种形态的伤害,甚至破溃后形成多个窦道和瘢痕,严重者呈橘皮脸。发病部位以颜面为多,亦可见于胸背上部及肩胛处,胸前、颈后、臀部等处。可自觉稍有瘙痒或疼痛,病程缠绵,往往此起彼伏,新疹不断继发,有的可迁延数年。

【诊断要点】

1. 青春期开始发病,好发于面颊、额部、颏部和鼻颊沟、上胸及背部皮脂腺发达部位,对称分布。

2. 皮损为毛囊性丘疹、脓疱、结节、囊肿、黑头粉刺和瘢痕,伴有皮脂溢出,呈慢性经过。

3. 临床轻重分级

Ⅰ度(轻度):主要皮损为黑头粉刺,散发至多发,炎性丘疹散发。总病灶数10~30个。

Ⅱ度(较轻中度):主要皮损为粉刺,并有中等数量的丘疹和浅在性脓疱,总病灶数31~50个,局限在面部。

Ⅲ度(较重中度):主要皮损为深在性炎症丘疹和脓疱,总病灶数51~100个,结节或囊肿<3个,发生于面部、颈部、胸背部。

Ⅳ度(重度):主要皮损为深在性炎症性丘疹和脓疱,总病灶数>100个,结节或囊肿>3个,容易形成瘢痕,发生于上半身。

【针刀治疗】

1. 治疗原则　针刀治疗本病,主要以中度和重度患者为主。从松解面部痤疮局部的粘连、瘢痕和挛缩入手,促进局部血液循环和新陈代谢,恢复面部皮肤营养,消除毛囊炎症,修复面部痤疮的皮肤损伤。

2. 操作方法　视患者病情程度的轻重,可以先进行面部整体调理,再松解重度痤疮局部的粘连、瘢痕。

(1) 体位:仰卧位。

(2) 体表定位:面部痤疮。

(3) 消毒:常规消毒铺巾。

(4) 麻醉:用1%利多卡因局部浸润麻醉,每个治疗点注药1ml。

(5) 刀具:Ⅰ型弧形针刀。

(6) 针刀操作(图15-2)

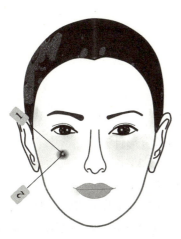

图 15-2　针刀治疗痤疮示意图

1）第 1 支针刀松解痤疮上部。从痤疮上缘进针刀,刀口线与人体纵轴一致,针刀体与皮肤垂直,严格按四步进针刀规程进针刀,针刀经皮肤、皮下组织达痤疮,纵横分离 2~3 刀,范围 0.5cm,再提插切开 2~3 刀,范围 0.5cm,应切穿痤疮部的硬结组织,然后调转针刀体 90°,使针刀与皮肤平行,提插切开 2~3 刀,范围 0.5cm。

2）第 2 支针刀松解痤疮下部,从痤疮下缘进针刀,余操作同第 1 支针刀。

3）其他痤疮的针刀治疗与本次针刀治疗方法相同。

4）术毕,拔出针刀,局部压迫止血 3 分钟,创可贴覆盖针刀口。

（7）注意事项:针刀松解时注意保护表皮层,不可刺开表皮。

【针刀术后手法】

痤疮一般不行术后手法。

# 第二节　胼　胝

【概述】

本病是手掌、足底皮肤角质层长期受压迫和摩擦而引起的局限性扁平角质增生,片状增厚,是皮肤对长期机械性摩擦的一种反射性保护反应,轻者可不予处理,较严重者需要针刀治疗。

【针刀应用解剖】

参考本书第六章第八节"弹响指"和第十四节"跟痛症"的针刀应用解剖内容。

【病因病理】

本病好发于手掌、足部的骨突部位,由于长期受压和摩擦所致。

【临床表现】

手、足掌面较大面积受到长时间的机械性挤压摩擦,引起该处皮肤过度角化,角质增生、增厚形成皮肤硬板块,俗称"老茧",中心较厚边缘较薄,坚硬的中心皮肤发亮,皮纹消失,边缘皮纹清楚。胼胝与周围界限不清,皮面呈黄色,正常情况下,去除角质后其下皮肤不出血。常有疼痛不适感,如在脚掌,走路和跑跳都受限,触之较硬。局部汗液分泌减少,感觉迟钝,好发在足部,尤其是骨突起部位,为局限性角质板。

【诊断要点】

发生于足部,蜡黄色、扁平或稍微隆起的局限性角质肥厚性斑块,质硬而稍透明,边界不清,中央较厚,边缘较薄。常对称发生,与职业有关者可见于受压部位。严重时可有压痛,正常情况下,去除角质后其下皮肤不出血。

【针刀治疗】

1. 治疗原则　针刀治疗本病重点松解胼胝周围局部皮肤的粘连、瘢痕和挛缩,阻止生长,缓解疼痛。

2. 操作方法

（1）体位:仰卧位。

（2）体表定位:胼胝周围。

（3）消毒:常规消毒铺巾。

（4）麻醉:用1%利多卡因局部浸润麻醉,每个治疗点注药1ml。

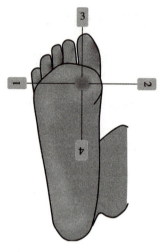

图 15-3　胼胝"十"字形针刀松解示意图

（5）刀具:Ⅰ型4号直形针刀。

（6）针刀操作(图 15-3)

1）第1支针刀从胼胝的一侧进针刀,刀口线与足的纵轴方向一致,针刀体与皮肤呈90°,严格按四步进针刀规程进针刀,针刀经皮肤、皮下组织、筋膜,沿胼胝提插切开2~3刀,范围0.5cm,刀下有落空感时停止切开,然后退针刀1mm,使针刀位于胼胝内,调整针刀体角度,使其与皮肤平行,再提插切开2~3刀,范围0.5cm。

2）第2支针刀从第1支针刀的对侧进针刀,刀口线与足的纵轴方向一致,针刀体与皮肤呈90°,余操作同第1支针刀。

3）第3支针刀与第1支针刀呈90°进针刀,刀口线与足的纵轴方向垂直,针刀体与皮肤呈90°,余操作同第1支针刀。

4）第4支针刀在第3支针刀的对侧进针刀,刀口线与足的纵轴方向垂直,针刀体与皮肤呈90°,余操作同第1支针刀。

5）术毕,拔出针刀,局部压迫止血3分钟,创可贴覆盖针刀口。

（7）注意事项:针刀松解时注意保护表皮层,不可刺开表皮。

【针刀术后手法】

采用手法按揉松解。

## 学习小结

### 1. 学习内容

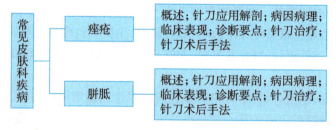

### 2. 学习方法

本章内容学习要先根据基本定义、临床表现结合针刀应用解剖建立初步印象,明确疾病的内涵。然后进行分组讨论式学习,重点理解针刀医学基础理论,熟记针刀治疗操作要领。最后进行组内互相问答,强化记忆。

（何育凤）

### 复习思考题

1. 简述痤疮针刀治疗操作的进针部位。
2. 胼胝针刀治疗进针操作要点是什么?

笔记

# 主要参考书目

［1］ 朱汉章.针刀医学原理[M].北京:人民卫生出版社,2002.

［2］ 吴绪平.针刀医学[M].北京:中国中医药出版社,2008.

［3］ 张天民.针刀治疗头颈部疾病[M].北京:中国医药科技出版社,2008.

［4］ 张天民.针刀治疗胸背部疾病[M].北京:中国医药科技出版社,2009.

［5］ 张天民.针刀治疗腕手部疾病[M].北京:中国医药科技出版社,2009.

［6］ 张天民,章汉平.痉挛性脑瘫针刀治疗与康复[M].北京:中国医药科技出版社,2010.

［7］ 张天民.常见皮肤科与整形外科疾病针刀治疗与康复[M].北京:中国医药科技出版社,2010.

［8］ 张天民.常见五官科疾病针刀治疗与康复[M].北京:中国医药科技出版社,2010.

［9］ 中国针灸学会微创针刀专业委员会.针刀医学临床诊疗与操作规范[M].北京:中国医药科技出版社,2012.

［10］ 郭长青.针刀医学[M].北京:中国中医药出版社,2017.

# 全国中医药高等教育教学辅导用书推荐书目

## 一、中医经典白话解系列

| | |
|---|---|
| 黄帝内经素问白话解（第2版） | 王洪图 贺娟 |
| 黄帝内经灵枢白话解（第2版） | 王洪图 贺娟 |
| 汤头歌诀白话解（第6版） | 李庆业 高琳等 |
| 药性歌括四百味白话解（第7版） | 高学敏等 |
| 药性赋白话解（第4版） | 高学敏等 |
| 长沙方歌括白话解（第3版） | 聂惠民 傅延龄等 |
| 医学三字经白话解（第4版） | 高学敏等 |
| 濒湖脉学白话解（第5版） | 刘文龙等 |
| 金匮方歌括白话解（第3版） | 尉中民等 |
| 针灸经络腧穴歌诀白话解（第3版） | 谷世喆等 |
| 温病条辨白话解 | 浙江中医药大学 |
| 医宗金鉴·外科心法要诀白话解 | 陈培丰 |
| 医宗金鉴·杂病心法要诀白话解 | 史亦谦 |
| 医宗金鉴·妇科心法要诀白话解 | 钱俊华 |
| 医宗金鉴·四诊心法要诀白话解 | 何任等 |
| 医宗金鉴·幼科心法要诀白话解 | 刘弼臣 |
| 医宗金鉴·伤寒心法要诀白话解 | 郝万山 |

## 二、中医基础临床学科图表解丛书

| | |
|---|---|
| 中医基础理论图表解（第3版） | 周学胜 |
| 中医诊断学图表解（第2版） | 陈家旭 |
| 中药学图表解（第2版） | 钟赣生 |
| 方剂学图表解（第2版） | 李庆业等 |
| 针灸学图表解（第2版） | 赵吉平 |
| 伤寒论图表解（第2版） | 李心机 |
| 温病学图表解（第2版） | 杨进 |
| 内经选读图表解（第2版） | 孙桐等 |
| 中医儿科学图表解 | 郁晓微 |
| 中医伤科学图表解 | 周临东 |
| 中医妇科学图表解 | 谈勇 |
| 中医内科学图表解 | 汪悦 |

## 三、中医名家名师讲稿系列

| | |
|---|---|
| 张伯讷中医学基础讲稿 | 李其忠 |
| 印会河中医学基础讲稿 | 印会河 |
| 李德新中医基础理论讲稿 | 李德新 |
| 程士德中医基础学讲稿 | 郭霞珍 |
| 刘燕池中医基础理论讲稿 | 刘燕池 |
| 任应秋《内经》研习拓导讲稿 | 任廷革 |
| 王洪图内经讲稿 | 王洪图 |
| 凌耀星内经讲稿 | 凌耀星 |
| 孟景春内经讲稿 | 吴颢昕 |
| 王庆其内经讲稿 | 王庆其 |
| 刘渡舟伤寒论讲稿 | 王庆国 |
| 陈亦人伤寒论讲稿 | 王兴华等 |
| 李培生伤寒论讲稿 | 李家庚 |
| 郝万山伤寒论讲稿 | 郝万山 |
| 张家礼金匮要略讲稿 | 张家礼 |
| 连建伟金匮要略方论讲稿 | 连建伟 |

| | |
|---|---|
| 李今庸金匮要略讲稿 | 李今庸 |
| 金寿山温病学讲稿 | 李其忠 |
| 孟澍江温病学讲稿 | 杨进 |
| 张之文温病学讲稿 | 张之文 |
| 王灿晖温病学讲稿 | 王灿晖 |
| 刘景源温病学讲稿 | 刘景源 |
| 颜正华中药学讲稿 | 颜正华 张济中 |
| 张廷模临床中药学讲稿 | 张廷模 |
| 常章富临床中药学讲稿 | 常章富 |
| 邓中甲方剂学讲稿 | 邓中甲 |
| 费兆馥中医诊断学讲稿 | 费兆馥 |
| 杨长森针灸学讲稿 | 杨长森 |
| 罗元恺妇科学讲稿 | 罗颂平 |
| 任应秋中医各家学说讲稿 | 任廷革 |

## 四、中医药学高级丛书

| | |
|---|---|
| 中医药学高级丛书——中药学（上下）（第2版） | 高学敏 钟赣生 |
| 中医药学高级丛书——中医急诊学 | 姜良铎 |
| 中医药学高级丛书——金匮要略（第2版） | 陈纪藩 |
| 中医药学高级丛书——医古文（第2版） | 段逸山 |
| 中医药学高级丛书——针灸治疗学（第2版） | 石学敏 |
| 中医药学高级丛书——温病学（第2版） | 彭胜权等 |
| 中医药学高级丛书——中医妇产科学（上下）（第2版） | 刘敏如等 |
| 中医药学高级丛书——伤寒论（第2版） | 熊曼琪 |
| 中医药学高级丛书——针灸学（第2版） | 孙国杰 |
| 中医药学高级丛书——中医外科学（第2版） | 谭新华 |
| 中医药学高级丛书——内经（第2版） | 王洪图 |
| 中医药学高级丛书——方剂学（上下）（第2版） | 李飞 |
| 中医药学高级丛书——中医基础理论（第2版） | 李德新 刘燕池 |
| 中医药学高级丛书——中医眼科学（第2版） | 李传课 |
| 中医药学高级丛书——中医诊断学（第2版） | 朱文锋等 |
| 中医药学高级丛书——中医儿科学（第2版） | 汪受传 |
| 中医药学高级丛书——中药炮制学（第2版） | 叶定江等 |
| 中医药学高级丛书——中药药理学（第2版） | 沈映君 |
| 中医药学高级丛书——中医耳鼻咽喉口腔科学（第2版） | 王永钦 |
| 中医药学高级丛书——中医内科学（第2版） | 王永炎等 |